Georg Pfau

Mann | Frau – Sex

Georg Pfau

Mann | Frau SEX

Frauen sehnen sich nach Liebe – Männer wollen Sex

GOLDEGG VERLAG

Der Verlag und sein Autor sind für Reaktionen, Hinweise oder Meinungen dankbar. Bitte wenden Sie sich diesbezüglich an verlag@goldegg-verlag.com.

Bildrechte Autorenfoto: © Dr. Georg Pfau, Fotograf www.richter-fotografie.at
Bildrechte Umschlag: © pugovica_88 – Fotolia.com; © PhotographyByMK – Fotolia.com; © Ruslan Kudrin – Fotolia.com

ISBN Print: 978-3-902729-92-7
ISBN E-Book: 978-3-902729-93-4

Friedrichstrasse 191 • D-10117 Berlin
Telefon: +49 (0)800 505 43 76-0

Goldegg Verlag GmbH, Österreich
Mommsengasse 4/2 • A-1040 Wien
Telefon: +43 (0)1 5054376-0

E-Mail: office@goldegg-verlag.com
www.goldegg-verlag.com

Layout, Satz und Herstellung: Goldegg Verlag GmbH, Wien
Druck und Bindung: Theiss GmbH

Vorwort

Dieses Buch handelt von der Sexualität des Menschen, die – anstatt ihn zu erfreuen – mehr denn je Anlass für Missverständnisse und Verwicklungen gibt. Der Grund hierfür liegt einerseits in jenen falschen Vorstellungen von Sexualität, die wir, genährt über Jahrhunderte, immer noch in unseren Köpfen haben, andererseits bewegt sich unsere Gesellschaft mit Riesenschritten weg von den eigentlichen Bedürfnissen des Menschen hin zu Konsumrausch und Regulierungswahn.

Wie groß der Handlungsbedarf ist, beweist Tag für Tag die sexualmedizinische Sprechstunde, aus der heraus hier berichtet wird. Es wird der Charakter menschlicher Sexualität erklärt. Mithilfe konkreter Fälle soll jene Sensibilität vermittelt werden, die es Ihnen ermöglicht, Fehlentwicklungen und Störungen in der eigenen partnerschaftlichen Sexualität zu erkennen und auch die erforderlichen Konsequenzen zu ziehen.

Dieses Buch wird nicht nur die Sicht auf Ihre Sexualität verändern, sondern – weil zufriedene Sexualität ein so wichtiger Bestandteil des Lebensglücks ist – wahrscheinlich auch Ihr Leben.

Dr. Georg Pfau

Inhaltsverzeichnis

Kapitel 1
Der kleine Unterschied ist gar nicht so klein!

„*Warum leben Frauen länger als Männer? Weil ihnen der liebe Gott jene Jahre zurückgibt, die sie beim Einparken vergeuden.*“ Zugegeben, das ist ein Scherz, wahrscheinlich sogar ein schlechter, doch steckt hinter jedem Scherz nicht auch ein Quäntchen Wahrheit? Oder etwa doch nicht?

Vor einiger Zeit wurde die Geschlechterwelt in apokalyptischer Weise auf den Kopf gestellt. Die neu gewonnene Erkenntnis war nicht nur dem Boulevard eine Meldung wert, sie war sogar in der seriösen Presse nachzulesen, selbst der öffentliche Rundfunk konnte sie sich nicht verkneifen: Was bisher als unumstößliches Wissen galt, war plötzlich nichts mehr wert!

Zu den Fakten: Ein englischer Parkgaragenbesitzer kam zu dem Schluss, dass Frauen besser einparken als Männer. Er hatte Videos ausgewertet, die eine klare Sprache sprechen. Das Ergebnis: Frauen parken nicht nur besser ein, sondern sogar schneller.

Die darauffolgende Diskussion wurde hochemotional geführt, brachte aber kein eindeutiges Ergebnis. Sie ging in die verschiedensten Richtungen: Die einen bezweifelten die Seriosität der Studie, die anderen vermuteten eine Verschwörung gegen die Männer.

Wie dem auch sei, wissenschaftlich verwertbar sind solche Studien nicht, genauso wenig wie jene, mit denen man unaufhörlich in Radio und Fernsehen konfrontiert wird. Meist weisen sie grobe Mängel auf, sodass auch die gezogenen Schlüsse kaum einen Wert haben. Ihr Zweck ist ja nicht, die Wahrheit zu vermitteln, sondern zu provozieren und zu inszenieren. „Lässt sich daraus eine Story machen?“ – Nichts anderes interessiert die Medien, der Wahrheitsgehalt ist zweit- wenn nicht letztrangig. Die einzige Conclusio aus dieser Geschichte ist eine ganz andere: Ja, es gibt zwei verschiedene Geschlechter mit unterschiedlichen Talenten. Und: Die Wahrheit über den Unterschied zwischen beiden ist nicht immer leicht herauszufinden.

Diese Feststellung kommt nicht von ungefähr: Es gibt nämlich Bestrebungen in der Gesellschaftspolitik, die verbreiten wollen, dass Männer und Frauen primär gleich sind, sozusagen idente Wesen, allenfalls mit unterschiedlichen Geschlechtsorganen. „Männliche“ und „weibliche“ Eigenschaften wären somit rein soziale Konstrukte, also anerzogen.

Die Behauptung, dass man nicht als Frau geboren, sondern dazu gemacht wird, stammt von Simone de Beauvoir und müsste – mal nüchtern betrachtet – natürlich ebenso für Männer gelten. Und wenn auch Beauvoir möglicherweise zu wörtlich genommen wurde und aus dem Zusammenhang gerissen zitiert wird, geistert dieses unglückselige Zitat noch immer in der Welt der „Genderforscher“ herum, weil es – und dies ist nicht Polemik, sondern Realität – vielen Soziologen sehr willkommen ist. Sie benützen es, um damit die Geschichte von der Ungerechtigkeit in der Gesellschaft zu zementieren.

Warum aber dürfen sich Männer und Frauen nicht voneinander unterscheiden? Warum sollten die beiden Geschlechter dieselben Aufgaben in der Gesellschaft haben, wo sie doch von Mutter Natur mit sehr unterschiedlichen Eigenschaften und Fähigkeiten ausgestattet wurden? Hat nicht die Evolution lange genug gebraucht, um die Zweigeschlechtlichkeit zum Prinzip der Fortpflanzung zu machen und damit sich selbst einen Turbo zu verpassen? Diese Behauptung ist leicht zu untermauern, wenn man über die dafür erforderlichen Fakten verfügt: Tatsächlich gibt es auf diesem Planeten seit 3,8 Milliarden Jahren Leben. Interessanterweise waren die ersten 3,3 Milliarden Jahre ziemlich unproduktiv und einfallslos. Lebewesen hatten sich zwar vermehrt und waren schließlich in allen Weltmeeren anzutreffen, doch mit der Weiterentwicklung der Evolution wollte es nicht so richtig klappen. Erst als das Prinzip der Zweigeschlechtlichkeit „erfunden" wurde (was wahrscheinlich so nicht stattgefunden hat, denn die Evolution beruht auf Zufallsmutationen und deren Bewährung in der Praxis, nicht auf „Erfindungen"), kam es zu einer quantensprungartigen Vorwärtsentwicklung der Lebewesen auf der Erde, zur „Evolution" im wahrsten Sinne des Wortes. In nur 500 Millionen Jahren, im Vergleich zu den schon abgelaufenen 3,3 Milliarden ein vergleichsweise kurzer Zeitraum, wurde all das nachgeholt, was vorher versäumt worden schien. In Riesenschritten begann die Entwicklung vom primitivsten Lebewesen zur Krone der Schöpfung, dem Menschen.

Der wahre Grund für die Beschleunigung der Evolution ist die mit der Zweigeschlechtlichkeit verbundene Paarung. Vorher – als es noch keine zwei Geschlechter gab – bestand die Generierung neuen Lebens aus reiner Zellteilung. Die neue, junge Generation an Lebewesen war ein identischer Klon der vorhergehenden, und somit ist es nicht weiter verwunderlich, dass nichts weitergehen konnte. Wenn das „Kind" über genau dieselben Gene verfügt wie sein Vorfahre, kann es sich nicht von ihm unterscheiden. Vermehrung durch Klonen bedeutet Stillstand, Veränderungen gab es allenfalls durch Zufallsmutationen oder Störungen bei der

Zellteilung. Mit der Erfindung der beiden Geschlechter änderte sich dieses Prinzip grundlegend: Ab diesem Zeitpunkt entstanden Nachkommen durch die Verschmelzung der Gene zweier verschiedener Lebewesen. Jeder Mensch besitzt somit seine eigene, ganz persönliche Kombination von Genen, die aus einer Mixtur der halben Gene seiner beiden Eltern entstanden ist. Das Genom – das ist die Summe aller Gene – ist angeboren und unverwechselbar. Auf dieser Erkenntnis beruht übrigens auch der in der Forensik verwendete DNA-Test zur Identifikation von Personen. Der „genetische Fingerabdruck" ist absolut sicher und über jeden Zweifel erhaben, außer es hat jemand einen eineiigen Zwilling.

Mit der Erfindung der Zweigeschlechtlichkeit hat Mutter Natur einen Coup gelandet, dessen Erfolg nicht zu leugnen ist: Lebewesen mit geschlechtlicher Fortpflanzung regieren die Welt. Die Vermischung der Gene sorgt einerseits für eine ungeheure Anzahl an verschiedensten Genkombinationen, andererseits war sie die Geburtstunde der Sexualität. Sexualität nennt man den Akt, bei dem die Gene vermischt werden. Das klingt zwar banal, ist aber höchst kompliziert. Einerseits brauchte es Milliarden von Jahren, bis es so weit war, andererseits geht der Sexualität höherer Lebewesen ein strenges Auswahlverfahren voraus, das durchaus – auch beim Menschen – nicht frei von aggressiven Momenten ist. Wer kennt nicht die Kämpfe paarungswilliger männlicher Tiere um die Gunst der Weibchen? Und wie viele Beispiele gibt es in der Weltgeschichte, wo um Frauen Kriege geführt wurden, mit Tausenden von Toten? Jawohl, Sexualität hat mit Aggression zu tun, jenem Attribut, das aus der Sexualität geboren wurde, sich aber auch im täglichen Leben sehr gut vermarkten lässt.

Zum genetischen Vorteil sich sexuell fortpflanzender Lebewesen gesellt sich – als Nebenprodukt – die Aggression. Heißt es nicht, dass der Stärkere gewinnt?!

Mutter Natur hat also Männer und Frauen geschaffen, die sich in ganz bestimmten Eigenschaften voneinander unterscheiden mussten, um die Fortpflanzung und die Erhaltung der Art in bestmöglicher Weise zu garantieren. Dafür wurden sie mit unterschiedlichen Ressourcen ausgestaltet, die mit ein bisschen gutem Willen leicht erkennbar sind.

Männer und Frauen sehen nicht nur verschieden aus, sie denken und agieren auch auf sehr unterschiedliche Art und Weise. Dies bedingt geschlechtstypische Rollen innerhalb der Gesellschaft. Frauen haben die größere Kompetenz in sozialen Aufgaben, sie fühlen sich wohl in sogenannten „Care-Berufen", deren Inhalt es ist, zu helfen und zu fördern. Umgekehrt gibt es ein „Verschwinden von Männern aus Care-Berufen", eine gesellschaftliche Erscheinung, die sich ganz einfach erklären lässt: Männer interessieren sich eben nicht dafür. Diese Erkenntnis sollte auch keine „Problem" darstellen, denn genau dafür gibt es die beiden Geschlechter, dass nämlich Männer und Frauen jene Rollen ausüben, die ihnen Spaß machen und in denen sie sich zu Hause fühlen.

Das beste Beispiel für den Rückzug der Männer aus Care-Berufen ist der Lehrberuf. Noch in den Sechzigerjahren gab es überwiegend männliche Lehrer, heute ist der Mann als Lehrer fast schon ein Exote. Darüber gibt es viele Diskussionen, was aber nichts dran ändert, dass es so ist. Dafür gibt es unterschiedliche Gründe.

Zum Ersten war es früher nicht üblich, dass Frauen höhere Schulen besuchten, womit ihnen der Zugang zum Lehrberuf verwehrt war. Zum anderen hat sich das Berufsbild des Lehrers drastisch verändert. Der Lehrer von einst hatte nicht im selben Umfang die Aufgabe, zu helfen und zu fördern, wie dies heute gefordert ist, eine persönliche Beziehung zu den Schülern gab es üblicherweise nicht. Leistung wurde ganz einfach verlangt, allenfalls mit Instrumentarien wie Rohrstock und andere Injurien erzwungen. Der Lehrer von heute darf nicht mehr so leistungsorientiert sein, er muss beziehungsorientiert sein. Er ist aufgerufen, die Talente des einzelnen Schülers zu erkennen und sie in individualistischer Weise zu fördern. Dies aber ist genau jene Eigenschaft, die den Männern weniger und den Frauen mehr liegt.

Das dritte Argument für die Erklärung eines Überschusses von Frauen im Lehrberuf ist die Möglichkeit zur freien Berufswahl, die es noch nicht so lange gibt. Der Student von heute wählt sein Studium nach seiner Passion. Und – Tatsache! – Frauen werden lieber Lehrerinnen als Männer, weil ihnen die Arbeit mit Kindern mehr Spaß macht. Punktum.

Die Frau definiert ihr Lebensglück (mehrheitlich) in der Familie und der Erziehung ihrer Kinder, ist ja auch kein Wunder, wurde sie doch für Schwangerschaft, Geburt und Stillen bestens ausgerüstet. Dies gilt für ihre Biologie ebenso wie für die Psyche. Der Mann vertritt die Gruppe nach außen hin, ist also extrovertiert, er zieht in den Krieg und geht auf die Jagd. Das alles hat sich in seinen Grundzügen bis heute nicht verändert, und wenn es sich doch verändert hat, dann durch gesellschaftliche Zwänge, zum Beispiel durch das zu geringe Einkommen des (alleinverdienenden) Mannes. „Es bleibt mir gar nichts anderes übrig, als in die Arbeit zu gehen“, bemängeln viele Frauen, „wie sonst sollten wir uns all das leisten können, was man heute zum Glücklichsein braucht?“

Manche wollen diese einfachen Zusammenhänge nicht begreifen. Sie sehen Probleme, wo keine sind, und verfolgen Ziele, die als Gleichstellung in die politische Terminologie eingegangen sind. „Gleichstellung“ hat nichts mit Gleichberechtigung zu tun, auch nicht mit Chancengleichheit – das alles ist ja selbstverständlich. Es hat damit zu tun, dass die verschieden angelegten biologischen Ressourcen ignoriert werden sollen – und zwar in einer Weise, wie das niemals funktionieren kann. Denn Männer können nun mal keine Kinder kriegen, und Frauen tun sich schwer am Bau.

Ilse ist eine 34-jährige Frau aus den Tiroler Bergen. Sie ist diplomierte Ärztin und arbeitete schon einige Jahre in einem Krankenhaus, als sie mit ihrem ersten Kind schwanger wurde. „Lieber Kollege", schrieb sie, „ich weiß gar nicht, ob Sie mir überhaupt helfen können, ich habe einfach mal das Bedürfnis, mich Ihnen anzuvertrauen. Vielleicht können Sie mir ja Ihre Meinung sagen!"

Ilse war promovierte Medizinerin, dennoch hatte sie sich – wenigstens für die nächste Zeit – „für die Familie entschieden". „Ich möchte später wieder einmal arbeiten, wenn die Kinder aus dem Gröbsten heraußen sind", versuchte sie zu beschwichtigen, so als wollte sie sich entschuldigen, „doch jetzt finde ich meine Erfüllung in der Rolle als Ehefrau und Mutter. Das Problem besteht nun darin, dass ich mich wegen dieser ganz persönlichen Entscheidung immer wieder Feindseligkeiten ausgesetzt fühle. Ich bin überrascht, wie direkt mich manche Frauen anfeinden und mir zu verstehen geben, dass ich in ihren Augen ‚der Sache der Frauen' schade. Doch ist es nicht auch die Sache der Frauen, Kinder zu gebären, sie zu stillen und daran – vor allem – auch Freude zu haben? Vielleicht ist es für manche wichtig zu erwähnen, dass ich das Glück habe, mit einem liebevollen Mann eine sehr gute Ehe zu führen, der mich neben seinem Beruf ganz selbstverständlich unterstützt und große Freude mit unserem Sohn hat. Nun meine Frage: Ist man als Frau wirklich eine Verräterin, wenn man das traditionalistische Rollenbild der Mutter einnimmt? Ist es so schlimm, ein paar Jahre den eigenen Kindern zu opfern, deren Wohl in den Mittelpunkt des Interesses zu stellen und auf Beruf und Karriere zu verzichten?

Für meinen Teil hege ich keinen Zweifel, dass diese Entscheidung die richtige war und dass ich später noch sehr viel Zeit haben werde, meinen Beruf voll und ganz auszufüllen."

„Liebe Ilse", schrieb der Arzt zurück, „ich kenne Ihr Problem nur zu genau, so wie Ihnen geht es vielen Frauen. Immer wieder fühlen sich Frauen missverstanden, wenn sie hören, was manche ihrer Geschlechtsgenossinnen von sich geben. Natürlich müssen Sie Ihre Wertvorstellungen nicht dem anpassen, was andere für richtig halten. Sie sind nur für Ihr eigenes Lebensglück verantwortlich, wie Sie dies zu erreichen gedenken ist Ihre ganz private Sache. Der Sache der Politik zu folgen macht jedenfalls nicht glücklich. Die Praxis lehrt, dass sich Frauen sehr gerne in ihrer Rolle als Mutter und Ehefrau verwirklichen und Karriere und materielle Dinge einige Jahre ruhen lassen. Selbst dann, wenn sie eine gute Ausbildung genossen haben, wie in Ihrem Fall."

Es ist mir bewusst, dass diese Argumentation herausfordert, nämlich jene Frauen, die ihre „besten Jahre" der Familie und den Kindern gewidmet haben und dann – statt Dank zu ernten – plötzlich vor den Trümmern ihrer Ehe standen. Nicht immer gelingt die Wiedereingliederung in das Berufsleben so klaglos, wie man sich das wünschen würde. Hier gilt es vorzusorgen, und es ist eine Frage der Fairness innerhalb der Beziehung, dass die erforderlichen Maßnahmen zur Absicherung der Frau ergriffen werden. Es wäre zudem eine gerechte Aufgabe des Staates, Frauen in den Jahren der Kindererziehung zu fördern, wenigstens durch die volle Anrechenbarkeit auf die Pensionsversicherungszeiten, zumal die Sorge um die Nachkommen die wohl wichtigste Aufgabe für eine Gesellschaft ist. Das in Deutschland beschlossene Kinderbetreuungsgeld wäre ein Schritt in die richtige Richtung. Sicher, es wird heftig polemisiert dagegen, viele Lobbyisten erheben dagegen die Stimme, doch eine Mehrheit ist das nicht.

Wie wichtig die Sorge um die Nachkommenschaft ist, kann man sehr eindrucksvoll an der derzeit tobenden Pensionsdebatte in Deutschland erkennen. Der Vorschlag der bundesdeutschen Arbeitsministerin Ursula von der Leyen über eine Zuschussrente für Bedürftige wird in einer Kolumne der „Frankfurter Allgemeine Zeitung“ (FAZ) vom 3. September 2012 als unfair empfunden, denn „es waren die Älteren, die zu wenig Kinder auf die Welt gebracht haben, um eine auskömmliche gesetzliche Rente zu finanzieren“. Dies entspricht einer Trendwende im Usus der Berichterstattung rund um das Budgetloch im Pensionsversicherungssystem: Bislang hatte man Scheu, jemandem die selbst gewählte Kinderlosigkeit zum Vorwurf zu machen oder sogar Nachteile im Pensionsversicherungssystem damit zu rechtfertigen. Das ist neu – entspricht aber schlichtweg der Realität.

Selbstbewusst und von sich selbst überzeugt, bezeichnet sich der Mensch von heute als Homo sapiens sapiens. Jawohl, das ist kein Druckfehler, der Mensch hielt es für angebracht das Wörtchen „sapiens“ gleich zweimal anzuführen, so als würde er an seiner Weisheit selbst Zweifel hegen. Für alle Nichtlateiner sei noch erwähnt, dass „sapiens“ das lateinische Wort für „weise“ ist.

Der Mensch von heute ist also doppelt weise, jedenfalls nach seiner eigenen Beurteilung.

Die durch Menschen inszenierten Vorgänge auf diesem Planeten namens Erde lassen an der Weisheit dieser Spezies heftig zweifeln. Die Weisheit des Menschen existiert in theoretischen wissenschaftlichen Abhandlungen, die in der Praxis kaum beherzigt werden. Entgegen allem rationalen Wissen liegt unser Tun und Handeln nach wie vor in unseren Genen – was nicht immer schlecht ist! –, allenfalls bereichert durch soziale Interaktionen.

Zunächst einmal ist der Mensch ein biologisch-naturalistisches Wesen. Er ist ein Säugetier, und zwar ganz primär. In der Beurteilung menschlichen Verhaltens wird dieses Faktum gern vergessen, es wird versucht, den Eindruck zu erwecken, der Mensch habe mit seiner Vergangenheit nicht mehr viel zu tun und wäre eine besondere Spezies von Leben.

Diese Ansicht aber ist falsch.

Auch hierzu gibt es jede Menge von Literatur. Das zoologische Institut der Regensburger Universität will bewiesen haben, dass Pferde ein ähnliches Sozialverhalten haben wie Menschen. Oder sollte es umgekehrt sein? Eher haben doch die Menschen ein ähnliches Sozialverhalten wie die Pferde!? (Die Frage ist, welche Spezies ist älter?) Wie auch immer ... auch Tiere können eifersüchtig sein! Eifersüchtigen Pferden geht es, so der Bericht, meist nur darum, ihre Ressourcen zu sichern, es geht also um Futter oder um die Stellung innerhalb der Herde. Es wird in der Studie zwar behauptet, dass das beim Menschen anders wäre, das aber ist falsch. Ganz im Gegenteil, es ist beim Menschen gar nicht anders. Auch die menschliche Eifersucht ist ein natürlicher Instinkt, die eigenen Interessen zu wahren. Bei den Frauen dient sie der Sicherung der Nahrung und der Macht für ihre Kinder. Männer sind eifersüchtig, um sichergehen zu können, dass das Kind ihrer Partnerin auch tatsächlich das eigene ist. Auch dies ist ein uralter Instinkt, der sich nicht verändert hat. Und: seine Berechtigung hat.

Studien zeigen auf, dass die inszenierte, bewusste Verformung des menschlichen Charakters und seiner Bedürfnisse nie zum gewünschten Erfolg geführt hat und kaum jemals führen wird. Das beweisen auch unzählige Revolutionen, die sich trotz großer Brutalität in der Durchsetzung ihrer Ziele sehr schnell überlebt haben.

Typisch Mann, typisch Frau? – Geschlechtsrolle und Lebensglück

„Der Begriff ‚Geschlechtsrolle' bezeichnet das für das männliche oder weibliche Geschlecht kulturell als angemessen betrachtete (erwartete oder vorgeschriebene) Verhalten der Geschlechter" (Irenäus Eibl-Eibesfeldt).

Ein Mann oder eine Frau kann innerhalb einer Beziehung eine bestimmte, einem Geschlecht zugedachte Rolle einnehmen. Sie kann den weiblichen oder den männlichen Vorgaben entsprechen. Dies setzt aber voraus, dass es so etwas wie Geschlechtsrollen überhaupt gibt, was von manchen vehement bestritten wird.

Die wissenschaftlich fundierte Realität ist aber anders.

Untersucht man kulturvergleichend, welche Aufgaben Männer und Frauen erfüllen, dann lassen sich deutliche transkulturelle (in allen Kulturen auffindbare) Unterschiede zwischen den Geschlechtern nachweisen. Als „typisch männliche" Attribute gelten die Zeugung von Nachkommen, das Jagen von Großwild, der Schutz der Familie und die politische Vertretung der Gesellschaft nach außen hin. Als „typisch weiblich" gelten das Empfangen von Kindern, das Gebären, das Stillen und das Aufziehen der Kleinkinder, das Führen des Haushalts sowie die Sorge um den sozialen Zusammenhalt der Gruppe.

Typisch für eines der beiden Geschlechter zu sein heißt eben nicht, dass eine bestimmte Eigenschaft für alle Vertreter dieses Geschlechtes zutreffen muss. Die Gültigkeit einer Regel bedarf auch hier der Ausnahme, die sie bestätigt – mit der Einschränkung, dass die Ausnahme biologisch begründbar sein muss.

In der Meinung mancher ideologisch infiltrierter Wissenschafter entwickelt sich die Geschlechtsrolle nicht, sie wird anerzogen, wenn nicht – um die Dramaturgie auf die Spitze zu treiben – sogar aufgezwungen. In vielen Belangen wird dies auch tatsächlich stimmen, in diesem Buch geht es aber weder um Genderpolitik, noch darum, ob die Frau bügelt und der Mann den Nagel in die Wand schlägt, hier geht es primär um die Rolle eines Menschen in seiner Eigenschaft als sexuelles, erotisches Wesen.

Diskussionen dieser Art werden üblicherweise sehr leidenschaftlich geführt. Leider auf Kosten der Wahrheit, denn der Mensch neigt dazu, nur das zu sehen, was er sehen will. Gerade die Geschlechtsrolle und deren Entwicklung bilden ein Kernthema jener Kräfte, die darauf aufbauen, dass Rollenbilder grundsätzlich erlernt, also von der Gesellschaft aufgezwungen wären. Eine Meinung, die sicherlich nicht aufrechterhalten werden kann, jedenfalls nicht in dem häufig behaupteten Umfang.

Trotz jahrzehntelanger intensiver Bemühungen, die Geschlechtsrolle neu zu definieren und dem männlichen und dem weiblichen eine neue Bedeutung zu geben, lassen sich die traditionalistischen Stereotypien offenbar nicht so einfach auflösen – ausgenommen jene Bereiche natürlich, die politisch gelenkt werden. Das beste Beispiel hierfür ist die Väterkarenz. Während die Politik den steigenden Anteil an zur Kindererziehung karenzierten Vätern als Erfolg der Aufklärung und als Indikator für eine sich wandelnde Gesellschaft feiert, ist dem unvoreingenommen denkenden Menschen klar, dass die Männer nicht geläutert wurden, sondern häufig dem gebotenen finanziellen Anreiz erliegen. Die wesentliche Frage, die immer unser Tun und Handeln bestimmen sollte, ist und bleibt aber das Wohl des Kindes. Wenigstens im Säuglingsalter (und das dauert nicht bloß einige Wochen) muss der Vater – durchschnittlich – die schlechtere Alternative gegenüber der Mutter bleiben. Die kritische Betrachtung der Väterkarenz bezieht sich also explizit auf das Säuglingsalter eines Kindes, das etwa bis zur Vollendung des dritten Lebensjahres festgesetzt werden könnte. (Naturvölker stillen ihre Kinder etwa 36 Monate lang.) Nach der Geburt setzt das Stillen eines Kindes die innige Zweisamkeit zwischen Mutter und Kind in logischer Konsequenz fort, und da können Väter beim besten Willen nicht mithalten. Viele Mütter müssen vorzeitig abstillen, um den Wiedereinstieg in das Berufsleben möglich zu machen. Ob das die richtige Konsequenz ist, darf, nein, *muss* (!) hinterfragt werden. Es soll auch nicht bezweifelt werden, dass mancher Vater die bessere Mutter ist, der Durchschnitt ist das mit Sicherheit nicht. Hierfür gibt es viele Begründungen aus der Wissenschaft. Zum Ersten kann natürlich der Effekt der neun Monate dauernden Schwangerschaft auf die Beziehung zwischen Mutter und Kind nicht geleugnet werden. Das Kind ist durch diese Schwangerschaft und die Geburt auf seine Mutter konditioniert, es kennt ihre Stimme, ihren Geruch und ihren Geschmack. Die Mutter wiederum hat das Kleine neun Monate in ihrem Körper herumgetragen, ihre Hormone, allen voran das Prolactin und das Oxytocin, haben sie auf die Rolle der Mutter bestens vorbereitet. Eine Trennung muss daher für beide, Mutter und Kind, als Trauma erlebt werden. Diesen Erkenntnissen kommt man unter anderem dadurch entgegen, dass Säuglinge nach der Geburt nicht mehr wie früher der Mutter weggenommen werden, sondern eine schnelle und innige Berührung ermöglicht wird. Aus „Rooming-in“ wurde zuletzt „Bedding-in“, das Kind bleibt nicht nur im Zimmer der Mutter, eigentlich eine Selbstverständlichkeit, es bleibt im Bett der Mutter, Seite an Seite, Hautkontakt inklusive. Niemand käme auf die Idee, das Kind der Mutter wegzunehmen und dem Vater ins Bett zu legen, es sei denn, es gibt gute Gründe. Genauso verhält es sich mit der Väterkarenz im Säuglingsalter. Der Vater muss dem Kind erscheinen wie ein Fremder, seine Beteiligung am Zeugungsakt ist für das Kind irrelevant. Nicht umsonst ist in der Sexualmedizin die Mutter als jene Frau definiert, die ein Kind geboren hat, der Vater aber nicht als jener Mann, der es gezeugt hat. Der Akt der eigenen Zeugung wird nicht einmal wahrgenommen. „Vatersein" heißt – im Gegensatz zur Auffassung der Juristen –, sich um das Kind zu sorgen, es zu fördern und zu unterstützen. Es wäre hoch an der Zeit, diese Erkenntnisse auch in die Rechtsprechung einfließen zu lassen.

Mancher Vater äußert sich begeistert über die Erfahrungen, die er im Rahmen der Väterkarenz gemacht hat. „Eine tolle Bereicherung für mich selbst, die schönste Zeit meines Lebens war das!", schwärmt Dirk, wenn er darauf zu sprechen kommt. „Das ist schön für Sie", entgegnete der Arzt, „bei der Väterkarenz geht es aber nicht um Ihre Bedürfnisse, es geht um die Bedürfnisse des Kindes, wie grundsätzlich Kinder nicht zum Selbstzweck der Eltern werden dürfen. Man hat Kinder, um ihnen das Mysterium des Lebens zuteilwerden zu lassen, nicht um sich selbst zu stabilisieren oder zu fördern."

Später – wenn das Kind heranwächst – ist die Rolle des Vaters für die Entwicklung eines Kindes von größter Bedeutung. Zunächst aber gehört das Kind zur Mutter, wenigstens in den allermeisten Fällen und wenigstens so lange, bis das Kind auf eigenen Beinen steht.

Die gescheiterten Bemühungen der Politik, Männer und Frauen per Dekret zu verändern und angleichen zu wollen und die unterschiedlichen Denkmuster aufzulösen, kommen auch immer wieder in „Jugendstudien" zu Tage. Eine 2006 in Oberösterreich durchgeführte solche Studie bei 16- bis 20-jährigen Mädchen und Burschen hat in der Politik und auch bei einigen Journalisten „Ernüchterung" ausgelöst, weil die Mädchen „immer noch" ihr Lebensglück in Beziehung und Familie finden, die Burschen aber in Geld und Karriere. Eine zweite Studie aus dem Jahre 2011 kommt zum gleichen Ergebnis und bestätigt somit jene Trends, die sich auch in vergleichbaren Ländern abzeichnen. Dem offiziellen Österreich fällt dazu nichts anderes ein, als das Ergebnis zu bedauern und festzustellen, dass in diesem Bereich noch viel Arbeit erforderlich sei.

Der richtige Kommentar allerdings hätte ganz anders lauten müssen. Etwa so: „Ja, wir wissen, dass Männer und Frauen ihr Lebensglück in unterschiedlichen Bereichen suchen. Dies wird sich wohl kaum verändern lassen und es ist auch gut so. Die Politik sollte den Menschen glücklich machen wollen, aber nicht versuchen, ihn in ein Korsett von erfundenen und politisch gelenkten Wertvorstellungen zu pressen. Es gilt als erwiesen, dass Leute, die sich in Rebellion ihren eigenen Weg gebahnt haben, weniger häufig ihr Lebensglück erreichen als jene, die in den Traditionen verwurzelt blieben. Die Aufgabe der Politik ist nicht gleichzumachen, denn das ist nicht möglich, sondern Chancengleichheit zu garantieren. Daran sollte noch gearbeitet werden."

In den „Traditionen verwurzelt zu bleiben" meint natürlich nicht die Tradition der Unterdrückung und der Einvernahme durch die Obrigkeit, weder von Frauen noch von Männern, sondern das Verbleiben in biologisch determinierten Gegebenheiten. Der Mensch, der so sein darf, wie er ist, hat die besseren Chancen zum Lebensglück als der, der so sein muss, wie er nach der Meinung anderer sein *sollte*.

Die Unterscheidung zwischen politischen und biologischen Vorgaben ist nicht immer einfach, sie bedarf eines profunden Wissens der Ethnologie, der Stammesgeschichte des Menschen, und der Ethologie, der vergleichenden Verhaltensforschung. Von biologistisch vorgegebenen Verhaltensmustern kann – vereinfacht dargestellt – dann gesprochen werden, wenn diese in allen Kulturen (transkulturell), in allen Gesellschaftsschichten (transsozial) und auch bei den nächsten Verwandten des Menschen im Tierreich, den Primaten, vorkommen (Interspezieskonstante). Ganz abgesehen davon, muss es die – begründete – Ausnahme von der Regel geben (biologisch beschreibbare Intraspeziesvarianz).

Die Unterscheidung zwischen angeborenem und anerzogenem Verhalten bedarf intensiver Forschungsarbeit.

Die Unterdrückung der Frau ist jedenfalls nicht biologistisch vorgegeben. Es handelt sich nicht um ererbtes Verhalten, sondern ist ein sozialisationsbedingtes Phänomen, weil sie eben nicht in allen Kulturen vorkommt, es „fehlt" ihr die transkulturelle Konstante. In den Ländern der monotheistischen Religionen ist die Unterdrückung der Frau im Alten Testament begründet. Dadurch wird der Eindruck erweckt, als wäre sie Gottes Wille. Genau deshalb gestaltet es sich derart schwierig, sich davon zu distanzieren.

Das Alte Testament, ein fundamentalistischer Teil des christlichen Glaubens, unterdrückt aber nicht nur Frauen, sondern auch Männer. Ihnen wurde abverlangt, dem „Übervater" – also Gott und dessen Stellvertreter auf Erden – bedingungslos zu gehorchen. In den letzten 2000 Jahren starben 500 Millionen Männer auf den Schachtfeldern, geschätzte 300 Millionen davon im Auftrag der römischen Kirche. Selbst noch zu Beginn des 20. Jahrhunderts, im Ersten Weltkrieg, glaubten viele Männer, es wäre ihre heilige Pflicht, für den Kaiser in den Krieg zu ziehen, und sie glaubten auch, dass sie dafür im Jenseits von Gott belohnt werden würden. Die Unterdrückung der Männer hatte ein anderes Gesicht als jene der Frauen, sie vermittelte wegen der damit verbundenen offiziellen Mission mehr Würde und Selbstachtung – es war eben eine Ehre für Gott zu sterben –, entbehrte aber ebenso wenig der Tragik.

Traditionen machen dann glücklich, wenn sie dem Naturell des Menschen entsprechen, also im Unterbewusstsein verankert sind. Interessanterweise wird die Erkenntnis, der Mensch wäre von seinem Unterbewusstsein abhängig, als „pessimistisch" beurteilt. Dies wahrscheinlich deswegen, weil das Unterbewusste sich der Kontrolle entzieht, ein Zustand, der dem Menschen Angst macht.

Im Buch „Das soziale Tier" kommt der Journalist David Brooks zur Erkenntnis, dass „der Mensch den Geist nicht kontrollieren kann. Die Literatur ist mittlerweile voll davon, wie Dinge uns beeinflussen, von denen wir nichts mitkriegen. Immer wieder vor Augen geführt zu kriegen, worin diese Macht besteht und wie weitreichend sie ist, das war schon ein kontinuierlicher Schock für mich" (Interview mit Brooks in der FAZ am 24. 6. 2012).

„Immer mehr Eltern bemühen sich um geschlechtsneutrale Erziehung." Mit diesem Titel widmet sich „Die Presse", eine renommierte österreichische Tageszeitung, der Thematik rund um die Entstehung geschlechtstypischer Verhaltensmuster. „Meist vergeblich", ist der ernüchternde Nachsatz. Ernüchternd? Muss es wirklich „ernüchternd" sein, wenn etwas nicht den selbst auferlegten Erwartungen entspricht? – Mitnichten! Manchmal liegt im Scheitern der Erfolg! Es ist nicht ernüchternd, sondern ermutigend, dass sich Mädchen und Jungen allen Begehrlichkeiten der Politik zum Trotz ganz unbewusst dagegen zu wehren scheinen, bewährte Verhaltensmuster aufzugeben und gleichgeschaltet zu werden.

Warum greifen Buben eher zum Auto und Mädchen zur Puppe? Alles bloß anerzogen? Und wieder lautet die Antwort: Nein! „Das ist einfach eine genetische Disposition!", sind sich inzwischen viele Verhaltenspädagogen einig. Genau genommen ist das nicht ganz richtig, denn nicht die Gene machen den Mann oder die Frau, sondern die Hormone, deren Expression (wie die in der DNA gespeicherte Information dann realisiert wird) aber wieder genetisch bedingt ist. Um also die Sache nicht unnötig zu verkomplizieren und den Laien nicht überzustrapazieren, bleiben wir dabei: Es sind die Gene!

Leider führt das Studium der Literatur zu diesem

Thema – wie nicht anders zu erwarten – nicht zu mehr Durchblick in diesem Streit rund um Vererbung oder Erziehung geschlechtstypischer Verhaltensmuster. Sie macht aber vor allem eines deutlich: Die Biologie wird sträflich vernachlässigt, und zwar vor allem von jenen „Expertinnen" und „Experten", die keine Ahnung davon haben.

Und das ist nun wirklich ernüchternd!

Wie bereits kurz gesagt, hat „Gleichstellung" nichts mit „Gleichberechtigung" oder „Gleichbehandlung" zu tun. Um das zu begreifen, wird man nicht umhinkommen, sich die Bedeutung dieser Worte bewusst zu machen. Versuchen Sie es mal anhand eines sportlichen Wettkampfes.

Wählen wir den Hundertmeterlauf. Gleichbehandlung und Gleichberechtigung bedeuten, dass „alle" die gleichen Ausgangsbedingungen haben, dies ist selbstverständlich und niemand wird etwas dagegen haben. Gerade deshalb werden ja bei sportlichen Disziplinen Männer und Frauen getrennt, was übrigens – erstaunlicherweise – von niemandem kritisiert wird. „Gleichstellung" hingegen würde bedeuten, dass alle gleichzeitig ins Ziel kommen. Dies ist weder machbar noch wünschenswert, jeder, der es versucht, muss scheitern.

Würde man nun partout eine Gleichstellung zwischen den Geschlechtern herstellen wollen, müsste man die Frauen um jene Zeitspanne früher starten lassen, um die sie voraussichtlich später ins Ziel kommen werden, und selbst dann ist es nicht sicher, ob das Experiment gelingt und nicht einer der Konkurrenten doch noch schneller wäre als der andere. Diese Vorgangsweise würde außerdem die Bevorzugung eines der beiden Geschlechter bedeuten und daher von einer Gleichstellung meilenweit entfernt sein.

Auf genau so eine Idee kam zuletzt die medizinische Fakultät der Wiener Universität. Sie beschloss, die Aufnahmetests für das Medizinstudium einer genderdifferenzierten Bewertung zu unterziehen, indem die Leistungen der

Mädchen gegenüber jenen der Burschen mit einem Bonus versehen wurden. Dieser Test ist ein wohlüberlegtes, kompliziertes Machwerk, das die verschiedensten für das Medizinstudium erforderlichen Gesichtspunkte berücksichtigen soll. Sein primäres Ziel ist, für dieses Studium die am allerbesten Geeigneten zu evaluieren. Genderpolitik sollte hier keine Rolle spielen, denn der Patient hat ein Anrecht auf den besten Arzt, ganz unabhängig von dessen Geschlecht. Weil aber in den letzten Jahren prozentuell weniger Mädchen einen Studienplatz bekommen haben als Burschen, beschloss die Wiener Universität, die Leistung der Mädchen ganz einfach besser zu bewerten als jene der jungen Männer. Für die Mädchen zahlte sich das aus: 56% der Studienplätze wurden im Jahre 2012 an Frauen vergeben, nur 44% an Männer. Dieses schwer nachvollziehbare Verfahren bedeutete, dass Mädchen für die gleiche Leistung eine höhere Punkteanzahl erhielten als Burschen, was nicht zu einer Gleichstellung in der Anzahl der zugeteilten Studienplätze führte – nämlich 50% für die Mädchen und 50% für die Jungen –, sondern zu einer glatten Bevorzugung von Studenten mit weiblichem Geschlecht. Das Geschlecht als Eintrittskarte für ein Studium? Eine wahrhaft fragwürdige Vorgangsweise, die – so bleibt es zu hoffen – bei Gericht einer objektiven Beurteilung unterzogen wird. Die Universität verteidigt diese Bevorzugung der Frauen mit angeblichen Nachteilen bei der Erlangung des Abiturs, und dies trotz des Faktums, dass in Österreich und auch der BRD seit Jahren und in Zukunft wohl auch wesentlich mehr Frauen das Abitur erreichen als Männer. Auch in der Anzahl der Medizinabsolventen, also jener Studentinnen und Studenten, die das begonnene Medizinstudium auch tatsächlich abschließen, haben die Frauen sehr deutlich die Nase vorn.

(Die Medizinuniversität schien sich nach heftigen Protesten ihrer Sache nicht mehr so sicher gewesen zu sein. Um den Rechtsweg nicht beschreiten zu müssen, wurden den beschwerdeführenden Jungen doch noch Studienplätze zugestanden.)

Die Innsbrucker Uni, die denselben Test verwendet, machte hier übrigens nicht mit. Dort schnitten die Männer wieder deutlich besser ab, obwohl mehr Frauen zum Test antraten.

Diese hier geschilderte Vorgangsweise ist ein Paradebeispiel für fehlgeleitete Geschlechterpolitik. Die Politik ist aufgerufen, Chancengleichheit herzustellen, diese dürfte aber nicht neuerlich zum Vorteil eines der beiden Geschlechter geraten.

Ist sich der Senat der medizinischen Universität bewusst, dass er damit das Weibliche diskreditiert und dem tobenden Geschlechterkampf einen fragwürdigen Dienst erweist? Auch hier ist das fehlgeleitete Motiv das Paradigma von der Gleichstellung der Geschlechter: Weil beide Geschlechter gleich sind, müssen sie bei einem Test gleich abschneiden. Schade, dass selbst wissenschaftliche Gremien die geforderte Rationalität vermissen lassen.

Der Mensch, ganz besonders die Politiker und deren Einflüsterer, scheint vieles nicht begriffen zu haben. Dass nämlich das Unterbewusste beim Menschen eine wesentlich größere Rolle spielt, als es die modernen Geisteswissenschaften wahrhaben wollen. Das Unterbewusste basiert auf biologistischen Gegebenheiten. Es ist die Grundlage für die Verschiedenartigkeit der Geschlechter und auch dafür, dass Männer und Frauen bei ein und demselben Test unterschiedlich abschneiden. Ganz einfach deswegen, weil Männer und Frauen mit unterschiedlichen Fähigkeiten ausgestattet wurden – sie haben im täglichen Leben auch unterschiedliche „Aufgaben" – und sich für verschiedene Themen unterschiedlich stark interessieren. Natürlich gibt es Tendenzen, dem entgegenzuwirken, ob das allerdings gelingen wird, muss angezweifelt werden. Die Neurobiologie beweist, dass sich das Unterbewusste gegenüber der Vernunft, dem rationalen Denken, stets das „erste und das letzte Wort" vorbehält. Immer und immer wieder stellt sich dem denkenden Menschen daher dieselbe Aufgabe: Um den Anbiederungen der Gesellschaft zu entsprechen, muss er sich seinem eigenen Unterbewusstsein widersetzen. Das kostet Energie, die aufzubringen nicht jeder Mensch bereit oder in der Lage ist. Fehlende Akzeptanz kann übrigens auch krank machen, und Lebensglück bedeutet, so sein zu dürfen, wie man ist, ganz frei von Bevormundung oder dem Zwang, sich anzupassen.

Es ist vor allem die Politik, die versucht zu bevormunden. Das soll gar nicht weiter kritisiert werden, man wird ja Politiker, um zu verändern, und folgt dabei einem weiteren im Unterbewusstsein angesiedelten Verhaltensmuster, nämlich dem archaischen Prinzip der Gier nach Macht und Geld. Über andere bestimmen zu wollen ist ein Urinstinkt im Menschen, der – einmal mehr – der Sexualität entstammt. Es gibt übrigens einen weit verbreiteten Fetisch in der Sexualität, der dieses Spiel mit Macht und Unterwerfung bedient: den „Armysoldier" oder gar – noch etwas weiter gespielt – den „master and slave". Solche Fetischismen sind nicht exotisch, sie sind auch nicht grundsätzlich abnorm, sie sind weit verbreitet, wie weit, kann man auch daran erkennen, dass es in vielen Sexshops die dafür erforderlichen Utensilien zu kaufen gibt, zum Beispiel Handschellen oder Peitschen.

Das Unterbewusste ist zu einem Gutteil genetisiertes Verhalten. Es ist angeboren, weil ja auch die Gene angeboren sind, und genauso wie sich diese Gene das ganze Leben lang nicht verändern können, wird sich auch das daran geknüpfte Verhaltensmuster nicht verändern. Wohl weiß man heute, dass ein Teil der Gene ein und ausschaltbar ist, darin liegt auch eine gewisse Chance für Veränderung – Veränderungen, die dann allerdings nicht dauerhaft sind, sondern nur durch einige Generationen vererbt werden können. Der Verdacht, dass so ein wichtiges Anliegen wie Sexualität sich der Veränderung entzieht, weil sie – bildlich gesprochen – in der Tiefe des Unterbewusstseins angesiedelt ist, ist naheliegend. Diese Vermutung wird schon dadurch bestätigt, dass sich Sexualität trotz intensivster Bemühungen bisher nicht vereinnahmen ließ, und das ist auch gut so. Immer noch ist sie die treibende Kraft des Lebens, sollte sie diese Rolle jemals verlieren, wäre es das Ende des Lebens.

Gene oder Gesellschaft: Wer steuert unsere Sexualität?

Genetisierte Verhaltensmuster stehen im Gegensatz zu erworbenem, also erlerntem Verhalten. Auffallenderweise wird die Fähigkeit zu lernen von der Gesellschaft als positiv, die mangelnde Fähigkeit zur Veränderung als negativ wahrgenommen.

Die Behauptung, dass es genetisiertes Verhalten überhaupt gibt, versetzt viele Menschen in Staunen, manchmal sogar in entrüstete Ablehnung. Sie sehen sich dabei ihrer Möglichkeiten beraubt, den Menschen verändern zu können, denn Gene entziehen sich ihrer Macht. Übrigens: Das menschliche Genom hat sich seit mindestens 50.000 Jahren nicht mehr verändert, und es wird sich auch in den nächsten 50.000 Jahren kaum verändern. Das gilt als erwiesen.

Man kann davon ausgehen, dass menschliches Verhalten etwa zur Hälfte von Genen gesteuert wird und zur anderen Hälfte sozialisiert – also erlernt – ist. Forschungen beweisen aber, dass diese Quantifizierung nicht für alle Bereiche menschlichen Lebens gelten muss. Manchmal haben eher die

Gene das Sagen, manchmal dominiert das Lernen menschliches Verhalten. Sexualität ist unzweifelhaft ganz primär genetisch vorbestimmt, zu wichtig ist dieses Anliegen, als es einem Lernprozess überlassen zu dürfen.

Das beste Beispiel für das Wechselspiel zwischen Genen und Lernprozess sind eineiige Zwillinge. Dass sie sich wirklich meist zum Verwechseln ähnlich sehen, ist auf die idente genetische Ausstattung zurückzuführen, denn eineiige Zwillinge haben genau die gleichen Gene. Der Lernprozess hingegen ist dafür verantwortlich, dass sie sich im Laufe der Jahre in ihrem Verhalten und ihren Interessen voneinander unterscheiden.

Cäcilia und Therese sind eineiige Zwillinge. Inzwischen sind sie schon betagte Frauen, ihre Geburt liegt immerhin bereits 82 Jahre zurück. Bis zum 26. Lebensjahr – so erinnern sie sich – waren sie unzertrennlich, ein Herz und eine Seele. Und: Man konnte sie auch kaum voneinander unterscheiden. Weil sie ja dieselbe Klasse besuchten, konnten sie sich mit den Lehrern den einen oder anderen üblen Spaß erlauben.

Die Wirren der Geschichte trennten die beiden Schwestern. Therese lernte einen amerikanischen Soldaten kennen, dem sie schließlich in die USA folgte. „Anfangs war das schwer für mich, so eng, wie wir aufgewachsen waren. Es war fast so, als wäre ich nur noch ein halber Mensch gewesen."

Heute feiern die beiden ihren 82. Geburtstag. Kein Mensch würde je auf die Idee kommen, es könnte sich bei den beiden Frauen um eineiige Zwillinge handeln. Cäcilia ist bereits seit Langem Witwe. Sie hatte sich nach dem Tod des Gatten ihr Leben sehr gut eingerichtet, achtete auf ihre Gesundheit, trieb Sport, rauchte niemals Zigaretten und ist auch heute noch eine jung gebliebene, vielseitig interessierte Dame. „Üblicherweise werde ich als sehr viel jünger geschätzt", posaunt sie hinaus – nicht ohne sichtlich stolz darauf zu sein.

Ganz anders Therese. Sie erlag den Annehmlichkeiten des „American way of life". Der Wohlstand hatte sie besonders nach dem Krieg ganz tief beeindruckt, und er hat auch seine Spuren hinterlassen. Therese war die meiste Zeit ihres Lebens schwer übergewichtig, rauchte über fast 30 Jahre nicht gerade wenig und ist seit über zehn Jahren zuckerkrank. Sie vermittelt heute den Eindruck der unbeweglichen, unflexiblen, gealterten Frau, ganz anders als ihre Zwillingsschwester. Von einer Ähnlichkeit, wie man dies bei Zwillingsschwestern erwarten würde, kann man heute nicht mehr sprechen. Dessen sind sich die beiden wohl bewusst.

„Geblieben sind die Art zu sprechen, der Tonfall, das Timbre der Sprache, die Gestik, in diesen Belangen können wir unsere gemeinsamen Gene nicht verleugnen, sonst aber ist nicht mehr recht viel übrig", bringen die Schwestern die Sache auf den Punkt.

Die Zwillingsforschung enthüllt ganz wesentliche Erkenntnisse in der Genetik. Der beschriebene Fall beweist, dass Gene Voraussetzungen schaffen können, die psychosoziale Interaktion mit anderen Menschen aber in der Lage ist, den Output des Genoms zu verändern. In manchen Bereichen mehr, in manchen weiniger. (Den Output des Genoms nennt man die Genexpression. Das Besondere daran ist, dass das Genom – die Summe aller Gene – unveränderbar ist, die Genexpression aber nicht.)

Die Sexualität des Menschen, um die es in diesem Buch geht, ist in besonderer Weise genetisch gesteuert. Sie folgt uralten Instinkten, die sich in Form von Genen weitervererben und somit den folgenden Generationen unverändert weitergegeben werden. Der Veränderbarkeit sexueller Verhaltensmuster, aber auch geschlechtstypischer Eigenschaften sind somit Grenzen gesetzt. Sexualmediziner sind sich dessen bewusst, wieder im Gegensatz zu anderen, allerdings zweifelhaft fundierten Strömungen, die glauben, den Menschen von seiner Sexualität „heilen“ zu können.

Wie sehr das gescheitert ist, beweisen 1700 Jahre Kirchengeschichte. Hier und auch anderswo ist die Nichtakzeptanz wissenschaftlicher Erkenntnisse politisch oder ideologisch motiviert. Das betrifft Männer und Frauen gleichermaßen, die Sexualität beider Geschlechter wurde reglementiert, wenn auch in sehr unterschiedlicher Weise. Das Hauptanliegen christlicher Sexuallehre liegt wohl darin, die Fortpflanzung als alleiniges Motiv für Sexualität festzuschreiben. Themen menschlicher Sexualität wie Masturbation oder Homosexualität mussten unter diesem Aspekt verteufelt werden, weil Männer ihren Samen „vergeuden“ würden anstatt ihn zur Zeugung neuen Lebens zu verwenden, und weil der Samenerguss „unrein“ mache bis zum Abend (Levitikus 15,16).

Die menschliche Sexualität dient aber vor allem der Kommunikation zwischen zwei Menschen. Die Leugnung dieses Aspektes kommt einer Einengung menschlicher Sexualität gleich und diente primär dem Machterhalt der Familien und der Gesellschaft, auch der Kirche. Sie brachte großes Leid über die Menschen. So war es lange Usus, dass junge Leute aus machtpolitischen Gründen verheiratet wurden, nicht der Liebe wegen. Noch heute ist es oft mit Schwierigkeiten verbunden, eine Ehe zwischen Moslems und Christen zu schließen, wozu sollte solch eine Bestimmung denn sonst dienen als dem Machterhalt der Kirche? Welcher Religion sollen die Kinder angehören, der einen oder der anderen? Darüber können religiöse Fanatiker auch heute noch streiten, so ganz scheinen sie selbst an die allumfassende Liebe Gottes nicht glauben zu wollen.

Die Frau wurde vor allem der Lust beraubt – und ihrer Selbstbestimmung. In der alttestamentarisch begründeten

Männerherrschaft des Christentums gab – und gibt es – zwei hauptsächliche Bestimmungen für die Sexualität der Frau: Sie hatte treu zu sein, und sie hatte „zur Verfügung zu stehen“, musste die „eheliche Pflicht erfüllen“.

Im Alten Testament wurde jede Untreue von Frauen mit dem Tod bestraft (Levitikus 20,10). Wenn die Frau, mit der Untreue begangen wurde, zum Zeitpunkt der Untreue verheiratet war, musste auch der Mann hingerichtet werden. Diese Bestimmung bedeutete ein unbedingtes Treuegebot für die Frau. Sie musste jungfräulich in die Ehe gehen und durfte dann ihrem Gemahl nicht untreu werden. Bei den Männern ging es weniger um die Treue gegenüber der eigenen Frau, sondern eher darum, einem anderen Mann nicht in die Quere zu kommen.

Diese Bestimmung lässt sich folgendermaßen erklären: Die Treue der Frau diente dem Machterhalt der religiösen Institution und des Volkes. Auch dieses Gebot entstammt – wie ja überhaupt die Zehn Gebote Gottes – dem Alten Testament. Der geschichtliche Hintergrund ist einfach: Das Volk der Juden war auch im Altertum eine Minderheit, die sich permanent gegen die Durchmischung und das Aufgeriebenwerden durch andere, größere Völker verteidigen musste. Wenn nun eine Frau ein Kind gebar, wollte man sich sicher sein, dass dieses Kind mit Sicherheit von „eigenem Blute“ war, andernfalls würde es den Zorn Gottes auf sich ziehen. Die Männer wiederum wollten sich sicher sein, dass das von ihren Frauen geborene Kind auch wirklich das eigene war. Auf dieser heute überholten Regelung beruhte auch der Tod zweier Ehefrauen Heinrichs VIII. Dieser Mann war nicht der Mörder, als der er heute gerne dargestellt wird, ganz im Gegenteil, er war tiefgläubig. Als König und Oberhaupt der von ihm gegründeten Anglikanischen Kirche hielt er es für seine alttestamentarisch verbriefte Pflicht, eine untreue Ehefrau töten lassen zu müssen.

Das Schicksal von Millionen „ledigen“ Kindern in den Ländern des Christentums, aber auch anderer Religionen, ist aus heutiger Sicht ein weiteres ganz dunkles Kapitel der Menschheit. Wie kann es passieren, dass Kinder für ihre Eltern büßen müssen? Unglaubliche Dinge sind hier passiert ...!

Die Frauen mussten also treu sein, das war das erste Gebot, sie mussten aber auch ihre eheliche Pflicht erfüllen unter sonstiger Androhung der Annullierung der Ehe. Dies war das zweite Gebot. Diese Bestimmung zementierte die Ehe als Instrumentarium zur gesellschaftspolitisch geforderten Fortpflanzung und beraubte sie ihres wichtigsten Inhaltes: der Liebe. Frauen wurde ihre sexuellen Selbstbestimmung genommen und somit ihre Menschenwürde. Die sexuelle Unterdrückung wurde auch auf andere Bereiche umgesetzt: Das Gebot zur ehelichen Pflicht ist die eigentliche Grundlage für die Unterdrückung der Frau auch im öffentlichen Leben. Auch hier wurde auf die kommunikative Dimension der Sexualität keine Rücksicht genommen, deren Voraussetzung das Recht auf Konsensualität ist. Wie soll denn Sexualität ein Anzeichen für Liebe sein, wenn sie nicht freiwillig erfolgt? Richtig! – Das kann gar nicht funktionieren. Die unter der Androhung von Repressalien stattfindende Sexualität ist emotional wertlos. Daher die Erkenntnis: Es gibt gar keine eheliche Pflicht. Auch das Gebot zur ehelichen Pflicht ist ein Irrtum der Kirche. Es ist nicht und war niemals der Wille Gottes. Durch Jahrhunderte waren Männer berechtigt, sich Frauen zu „nehmen“, wie es ihnen beliebte. Diesen Fehler müssen wir heute eingestehen, auch wenn als mildernder Umstand gelten möge, dass er von allerhöchster Stelle, dem Vatikan, angeordnet wurde.

Die Stammesgeschichte (Ethologie) beweist im Tierreich, was mit Sicherheit auch auf den Menschen zutrifft. Nämlich, dass es genetisierte Verhaltensmuster gibt und dass gerade die Sexualität auf diese Weise gesteuert wird. Die Verankerung der Sexualität in unserer Erbmasse ist ein Beweis für den enorm großen Stellenwert, den die Evolution der Sexualität verliehen hat. Dies ist nicht weiter verwunderlich, denn schließlich ist sie auf den Wechsel der Generationen angewiesen, andernfalls käme sie zum Stillstand.

Das ewige Leben wäre das Ende der Evolution.

Der Mensch ist gepolt auf Fortpflanzung. Es ist die Aufgabe lebender Generationen, die Erhaltung der Art zu sichern. Daran ändert auch unsere Zivilisation nichts, sie möchte es allenfalls vergessen machen.

Die Abkoppelung der Reproduktion von der Sexualität ist in vollem Gange: hier die Zeugung von Nachkommen als „technisch machbares“ Unterfangen – das Designerbaby ist bereits in greifbarer Nähe –, dort Sexualität als Triebfeder der „Spaßgesellschaft“. Ausgestattet mit diversen Tools (wie zum Beispiel Pharmaka), wird daran gearbeitet, den Spaß zu optimieren und Hindernisse aus dem Weg zu räumen. Ein paar Wenige maßen sich an, über die Sinnhaftigkeit dieses Ansinnens zu diskutieren, doch allzu laut wollen sie ihre Mahnungen gar nicht kundtun, immer in der Angst, als ewiggestrig abgestempelt zu werden. Hinter verschlossenen Mauern und unter Ausschluss der Öffentlichkeit geben sie zu bedenken, dass der Mensch ein emotionales Wesen ist und Sexualität ein ganz wesentlicher Bestandteil dieser Emotionalität ist.

Dabei sollte niemand die Menschen der Lust berauben, ganz im Gegenteil, „Lust haben zu dürfen“ ist ein Grundrecht des Menschen, das er sich nicht wieder nehmen lassen sollte. Allzu lange wurde das Leben im Diesseits als qualvolle Vorbereitung auf das Leben im Jenseits dargestellt. Damit sollte es nun endgültig vorbei sein.

Männer und Frauen sollen Lust haben, am Leben, an vielen Dingen und auch an der Sexualität.

Die Erfahrung lehrt allerdings, dass die Befriedigung der Lust als Selbstzweck auf Dauer nicht glücklich machen kann. Was zählt mehr, Sexualität allein – zum Beispiel Masturbation – oder lustvolles Zusammensein mit einem geliebten Partner? Die Antwort auf diese Frage ist ganz einfach. Dieselbe Frage nochmals: Was macht mehr „Lust": ein leckeres Essen allein oder in geselliger Runde?

Der Mensch ist ein soziales Wesen, das für sein Lebensglück der Erfüllung seiner Grundbedürfnisse bedarf. Dies gelingt am besten innerhalb einer Beziehung. Die „Vermittlung lustvoller Sexualität" ist ein sehr wichtiges Anliegen der Sexualmediziner, dabei darf aber nicht vergessen werden, dass Frauen und Männer die größte sexuelle Befriedigung innerhalb von liebevollen erotischen Beziehungen erleben. Die moderne Sexualindustrie lässt diesen Aspekt sehr häufig vermissen, sie versucht, Sexualität zum Absatz ihrer Produkte zu missbrauchen. Die Erfüllung der Grundbedürfnisse muss immer im Mittelpunkt der Sexualität stehen, denn nur sie ist der Schlüssel zum Lebensglück, die Erfüllung der Lust kann allenfalls ein Werkzeug sein, ein Mittel zum Zweck.

Ein Wissenschafter nimmt ein Entenei aus dem Nest und lässt es von einer Henne ausbrüten. Was wird das kleine Entlein machen, nachdem es geschlüpft ist? Wird es, so wie die anderen Hühner, die Scheune nach Essbarem absuchen und sich über jedes Maiskorn freuen, oder wird es sich – ganz allein und ohne seine Mutter – auf den Weg machen und den nächsten Weiher suchen? Wird es schwimmen können, und wird es dort, ganz ohne Vorbild, im Schlamm nach Futter suchen? Was ist Ihre Meinung?

Richtig geraten: Die zweite der beiden Möglichkeiten ist die richtige. Das Entchen weiß, was es zu tun hat, es weiß, was seiner Art entspricht, ohne jemals eine Gelegenheit gehabt zu haben, dieses Verhaltensmuster zu erlernen.

Dies ist einer von vielen Beweisen für genetisiertes Verhalten. Das Entchen wusste, was es zu tun hatte, ohne die Möglichkeit zu lernen, ohne Vorbilder oder eigenen Erfahrungen.

Auch für die Vererbung von sexuellen Verhaltensmustern gibt es zahlreiche Beweise. So liegt das Balzverhalten in den Genen, es muss allerdings erst durch Hormone aktiviert werden. Der frisch geschlüpfte Erpel balzt noch nicht, sein Balzverhalten entwickelt sich erst in der Pubertät von selbst, auch ganz ohne Vorbilder, also in strenger Isolation von seinen Artgenossen. Die Information liegt in den Genen, das Testosteron aktiviert diese Gene, schaltet sie – bildlich gesprochen – ein.

Die Sexualhormone steuern die Sexualität von Frauen und Männern, deswegen wurden sie von Mutter Natur mit einer privilegierten Wirkweise ausgestattet. Im Gegensatz zu anderen Hormonen, die etwa „nur" Enzymwirkungen modulieren, setzen sie direkt an den Genen an. Sie sind in der Lage, Gene ein- und auszuschalten, wenn der richtige Zeitpunkt gekommen ist. Wie eben hier im Falle der Pubertät.

Apropos Balzverhalten: Die Pubertät verändert auch das Verhalten heranwachsender Menschenkinder. Auch sie, Mädchen wie Burschen, zeigen nach Erwachen der Sexualität stereotypes Flirtverhalten. Natürlich könnte man behaupten, dieses Verhalten wäre abgeschaut, also erlernt. Man kann Menschenkinder ja nicht in Isolation aufwachsen lassen, um sexuelle Verhaltensmuster als genetisiert zu beweisen, das widerspricht der Ethik. Somit wird – klarerweise – der Beweis für genetisiertes Verhalten beim Menschen kaum zu erbringen sein. Kritiker argumentieren, dass auch dem Rückschluss von Tierversuchen auf den Menschen die letztgültige Beweiskraft fehlt. Mit einigem Willen könnte man aber erkennen, dass es beim Menschen nicht anders verlaufen kann als im Tierreich. „Erstaunlicherweise werden diese keineswegs besonders schwierigen Zusammenhänge von den Kritikern ethologischer Fragestellungen oft bis heute nicht verstanden", schreibt der Biologe Eibl-Eibesfeldt in seinem Werk „Die Biologie des menschlichen Verhaltens".

Biologisches Geschlecht und „Gehirngeschlecht"

Die sichtbaren Unterschiede zwischen Männern und Frauen bedürfen keiner weiteren Erläuterung. Ob „Mädchen" oder „Junge", definiert sich an den äußeren Geschlechtsorganen, was in den allermeisten Fällen auch sehr leicht möglich ist. Penis bedeutet Mann, kein Penis ist gleich Mädchen. In einigen wenigen Fällen funktioniert das allerdings nicht, wenigstens nicht auf Dauer. Das sieht man am Phänomen der Transsexualität, die leider von einer objektiven, gerechten Beurteilung weit entfernt ist. Transsexualität wird von weiten Teilen der Bevölkerung immer noch als sittenwidrig und abartig wahrgenommen, was sie natürlich nicht ist.

Es hat übrigens viele Versuche gegeben, transsexuelle (neuerdings: transidente) Menschen auf ihr Geburtsgeschlecht umzuerziehen, frei nach dem Motto: „Man wird nicht als Frau geboren, sondern dazu erzogen." In Kenntnis moderner Forschungen kann das aber gar nicht funktionieren, solche Versuche führen viel eher zu einer persönlichen Katastrophe des Patienten, der durch derartige therapeutische Maßnahmen in den Grundfesten seiner Persönlichkeit erschüttert wird.

Trotz dieser Einschränkungen – dass nämlich das anhand der Genitalien festgelegte Geburtsgeschlecht nicht immer das richtige sein muss – bleibt es praktikabel, das Geschlecht eines Neugeborenen an dessen Geschlechtsorganen zu definieren. Sie sind die markantesten Erkennungsmerkmale für das biologische Geschlecht „Sex". Der Nachteil dieser Methode der Geschlechtszuweisung bleibt, dass das zerebrale Geschlecht („Gehirngeschlecht") „Gender" dabei ganz einfach ignoriert wird.

Der Begriff „Gender" sorgt indessen weiterhin für Aufregung. Er beschreibt das zerebrale Geschlecht, jenes Geschlecht also, das sich nicht an den Geschlechtsorganen manifestiert, sondern im Gehirn. Jawohl: im Gehirn! Was hat aber das Gehirn eines Menschen mit seinem Geschlecht zu tun? Unterscheiden sich Männer und Frauen nicht in der Ausstattung der Geschlechtsorgane voneinander? Die Anatomie des Gehirns, das weiß jeder Medizinstudent, ist bei Männern und Frauen gleich – mit Ausnahme der Größe. Das lässt sich ja ganz einfach überprüfen.

Gender wird leider auch noch in anderen Zusammenhängen – teilweise – missbräuchlich verwendet. Der Begriff beschreibt die Unterschiede zwischen Männern und Frauen in allen drei Dimensionen der Sexualität: Beziehung, Lust und Fortpflanzung. Wie schon deutlich festgestellt wurde, sind die biologischen Unterschiede anerkannt (weil nicht zu leugnen), die Feststellung von psychosozialen Unterschieden ist aber relativ neu und stößt noch auf Widerstand, weil teilweise immer noch behauptet wird, dass es sie gar nicht gebe. Leider wird Gender sehr häufig nicht geschlechtsneutral, sondern in nicht zulässiger Weise für die Durchsetzung feministischer Ziele verwendet. Die Medizinische Universität in Wien bietet seit neuestem Vorlesungen zur Geschlechterforschung an, die im Studienplan folgendermaßen beschrieben werden: „Krankheiten und Störungen können nur Frauen, hauptsächlich Frauen, oder Frauen anders als Männer betreffen. Dieser Tatsache Rechnung tragend wird der interdisziplinäre Schwerpunkt ‚Geschlechterforschung' in das Curriculum des Diplomstudiums Humanmedizin aufgenommen." Dieses Statement beweist einmal mehr die politisch-ideologische Vereinnahmung des Begriffes „Gender".

Gendermedizin kann aber nicht den Schwerpunkt auf nur eines der beiden Geschlechter legen, das ist irreführend und nicht dienlich. Wieso so ein Statement in den Studienplan einer renommierten Universität kommt, ist nicht nachvollziehbar.

Die Sexualität der Männer projiziert sich auf das Genitale und dessen Funktion, deren auch nur teilweiser Verlust somit ganz automatisch zu einer persönlichen Katastrophe werden muss. Die Sexualität der Frauen steckt voller Emotionen und ist wesentlich gefühlsbetonter. Sie wird jedoch ebenso wenig dem Gehirn zugeschrieben, sondern dem Herzen, denn schließlich ist seit Jahrhunderten das Herz das Symbol für die Liebe. Die Behauptung, besagtes Symbol wäre in Wirklichkeit gar kein Herz, sondern ein weiblicher Po, wird durch manche Hinweise genährt, bleibt aber doch ein wenig gewagt!? Objektiv betrachtet ist aber das Gehirn das wichtigste Geschlechtsorgan des Menschen. Dort wird Sexualität „gedacht", dort spielen sich jene sexuellen Fantasien und Tagträume ab, die sich in den sexuellen Vorlieben eines Menschen widerspiegeln. Das Gehirn ist der Sitz der sexuellen Präferenz, der Geschlechtsidentität, jenes Geschlechtes, mit dem sich ein Mensch identifiziert, und schließlich der sexuellen Identität, dem Selbstwert im eigenen Geschlecht. Somit ist auch die Geschlechtsrolle im Gehirn lokalisiert.

Wenn man von Geschlecht spricht, spricht man von Sexualität. Wenn man von Sexualität spricht, denkt man an die Geschlechtsorgane ... und nicht an das Gehirn. Um die Vorgänge rund um die menschliche Sexualität zu verstehen, müssen diese Denkmuster verändert werden. Der Paradigmenwechsel muss lauten: Geschlecht erkennt man nicht an den Genitalien, sondern am Gehirn.

Richtig ist also, einen Menschen als jenem Geschlecht zugehörig zu erkennen, dem er sich selbst zugehörig *fühlt*. Die Geschlechtsidentität wird in der Entwicklung des menschlichen Gehirns festgeschrieben, ist somit angeboren und gilt als unveränderbar.

Leider führen diese Erkenntnisse zu fehlerhaften Schlüssen. Das Gehirn wird von Geisteswissenschaftern häufig als beliebig formbare Masse gesehen, die durch Lernprozesse und Erfahrungen geprägt wird, was nur teilweise korrekt ist. Und weil nun das Gehirn auch der Sitz der Sexualität ist, glauben sie, auch diese wäre beliebig veränderbar. Die Verfechter dieser Theorie ergötzen sich an dem Glauben, Macht über die menschliche Sexualität zu haben. Sie haben begonnen, die Sexualität des Menschen formen zu wollen, indem sie etwa versuchen, sie in „gut“ und „schlecht“ zu kategorisieren. Die Frage nach dem „Normalen“ beschäftigt seit Jahrhunderten die Hüter der Moral, und man kann sich nur wundern, wie weit Sexualgesetzgebung auch heute noch gehen kann. Manche US-amerikanische Bundesstaaten schreiben – immer noch – vor, in welcher Stellung ihre Bürger zu verkehren haben, oder sie verbieten generell Oralsex. Doch auch in Europa gibt es Kräfte, die die Reglementierung der menschlichen Sexualität zum Ziel haben, durch Versuche, das Schutzalter immer weiter anzuheben, durch das (teilweise) Verbot der Homosexualität (wie zum Beispiel in Russland) oder auch durch Versuche, Homosexualität „heilen“ zu wollen. Erst jüngst bot – neben vielen anderen – ein Salzburger Psychiater auf seiner Homepage eine Behandlung zur Heilung der Homosexualität an. Und laut Presseberichten ist in einem Schweizer Kanton das Nacktsein im Freien generell verboten worden, selbst dann, wenn sich niemand dadurch gestört fühlt. Auch wenn Nacktheit mit Sexualität primär gar nichts zu tun haben muss, geht es hier um die Einschränkung des Menschen im Umgang mit seinem Körper und somit seiner Sexualität.

Weil aber die Sexualität im Gehirn liegt, ist es unumgänglich geworden, zum „Sex“, dem biologischen Geschlecht, noch einen zweiten Begriff einzuführen, nämlich „Gender“, das zerebrale Geschlecht, jenes Geschlecht also, das sich im Gehirn abspielt.

Unter dem biologischen Geschlecht versteht man die geschlechtstypische Ausgestaltung des Körpers, also jene Unterschiede zwischen Männern und Frauen, die – vereinfacht dargestellt – sichtbar sind. Das psychosoziale Geschlecht ist nicht sichtbar, es beschreibt das „gefühlte“ Geschlecht, in dem sich ein Mensch selbst wahrnimmt, dem er sich zugehörig fühlt und in dem er mit anderen Menschen verkehrt.

Diese Terminologie lässt sich aber nicht mehr aufrechterhalten. Sie ist die Grundlage für viele Missverständnisse und untermauert die (falsche) These, dass das biologische Geschlecht angeboren, das „psychosoziale“ aber erworben wäre. Dem ist jedoch nicht so. Denn auch das psychosoziale Geschlecht beruht auf biologischen Gegebenheiten. Es „spielt sich zwar im Kopf ab“, die geschlechtstypische Ausgestaltung des Gehirns ist aber ebenso wie jene der Genitalien die Folge eines biologischen Vorganges: Beides ist durch Hormone gesteuert.

Das Erfordernis, Sex und Gender voneinander zu unterscheiden, ist nicht dadurch bedingt, dass das eine „biologisch“ und das andere „psychosozial“ ist, in Wirklichkeit sind nämlich beide „biologisch“, sondern einzig und allein dadurch, dass die geschlechtstypische Ausgestaltung des Körpers und des Gehirns *zeitlich getrennt* ablaufen. Körper und Gehirn werden also in zwei unterschiedlichen Entwicklungsschritten geschlechtstypisch geprägt. Deswegen kann es passieren, dass beide nicht zueinander passen. Und deswegen muss man beide voneinander unterscheiden.

Heute gilt: Gender kommt vor Sex, was so viel heißen will wie: Das Gehirn – und somit die Geschlechtsidentität – bestimmt das wahre Geschlecht des Menschen, nicht dessen Geschlechtsorgane. Dies zu erwähnen ist sehr wichtig, denn es war nicht immer so, und es wird auch heute von vielen nicht begriffen. Immer noch gibt es leidenschaftliche Diskussionen über die Berechtigung zur Einführung eines Begriffes wie Gender. Braucht es nun wirklich Sex und Gender, oder ist es reine Wichtigtuerei?

Die Frage nach dem Sinn der Einführung dieser beiden parallelen Begriffe für Geschlecht mag für den Laien schwer zu beantworten sein, für den Fachmann ist sie es nicht. Er braucht beide Begriffe, denn die Erfahrung lehrt, dass Sex und Gender – wie schon oben erwähnt – nicht gleich geprägt sein müssen, sich also voneinander unterscheiden können.

In der Transsexualität zum Beispiel stimmen biologisches und zerebrales Geschlecht nicht überein. Sex: „männlich", Gender: „weiblich" – so etwa lautet die Diagnose eines Mannes, der sich als Frau fühlt, also eines Mann-zu-Frau-Transsexuellen. Diese Erkenntnis mag in Anbetracht der Seltenheit transsexueller Personen für die Allgemeinheit von geringer Bedeutung sein, für die betroffenen Personen freilich ist sie es nicht. Über die Häufigkeit von Transsexualität gibt es sehr unterschiedliche Angaben, die ständig nach oben verändert werden müssen. Dies hängt wohl damit zusammen, dass die Thematik in der Öffentlichkeit angekommen ist und mancher Betroffene nicht mehr bereit ist, seine Geschlechtsidentitätsstörung als schicksalhaft hinzunehmen.

In der modernen Sexualmedizin wiegt das zerebrale Geschlecht schwerer als das biologische. Man könnte also sagen: Sex folgt Gender. Früher war das anders. Es ist noch nicht so lange her, dass man transsexuelle Männer und Frauen als geisteskrank weggesperrt und therapiert hat. Fühlte sich ein biologischer Mann als Frau, war er ein Fall für die Therapie – und die war nicht immer zimperlich. Zur Entschuldigung sei darauf hingewiesen, dass der Wissensstand damals die Zusammenhänge nicht erkennen ließ. Heute ließe der Wissensstand die Zusammenhänge sehr wohl erkennen, doch leider wird er häufig ignoriert, manchmal hat man sogar das Gefühl, er wird bewusst verschwiegen. Wie könnte man den häufig immer noch despektierlichen Umgang mit transidenten Personen sonst erklären? „Transident“ ist ein moderneres, weil treffenderes Wort für „transsexuell“.

Wie schon eben erwähnt, mag die relative Seltenheit transidenter Personen dieses Problem für die Allgemeinheit unwichtig erscheinen lassen. „Seien wir froh, dass wir keine anderen Probleme haben“, ist der häufige Grundtenor für die Behandlung solcher Patienten. Dies ist natürlich keinesfalls der akzeptable Umgang mit Patienten, seien sie auch noch so sehr eine Minderheit, denn für die Betroffenen selbst ist die Lösung ihres Problems von eminenter Wichtigkeit. Man stelle sich vor, ein Mensch fühlt sich als Frau, aufgrund seines äußeren Erscheinungsbildes ist er aber gezwungen, als Mann durchs Leben zu gehen. Weil die Gesellschaft das Geschlecht eines Menschen am Erscheinungsbild der Genitalien festschreibt – was sicher ein Fehler ist –, muss diese Frau das Leben eines Mannes fuhren. Sollten Sie nicht über eine ausreichende Vorstellungskraft für dieses Problem verfügen, denken Sie doch einfach, wie es wäre, würde man von Ihnen verlangen, Ihr Leben im anderen Geschlecht zu führen. Das ist unvorstellbar, welcher Mann würde schon bereit sein, als Frau zu leben und welche Frau würde bereit sein, als Mann durchs Leben zu gehen? Das Geschlecht ist ein wesentlicher Bestandteil der menschlichen Natur, die Geschlechtsidentität ein Teil davon. Jeder Mensch besitzt eine Geschlechtsidentität, ist Frau oder Mann, welch Unglück, ja welche Katastrophe muss wohl die Erkenntnis sein, dass die eigene Geschlechtsidentität mit dem äußeren Erscheinungsbild des eigenen Körpers nicht übereinstimmt. Ein transidenter Mann besitzt einen Männerkörper, fühlt sich aber als Frau. Er erkennt dies meist im Jugendalter, manchmal schon im Kindesalter, üblicherweise dauert es dann noch sehr lange, bis er den Mut fasst, sich dieses Problem selbst einzugestehen und Hilfe in Anspruch zu nehmen. In der Gesellschaft gibt es eine breite Ablehnung gegenüber den Problemen transidenter Personen, was natürlich den Therapieprozess maßgeblich beeinflusst.

Wenigstens in der Sexualwissenschaft hat sich jedoch das zerebrale Geschlecht „Gender“ als das wahre durchgesetzt, es ist – im Gegensatz zum genitalen – in keiner Weise veränderbar.

Die Unveränderbarkeit des zerebralen Geschlechtes (Gender) steht der Veränderbarkeit des genitalen Geschlechtes (Sex) gegenüber. Es ist daher nicht weiter verwunderlich, dass das biologische dem zerebralen Geschlecht angepasst werden muss und nicht umgekehrt. Denn das wäre ganz und gar unmöglich.

Das wichtigste Sexualzentrum: das Gehirn

All das zuvor Geschilderte zu begreifen ist äußerst wichtig, will man die Sexualität des Menschen verstehen. Das wichtigste Sexualorgan ist und bleibt das Gehirn, in dem sich die Sexualzentren befinden. Alle – und auch wirklich alle – sexuellen Verhaltensmuster sind in ihnen abgespeichert, viele von ihnen ohne die geringste Chance zu einer Veränderung. Die sexuellen Vorlieben (Präferenzen), die Geschlechtsrolle, die Geschlechtsidentität und die sexuelle Orientierung gelten als unveränderbar. Was nicht bedeutet, dass man ihnen willenlos ausgeliefert wäre.

Für die Umsetzung sexueller Vorlieben gibt es nämlich Haupt- und Nebenströmungen. Die Hauptströmung beschreibt, worauf man eigentlich steht, die Nebenströmung das, was alternativ noch möglich wäre.

Ein Beispiel: Inga, ein schwedisches Mädchen aus Stockholm, steht auf schlanke, großgewachsene, blonde Männer, jenen Typ von Mann also, den es zwar in Schweden gibt, aber sonst nicht gar so oft. Ihre Urlaubsdestination aber ist ausgerechnet Spanien. Das war zwar nicht ihre Idee, sondern die ihrer Freundinnen, an der schlechten Ausgangslage für ein Abenteuer änderte dies freilich nichts. In Spanien gibt es zwar schöne Männer, nicht aber blonde. „Nicht einen einzigen", sagte Inga etwas entnervt, nachdem sie sich etwas umgesehen hatte. „Mitgehangen, mitgefangen", könnte man nun sagen, doch wie die Erfahrung zeigte, musste Inga deswegen nicht auf einen Urlaubsflirt verzichten. Schon am zweiten Tage nach ihrer Ankunft angelte sie sich einen rassigen Spanier namens Manuel. Sie, die sonst immer an der Seite eines blonden Jünglings gesehen wurde, fand plötzlich Gefallen an einem Spanier mit dunkelschwarzen Haaren. Ingas Freundinnen sahen diesen Mann und konnten es nicht fassen. „Hat Spaniens Sonne deinen Geschmack verändert?", wollte eine von ihnen wissen. Inga wendete sich ab, so ganz geheuer war ihr die ganze Sache nämlich selbst nicht. Warum nur war es ihr passiert, dass sie sich für diesen dunklen Typ begeisterte? Das hatte sie bislang für gänzlich unmöglich gehalten. Normalerweise waren ihr dunkelhaarige Männer zu martialisch, sie hatte Angst, sich ihnen hinzugeben, deswegen ließ sie sich erst gar nicht mit Männern dieses Typs ein.

Aus der Sicht der Sexualmedizin stellt sich die Sachlage folgendermaßen dar: Der blonde Schwede entspricht der Hauptströmung in Ingas sexuellen Präferenzen. Sollte dieser Typ von Mann verfügbar sein, wird Inga immer wieder bei ihm landen. Um aber die evolutionsbiologisch wichtige Verpflichtung zur Fortpflanzung nicht daran scheitern zu lassen, dass ein blonder Mann eben nicht verfügbar ist wie etwa in Spanien, wurde von Mutter Natur in der Menschen

Köpfe eine Art Notfallszenario eingebaut, eine sogenannte Nebenströmung. Ist der eine Mann nicht da, geht es – zur Not – auch anders. Hauptsache ist ja, dass ein Kind entsteht.

Nebenströmungen sind ebenso wie Hauptströmungen genau festgelegt. Manuel war nicht blond, er war aber schlank und groß gebaut, entsprach also in vielen anderen Details Ingas Hauptströmung. Wenn blond nicht verfügbar ist, geht auch schwarz ... Inga konnte sich für Manuel sehr wohl begeistern, es kam auch zum Sex und damit zur Erfüllung des evolutionären Auftrags zur Paarung. Dass Inga die Pille nimmt, ist ein Umstand, der im Konzept der Evolution keine Rolle spielt. Die Evolution kennt keine Pille, sie spricht ihr sogar zuwider. Deswegen verändert die damit künstlich hergestellte Unfruchtbarkeit nicht ihr Konzept.

Um den Unterschied zwischen Frauen und Männern zu durchleuchten, ist es erforderlich, all diese Zusammenhänge zu erkennen. Das fehlende Wissen rund um die kleinen – oder doch großen? – Unterschiede zwischen Frauen und Männern führt nicht nur in der Gesellschaft zu verzichtbaren Dissonanzen, zum Geschlechterkampf, es ist auch innerhalb einer Beziehung häufig die Grundlage für Missverständnisse und Streit. Dabei sind es ja die Gegensätze, die anziehen, vor allem in der Sexualität und der Erotik. Männer interessieren sich für Frauen, Frauen für Männer, Starke für Schwache, Kleine für Große ...! Diese Liste ließe sich unendlich fortsetzen, und während man darüber nachdenkt, warum das denn so geregelt ist, drängt sich auch schon die Antwort auf: Die beiden Geschlechter sind geschaffen worden, um sich zu ergänzen, nicht um sich zu konkurrenzieren. Und was könnte sich besser ergänzen als Gegensätze, jene Gegensätze, die das gesamte Spektrum menschlicher Ressourcen abdecken und schließlich einen genialen Mix von beidem an die Nachkommen weitergeben. Es ist das Prinzip des Lebens, die besten Bedingungen für die Nachkommen zu schaffen, und es sind die besten Bedingungen, wenn sich Gegensätze paaren und nicht Zwillinge.

Liebe Leserinnen, liebe Leser! Sollten Sie jemals an Ihrer Partnerwahl Zweifel haben, erinnern Sie sich an die erste Stunde des Kennenlernens. Waren es nicht genau jene Attribute an Ihrem Partner, Ihrer Partnerin, die Ihnen damals imponiert haben, jetzt aber manchmal gewaltige Energie kosten? Man liebt sich wegen der Gegensätze und nicht wegen des Gleichklangs, jedenfalls ist dies so in der Sexualität. Zugegeben: Im täglichen Leben ist ein gewisser Gleichklang schon sinnvoll, nicht umsonst gibt es ein zweites Sprichwort, so wie es für jede Gelegenheit ein passendes Sprichwort gibt: Gleich und Gleich gesellt sich gern! Dies gilt aber ganz sicher nicht für die Sexualität und die Erotik zwischen zwei Menschen. Es gilt maximal für das tägliche Zusammenleben, für die Routine innerhalb der Beziehung.

Würden sich die beiden Geschlechter bloß durch ihre Geschlechtsorgane unterscheiden, wäre also ein Mann eine Frau mit Penis oder eine Frau ein Mann ohne Penis, gäbe es tatsächlich keine Erklärung für geschlechtstypische Verhaltensmuster. Man müsste – unweigerlich – zu der weit verbreiteten Meinung gelangen, sie wären anerzogen und könnten somit „ab“erzogen werden. Daran wird ja mit Energie gearbeitet, wenngleich erfolglos.

Wie für so viele Weisheiten gilt allerdings auch hier: Die weite Verbreitung garantiert nicht deren Wahrheitsgehalt. Konkret: Nur weil immer noch viele Menschen behaupten, man könne Sexualität beliebig verändern, wird diese Behauptung nicht zur Wahrheit. Ganz im Gegenteil: Sie ist falsch wie eine große Zahl von wieder straffällig gewordenen Sexualtätern beweist.

Die moderne Sexualmedizin kommt also ohne die beiden Begriffe Sex und Gender nicht aus. Ist dies einmal akzeptiert, stellt sich gleich die nächste Frage. Nämlich: Wie kommt es, dass diese beiden verschiedenen Erscheinungsbilder von Geschlecht nicht zusammenpassen können? Wie kann es passieren, dass sich das biologisch-körperliche Geschlecht vom biologisch-zerebralen unterscheidet? Um diese Frage zu beantworten, bedarf es zwar weiterer Kenntnisse, die Beantwortung ist aber ganz einfach: Es passiert, weil deren Prägung in unterschiedlichen Entwicklungsschritten, also zu unterschiedlichen Zeiten erfolgt.

Auch dafür gibt es fundierte Beweise.

Das Gehirn von Buben und Mädchen ist in den ersten Wochen einer Schwangerschaft – noch – bipolar angelegt. Es ist – zunächst – noch geschlechtslos, wartet aber darauf, geschlechtstypisch geprägt zu werden. „Bipolarität" bedeutet, dass es sich noch in Richtung beider Geschlechter entwickeln kann, je nachdem, welche Zutaten hinzugefügt werden. Die „Zutaten" sind hier immer die Hormone.

Der US-amerikanische Biologe Milton Diamond bewies bereits 1958, dass nicht die Geschlechtschromosomen für die Geschlechtsidentität und die Geschlechtsrolle verantwortlich sind, sondern die Konzentration an Testosteron zum Zeitpunkt rund um die neunte Schwangerschaftswoche.

Und hier schließt sich nun der Kreis: Das Gehirn eines Mannes wird – störungsfreier Entwicklungsverlauf vorausgesetzt – zu diesem Zeitpunkt sehr hohen Testosteronspiegeln (und auch anderen testosteronähnlichen Hormonen) ausgesetzt und somit androgenisiert (vermännlicht), also dem männlichen Geschlecht entsprechend ausgestaltet. Am Ende dieses Entwicklungsschrittes ist das zuvor geschlechtslose Gehirn männlich. Bei Frauen fehlt dieser Entwicklungsschritt, dennoch entwickelt sich ganz von selbst ein weibliches Gehirn. Erkennen Sie den Unterschied? Männer brauchen Testosteron, um „ihr" Gehirn dem eigenen Geschlecht entsprechend zu entwickeln, Frauen brauchen aber keine Östrogene. Dies ist, liebe Leserinnen, keine Benachteiligung des weiblichen Geschlechtes, ganz im Gegenteil. Die Entwicklung zur Frau, in diesem Fall zu einem weiblichen Gehirn, unterliegt einem gewissen Automatismus, der beweist, dass der Ursprung allen Lebens weiblich ist. Der Mann ist Neuling auf der Welt, er entwickelte sich aus dem Weiblichen durch ganz gewisse Zutaten, die Frauen eben nicht brauchen.

Männliche und weibliche Gehirne unterscheiden sich in ihrer Funktionalität, nicht aber im Aussehen. Dass der Unterschied zwischen weiblichen und männlichen Gehirnen nicht sichtbar ist, führt zur Leugnung genau dieses Unterschiedes. Zu begreifen, dass zwei gleich aussehende Gehirne unterschiedlich funktionieren können, scheint nicht so einfach zu sein, so wie ja Menschen ganz allgemein nur glauben, was sie sehen können. Deswegen wurde Geschlecht bislang an den Genitalien definiert, die sich ganz einfach voneinander unterscheiden lassen.

Im Gegensatz zu Behauptungen berühmter Psychologen der Sechzigerjahre des vergangenen Jahrhunderts sind Neugeborene keine „sexual nobodys“. Wie schon vorhin beschrieben, beginnt der Mensch sein Leben im Mutterleib zwar als geschlechtsloses Wesen, mit dem Erreichen der neunten Schwangerschaftswoche ist dies aber definitiv vorbei. Geboren wird er bereits als Junge oder Mädchen. Die Terminologie der „sexual nobodys“ stammt von John Money, einem Wissenschafter an der Johns Hopkins Medical School, der letztendlich mit der unsäglichen Geschichte rund um Bruce Reimer zu trauriger Berühmtheit gelangte. Traurig deswegen, weil er nicht davor zurückschreckte, einen kleinen Buben als Experiment zum Beweis seiner Thesen zu missbrauchen und dessen Eltern vor seinen Karren zu spannen. Das Experiment führte zu einer Katastrophe. Der Versuch, einen Jungen als Mädchen aufzuziehen, endete mit dessen Selbstmord. Der Fall ist von der britischen BBC genauestens dokumentiert und wurde auch schon in meinem ersten Buch detailliert beschrieben („*Männer – Die ganze Wahrheit*“, Pfau/Hartl, erschienen im Goldegg Verlag).

Spätestens seit dieser traurigen Geschichte rund um Brian, der als Brenda aufwachsen musste und sich später David nannte, sollte jeder wissen: Der Mensch kommt eben nicht als „sexual nobody“ zur Welt, sondern ganz im Gegenteil mit einem geschlechtstypisch determinierten Gehirn. Und das Geschlechtstypische an einem Gehirn ist unveränderbar – ein Leben lang. Mit ihm die Geschlechtsidentität, die Geschlechtsrolle und die sexuelle Orientierung.

Diese Erkenntnisse sind fundamental und dürfen nicht länger ignoriert werden. Es wäre an der Zeit, die Beratung von Genderpolitikern endlich so zu gestalten, dass sie diesem Wissensstand entsprechen: Die Geschlechtsrolle und das geschlechtstypisch divergierende Verhalten von Frauen und Männern ist zu einem guten Teil angeboren und nicht veränderbar. Jede andere Meinung hierzu ist falsch.

Sehr weit scheint sich dieses Wissen aber nicht herumgesprochen zu haben, denn bestimmt haben auch Sie immer wieder mal das Märchen von der Veränderbarkeit geschlechtstypischer Verhaltensmustern gehört, so als könnte man beliebig Männer oder Frauen „produzieren“, wie der Umgang mit den bereits zitierten Jugendstudien zeigt. Obwohl beide zu demselben Ergebnis kamen, dass Mädchen ihr Glück vorwiegend in Kindern und Familie suchen, Burschen nach Karriere und Geld streben, quittierte die Frauenbeauftragte des Landes dieses Ergebnis mit der Feststellung, dass an der Veränderung dieser Denkmuster noch viel gearbeitet werden müsse. Ganz abgesehen vom zweifelhaften Sinn solcher Versuche, jene, die Männer und Frauen im Gleichschritt denken lassen wollen, werden scheitern.

Es muss endlich Schluss sein mit der Bevormundung der Menschen. Der Staat hat die Aufgabe, jene Bedingungen zu schaffen, die für jeden Menschen dieselben Chancen bieten. „Dieselben“ Chancen muss heißen: die optimalen Chancen, etwas anderes kann sich unsere Gesellschaft nicht leisten. Hier geht es gar nicht mehr um „Mädchen“ oder „Junge“, es gibt nämlich in der Bildung noch sehr viele andere Faktoren, die bevorzugen oder benachteiligen, als nur das Geschlecht. Immer noch haben Jugendliche aus betuchteren Familien die besseren Chancen, immer noch haben Kinder aus Migrantenfamilien die schlechteren Chancen. Ein modernes Bildungssystem hat keine finanziellen Nöte, es muss mit jenem Etat ausgestattet werden, der es erlaubt, den einzelnen Schüler oder die einzelne Schülerin seiner oder ihrer Begabung entsprechend zu fördern. Und hier schließt sich der Kreis: Es wird, freie Studienplatzwahl vorausgesetzt, zu geschlechtstypischen Unterschieden in der Auswahl der Studienrichtungen geben. Diese entsprechen den verschiedenen Interessen der beiden Geschlechter, und daran gibt es nichts zu kritisieren. Man sollte es unterlassen, Jungen und Mädchen zu gängeln, bloß um einigen Politikern zu ermöglichen, ihre Spielwiese zu pflegen.

Um zu verstehen, dass die Gehirne von Männern und Frauen zwar gleich aussehen, aber unterschiedlich funktionieren, braucht es komplizierte Apparaturen, über die die Wissenschaft heute verfügt, wenn auch nur in wenigen Zentren. Mit diesen hochtechnischen Einrichtungen kann man Hirnströme messen und das Denken sichtbar machen. Manche Zentren können sogar schon Gedanken lesen. Kein Scherz: Man kann durch Gedanken Computer bedienen. Nach dem Anlegen von ein paar Elektroden ist es gelungen, das gedachte Wort zu Papier zu bringen, ohne Tastatur, ohne Hände, ohne Augenzwinkern. Sie denken zum Beispiel „Ich liebe dich“, und der Computer schreibt wie von Geisterhand: „Ich liebe dich.“ Es ist aber heute nicht nur möglich, mit Gedanken Texte zu schreiben, man kann auch Maschinen bedienen oder Bälle jonglieren. BCI (Brain-Computer-Interfaces) heißen diese neuen elektronischen Schnittstellen, die zuletzt von Christoph Guger von der Charité in Berlin vorgestellt wurden.

Für den Beweis, dass die Gehirne von Männern und Frauen funktionelle Unterschiede aufweisen, genügt es schon, die Aktivitäten von gewissen Gehirnarealen sichtbar zu machen. Solche Untersuchungen gibt es schon länger. Es konnte sichtbar gemacht werden, dass Frauen und Männer dieselben Aufgaben in unterschiedlichen Gehirnarealen lösen. Somit ist es nicht verwunderlich, dass dabei nicht immer dasselbe herauskommt.

Viel leichter ist es, den Unterschied zwischen Männern und Frauen empirisch erfassen zu wollen, etwa durch Befragungen. Leider gehen solche Befragungen üblicherweise schief, weil sie ganz einfach fern jeder Realität sind. Solche auf Befragung basierenden Untersuchungen sind gerade in der Thematik der Sexualität – vorsichtig ausgedrückt – nicht sehr verlässlich. Meistens sind sie sogar ganz einfach falsch. Dafür gibt es viele Beispiele.

Der Grund für die Unzuverlässigkeit von auf Befragungen basierenden „Studien" liegt in der Neigung des Menschen, sich besser darstellen zu wollen, als er ist. So werden als negativ wahrgenommene Eigenschaften bagatellisiert, als positiv wahrgenommene überbewertet.

„Konsumieren Sie Suchtgifte?", fragte der Arzt einen jungen Patienten, der mit in verräterisch weit geöffneten Pupillen in die Praxis gekommen war. „Selten", antwortete dieser kurz, aber bestimmt. „Selten?", entgegnete der Arzt. „Können Sie das etwas präzisieren?" Der Junge überlegte und sagte: „Etwa sieben Mal pro Woche." „Selten" ist das jedenfalls nicht, dachte sich der Arzt, schwieg aber dazu. Seine Frage kam nicht von ungefähr, dieser Patient war erst

27, er kam in die Sprechstunde wegen eines „delikaten Problems“, wie er sich selbst ausdrückte: Er litt an einer Erektionsstörung. „Haben Sie denn Erektionen?“, wollte der Arzt wissen. Der junge Mann musste grinsen, zweifellos hatte er diese Frage erwartet und sich seine Antwort schon zurechtgezimmert: „Wissen Sie“, versuchte er dem Arzt zu erklären, „Sie dürfen sich da keinen falschen Vorstellungen hingeben, bei mir funktioniert alles bestens, es ist ganz selten, wenn es mal nicht geht.“ „Selten?“, der Arzt musste lächeln. „Täglich?“

So ist das halt, dasselbe Wort sagt ganz unterschiedliche Dinge. Im Falle der Suchtgiftkonsumation war „selten“ täglich, dieses Wort versuchte, die Realität zu bagatellisieren; in der Frage nach dem sexuellen Versagen war „selten“ – wie sich im Verlaufe des Gesprächs herausstellte – „ein Mal alle paar Wochen“, wenigsten nach der Auffassung des Mannes. Wie sehr dies alles relativ war, brachte das Gespräch mit seiner Partnerin ans Tageslicht. Ein Sexualmediziner ist daran gewöhnt, bei sexuellen Störungen den Sexualpartner in die Sprechstunde zu bitten. Und da saßen sie nun, die beiden, in Eintracht nebeneinander. Das Mädchen wirkte etwas nervös, der Junge blickte zu Boden. Der Arzt wendete sich zuerst an die Frau: „Es geht hier um die Erektionsstörungen Ihres Freundes. Er hat mir erklärt seine Erektion würde im Grunde genommen sehr gut funktionieren. Wie beurteilen Sie denn die Erektion Ihres Partners?“ „Ich habe seit Monaten keine gesehen“, war die knappe Antwort dieser jungen Frau, sicherlich in Unwissenheit darüber, dass er etwas ganz anderes behauptet hatte. Befragungen über Sexualität liefern keine korrekten Daten, da braucht man wenigstens auch die Partnerin dazu, sozusagen als Rückversicherung.

Mann | Frau: unterschiedliche sexuelle Wesen

Wie dem auch sein, der Unterschied zwischen den beiden Geschlechtern zeigt sich vor allem an deren Sexualität. Und nicht an der Organisation des Alltags, dies ist hier nicht gemeint und wird auch nicht angesprochen. Die Beschreibung von Männern und Frauen als zwei verschiedene Geschlechter einer Spezies ist eigentlich schon Sexualität. Wir Menschen sind genauso wie alle anderen Lebewesen auf diesem Planeten dazu geboren, unsere Art, die des Homo sapiens sapiens, zu erhalten. Nichts anderes ist unsere Aufgabe. Dazu wurden wir ausgestatten, und zwar ganz primär.

Wir sind sexuelle Wesen und bleiben es sogar, wenn wir uns der Sexualität enthalten. Von „Männern" und „Frauen" zu sprechen ist bereits Sexualität, genauso wie von „Vater" und „Mutter". Der biologische Vater ist der Erzeuger eines Kindes, die Mutter hat es in sich heranwachsen lassen und schließlich geboren. Tatsächlich gibt es Bestrebungen, die Terminologie der deutschen Sprache geschlechtsneutral zu gestalten, indem etwa die Begriffe „Vater" und „Mutter" durch das geschlechtsneutrale Wort „Elter" ersetzt werden. „Elter" ist natürlich sächlich, der Vater wäre dann ein „Elter", die Mutter ebenso. Würde sich so etwas durchsetzen, wäre dies ein weiteres Beispiel für den durch Politik bewirkten Unsinn, der geschlechtslosen Gesellschaft wäre man damit aber nicht einen Schritt näher. Es ist eine fehlerhafte Vorstellung zu meinen, die Verschweigung von Geschlecht im Sprachgebrauch würde dieses auch abschaffen. So einfach geht das nicht. Gott sei Dank.

Abgesehen von diesen exotisch anmutenden Bemühungen, die geschlechtslose Sprache etablieren zu wollen, gibt es auch gegenteilige Tendenzen, nämlich die Gegebenheiten zu erkennen und zu vermarkten. Das beste Beispiel hierfür ist die Wirtschaft, die sich bereits der Erkenntnisse über geschlechtstypische Verhaltensmuster angenommen hat. Sie hat eine eigene Wissenschaft begründet: das Gendermarketing.

Während sich die Gendermedizin im Sog der Politik aufreibt, wird Gendermarketing bereits erfolgreich umgesetzt. Gendermarketing beruht auf dem Wissen, dass Männer und Frauen unterschiedlich „ticken", auch beim Einkaufen. Will man also beim Verkaufsgespräch erfolgreich sein, müssen die beiden Geschlechter unterschiedlich angefasst werden oder die Produkte geschlechtskonform vermarktet werden.

Das Verhalten von Männern und Frauen beim Einkauf ist bei näherer Betrachtung dem Verhalten in der Sexualität sehr ähnlich. Männer wollen konkrete Informationen und neigen zu schnellen Entscheidungen. Die wesentliche Information ist das, was sie sehen, das wichtigste Sinnesorgan ist das Auge. Dieses Verhalten entspricht dem männlichen Jagdinstinkt. Um bei der Jagd erfolgreich zu sein, bedarf es schneller Entschlüsse. Die Frauen hingegen brauchen im Durchschnitt wesentlich mehr Zeit, sich zu entscheiden. Sie überlegen, wägen ab und versuchen, zu einer praktikablen Lösung zu gelangen. Dieses Verhalten entspricht den sozialen Ansprüchen an die Frau als Mutter ihrer Kinder. Sie ist sich ihrer Verantwortung bewusst und kann sich nicht entscheiden, ohne das Für und Wider sorgsam abgewogen zu haben. Frauen fragen immer und immer wieder, sprechen ihre Gedanken mit sich selbst durch und müssen dann noch einmal darüber schlafen. Manchen Verkäufer hat das schon „wahnsinnig" gemacht.

Um Missverständnisse zu vermeiden, sei hier nochmals darauf hingewiesen, dass mit dem Wörtchen „Frauen" nicht alle Frauen gemeint sein können, genauso wie sich nicht alle Männer angesprochen fühlen müssen, wenn hier von „Männern" die Rede ist. Wenn etwas „typisch für Frauen" ist, heißt das lediglich, dass es eher für Frauen zutrifft als für

Männer. Genauso aber ist es umgekehrt, wenn von „den Männern“ gesprochen wird.

Umfragen beweisen, dass selbst Produkte dem einen oder anderen Geschlecht zugeordnet werden. So etwas ergibt sich ganz von selbst, muss also nicht gefördert werden, kann aber auch nicht verhindert werden. Männer und Frauen sind sich einig: Das männlichste aller Produkte ist die Motorsäge, das weiblichste die Vase. Gendermarketing versucht, diese Erkenntnisse umzusetzen und zu vermarkten. Gendermarketing versucht nicht, die Menschen zu verändern. Das ist das eigentlich Bemerkenswerte.

Apropos Vase: Tatsächlich sind es die Frauen, die sich um den Blumenschmuck in der ehelichen Wohnung kümmern. Wer bitte außer einer Frau kauft jeden Freitag einen schönen Strauß als Dekoration für das Wochenende? Die Erfahrungen lehren, dass Männer ein gepflegtes Zuhause und auch die frischen Blumen auf dem Couchtisch schätzen, in den Blumenladen aber gehen sie nicht. Außer sie sind schwul. (Um Einwänden gleich zuvorzukommen: Auch heterosexuelle Männer kaufen Blumen, um ihren Frauen Freude zu bereiten oder weil man sie gelehrt hat, dass man das zu bestimmten Anlässen so macht. Sie kaufen aber nicht Blumen, weil sie selbst Freude daran haben, wenigstens weniger häufig als Frauen.) Nein, nein, das ist kein Klischee, ganz im Gegenteil, es ist die Wahrheit. Wenn man Sexualmedizin betreibt und durch Jahrzehnte Tausende von Männern beraten hat, dann weiß man: Der Hang zu Blumen ist entweder weiblich besetzt oder schwul. Natürlich wieder mit den erwartbaren Ausnahmen, der Schluss, dass ein Mann, der Blumen kauft, schwul ist, ist also nicht automatisch zulässig!

Um es auf den Punkt zu bringen: Schwule Männer haben ein – wenigstens teilweise – weibliches Gehirn, ihre Verhaltensmuster werden daher mehr oder weniger stark als weiblich wahrgenommen. Das Phänomen der Homosexualität beweist, dass auch Männer weiblich agieren können, aber nur dann, wenn sie ein weiblich geprägtes Gehirn besitzen. Auf den ersten Blick scheinen diese Männer Stereotypen zu unterwandern, in Wirklichkeit bestätigen sie sie. Sie bestätigen, dass Verhaltensmuster von der geschlechtstypischen Prägung des Gehirns abhängen, und die ist bei homosexuellen Männern eben weiblich!

Das bedeutet: Jene Männer, die von der Politik so gern zitiert werden, um die Verformbarkeit geschlechtstypischer Verhaltensmuster zu belegen, beweisen eigentlich das Gegenteil. Die Ausnahme von der Regel beweist eben genau diese! Dies ist, das erforderliche Wissen vorausgesetzt, sehr einfach zu begreifen, leider aber fehlt dieses Wissen ganz offenbar bei vielen Gelehrten und Politikern.

Bei den Frauen verhält sich das ganz ähnlich. Ihr evolutionärer Auftrag, für die Nachkommenschaft zu sorgen, ist eigentlich die vornehmste Aufgabe in der Gesellschaft. Früher waren Frauen dafür hoch angesehen. Wie es so weit kommen konnte, dass diese gesellschaftlich so wichtige Aufgabe nicht mehr den Stellenwert einnimmt, der ihr eigentlich zusteht, mag viele Gründe haben, die Auswirkungen auf die Gesellschaft jedenfalls sind unübersehbar.

Die Evolution hat die Frauen besonders ausgestattet, um ihrer primären Aufgabe, dem Gebären und der Aufzucht der Kinder, gerecht zu werden. Keine Angst, liebe Leserinnen, niemand will Sie an den „Herd“ zurück verbannen, niemand will Sie jener Freiheiten berauben, die in den letzten hundert Jahren mühsam erkämpft wurden.

Der ganz große Unterschied zu früheren Zeiten besteht nämlich nicht darin, sich für oder gegen Kinder zu entscheiden. Da führt wohl kein Weg daran vorbei, denn sich fortzupflanzen ist sehr wohl auch ein psychosoziales Grundbedürfnis der Frauen (und auch der Männer). Er liegt in der Art, wie ein Kind entsteht: Ist es das Produkt der „ehelichen

Pflicht“ mit einem möglicherweise ungeliebten Mann, oder wurde es in einem Akt der Liebe und der Zuwendung nach reiflicher Überlegung gezeugt? Man kann nur hoffen, dass Zweiteres der Fall ist. Wie schön muss es doch auch sein, im Bewusstsein zu leben, aus einem Akt der Liebe entstanden zu sein.

Zweifelsohne ist die Frau der Liebling der Evolution, sie wurde von Mutter Natur für die Aufgabe der Fortpflanzung perfekt ausgestattet. Sie besitzt eine Gebärmutter, in der sich das heranwachende Kind „einnistet“, um den Geburtsvorgang zu ermöglichen, wurde das Becken etwas weiter gestaltet. Um dem kleinen Neugeborenen die geeignete Nahrung geben zu können, sind Frauen in die Lage versetzt worden, die allerbeste Milch für ihre Kleinen zu produzieren. Bis heute ist es nicht gelungen, Muttermilch synthetisch herzustellen – jeder Milchersatz ist ein schwaches Plagiat –, deswegen boomen in den Staaten die „Muttermilchbörsen“. Dort können stillunwillige Frauen Muttermilch für ihre Kinder kaufen, rein technisch gesehen kein schlechter Ansatz (erinnert ein wenig an das Ammenwesen bei den europäischen Adeligen), würde man damit den Akt des Stillens nicht umgehen, der eine ganz besondere Bedeutung für die Mutter-Kind-Beziehung hat und die Weichen für die spätere psychische Gesundheit eines Kindes stellt. (Ein Buchtipp dazu: Brisch/Hellbrügge, „Die Anfänge der Eltern-Kind-Beziehung“.) Man muss zur Kenntnis nehmen, dass auch das Stillen sich nicht auf einen technischen Akt reduzieren lässt.

Frauen sind nicht nur körperlich für die Sorge um die Nachkommen ausgestattet worden, sondern auch in psychosozialer Hinsicht. Auch dies ist ein biologischer Vorgang und hat nichts damit zu tun, dass man Mädchen Puppen zum Spielen gibt und sie somit geschlechtstypisch prägt. Es sind die weiblichen Sexualhormone, ganz besonders das Prolactin, die den Frauen jene Geduld geben, die sie mit ihren Kleinen brauchen. Frauen haben im Vergleich zu den Männern das ausgeprägtere prosoziale Verhalten. Und das ist nicht erlernt, nicht an„erzogen", nicht abgeschaut, nein, nein, es ist die Folge eines naturalistisch-biologischen Vorgangs, der durch Hormone in Gang gesetzt wird. Übrigens: Es gelingt auch im Reagenzglas, mithilfe von Prolactin aus Stammzellen Nervenzellen zu machen.

Auch modere junge Mädchen suchen ihr Glück in Familie und eigenen Kindern, das beweisen verschiedene vorhin bereits erwähnte Jugendstudien. „Aber nicht nur", höre ich die Skeptiker schon entgegnen, doch davon ist ja überhaupt nicht die Rede. Die moderne Frau hat nicht nur das Recht auf Selbstverwirklichung, sie hat sogar die Pflicht dazu, um den Anforderungen an die Mutterschaft und das eigene Lebensglück in bestmöglicher Weise zu entsprechen.

So wie es Männer gibt, die in Frauenberufen ihr Glück finden, gibt es selbstverständlich auch Frauen, die in typische Männerdomänen „einbrechen". Auch sie werden gerne von der Politik missbraucht, um die Argumentation im Geschlechterkampf voranzutreiben und den praktischen Beweis zu erbringen, dass sich „Berufsvorlieben auch ändern lassen" und sich Geschlechter doch nicht voneinander unterscheiden.

Ein sehr plakatives Beispiel ist die Frau beim Militär. Um der modernen Ansicht von Geschlechtergerechtigkeit zu entsprechen, wurde auch das Bundesheer für Frauen geöffnet. Auch Frauen können nun Soldatinnen werden, und weil männliche Soldaten, des Zivildienstes und anderer Gründe wegen, immer weniger werden, sieht die Politik die Chancen zur Behebung des Personalmangels bei den Frauen dieser Republik. Dies ist ein ganz normaler Vorgang und kann nicht kritisiert werden, geht es doch um Chancengleichheit und Gerechtigkeit. Doch auch hier werden jene Frauen, die in das Militär eintreten, missbraucht, um das Märchen von der Veränderbarkeit geschlechtstypischer Verhaltensmuster zu nähren. Die Wahrheit allerdings spricht eine andere Sprache.

Zu den Fakten! Das Kriegshandwerk ist eine Männerdomäne, und zwar in allen Kulturen und Zivilisationen dieses Planeten. Dafür wurden die Männer von Mutter Natur ganz besonders ausgestattet. Zunächst einmal in der Biologie ihres Körpers, der es zulässt, schneller zu laufen und dabei noch das Schwert zu schwingen. 2009 schrieb das „British Journal of Psychology", dass das Auge der Männer für eine bessere Zielgenauigkeit auf größere Distanzen, das der Frauen auf kleinere Distanzen ausgelegt ist, warum wohl wird dies so sein? Ganz abgesehen davon: Man stelle sich eine schwangere Frau auf dem Schlachtfeld vor. Vielleicht ist dieses Argument sogar das beste, um selbst Skeptiker davon zu überzeugen, dass das Kriegshandwerk männlich ist.

Doch in den Armeen vieler Länder gibt es – schon lange – Frauen. Wie passt denn das nun in das vorhin gezeichnete Bild?

Da wären einmal jene, die schon lange in der Verwaltung der Armee ihren Dienst versehen. Hierbei handelt es sich nicht um Soldatinnen, sondern um Frauen, die in der Administration ihren Job gefunden haben und nicht daran denken, mit der Waffe in den Krieg zu ziehen. Das wäre auch schlecht möglich, besitzen sie doch nicht einmal eine Uniform, sie versehen ihre Arbeit in Zivilkleidung.

Dann gibt es jene Frauen, die innerhalb der Sanität ihren Dienst versehen, meist als Ärztinnen oder Sanitätspersonal. Diese Frauen sind zwar in Uniform, aber nicht Soldatinnen im klassischen Sinne, jedenfalls nicht an der Waffe. Der Schwerpunkt ihrer Tätigkeit ist prosozial und somit als weiblich konnotiert. Auch diese Frauen können nicht herangezogen werden, um Statistiken zu untermauern, deren Inhalt auf den Beweis abzielt, Frauen würden gerne in Männerdomänen ihren Dienst versehen. Sie arbeiten zwar beim Militär, ihre Tätigkeit dort ist aber typisch weiblich.

Zum Schluss gibt es noch jene Frauen, die tatsächlich den Dienst an der Waffe versehen und sich auch nicht scheuen würden, in den Krieg zu ziehen. Selbst diesen Frauen fällt die Rolle zu, die Ausnahme von der Regel zu sein, von jener Regel nämlich, dass Männer gerne Soldaten sind, Frauen aber nicht.

Die Ausnahme von der Regel heißt in der Wissenschaft „biologisch beschreibbare Intraspeziesvarianz". Dieser komplizierte Ausdruck bedeutet, dass es diese Ausnahmen sehr wohl geben darf, sogar geben muss, vorausgesetzt, sie lassen sich biologisch erklären. Und dies ist sehr wohl der Fall.

Frauen, die bewusst und gerne in den Krieg ziehen, haben entweder einen psychischen Knacks, der sie des Vertrauens in die Menschheit beraubt hat, oder werden andere biologische Besonderheiten aufweisen, wie etwa eine hormonelle Dysbalance zugunsten des Testosterons oder ein im Mutterleib androgenisiertes Gehirn. Meine Beobachtungen gehen in die Richtung, dass Kämpferinnen an der Waffe auch im Zivilleben häufig partiell männertypische Verhaltensmuster zeigen. Wissenschaftliche Studien über dieses Thema kenne ich nicht, weil derlei Untersuchungen an die Grenzen der Ethik stoßen, es könnte ja passieren, dass Studienergebnisse die sexuelle Identität eines Menschen erschüttern. Übrigens: Auch Männer, die „bewusst und gerne" in den Krieg ziehen, könnte man als psychisch auffällig bezeichnen, dennoch passt der Wunsch, sich auf dem Schlachtfeld zu beweisen, eher zum Bild des Jägers als zu dem der Mutter.

Frauen mit überdurchschnittlich hohen Testosteronspiegeln sind selbstverständlich in ihrem Erscheinungsbild und ihrem Selbstverständnis weiterhin Frauen. Niemand will ihnen ihre Weiblichkeit absprechen, denn die Geschlechtsidentität wird von jedem Menschen für sich selbst definiert.

Dieses Beispiel soll kein Urteil abgeben über mehr oder weniger ausgeprägte Weiblichkeit, es will ausschließlich als Beispiel verstanden sein, dass männliche Sexualhormone das Denken verändern, in einer Weise, die als männertypisch wahrgenommen wird.

Kaum ein Thema scheint der Politik mehr Kopfzerbrechen zu bereiten als das Ungleichgewicht zwischen Männern und Frauen in der Besetzung höherer Positionen. EU-Justizkommissarin Viviane Reding hat vor Kurzem (August 2012) ihre Pläne zur Einführung einer gesetzlichen Frauenquote für Aufsichtsräte konkretisiert. Um den Arbeitsplatz am Bau gibt es ja kaum einen Geschlechterkampf, der ist ja fest in Männerhand und wird es auch – neidlos – bleiben. Wie schon mehrmals betont, ist es einfacher, körperliche Unterschiede zwischen den Geschlechtern zu begreifen, als jene, die sich im Gehirn abspielen. Und die Erkenntnis, dass man am Bau – trotz aller Maschinen – auch hart anpacken muss, ist nicht schwer. Nicht einmal ein Politiker wird ernstlich behaupten, dass diese Arbeit für beide Geschlechter gleich gut geeignet wäre.

Warum aber gibt es so wenige Frauen in den Vorstandsetagen? Bevor man dieses Problem lösen kann, muss man zunächst herausfinden, wo denn der Grund für dieses Phänomen ist, denn erstens ist es natürlich richtig, dass Frauen in den Vorstandsetagen unterproportional vertreten sind, und zweitens kann der Grund nicht darin liegen, dass Frauen dafür nicht geeignet wären.

Doch auch hier legt die Erklärung auf der Hand.

Wie heißt es im Lehrbuch? Frauen haben die größere prosoziale Kompetenz. Sie wägen ab und suchen den Ausgleich. Während Hierarchie eine männliche Eigenschaft ist – die Jagd fordert nun einmal klare Befehle und schnelles Handeln –, bevorzugen Frauen Networking, sie haben ein echtes Problem mit übergeordneten Instanzen, wenn diese lediglich deswegen übergeordnet sind, weil die hierarchische Struktur es so will.

„Frauen schätzen Gleichheit mehr als Männer, Hierarchien aller Art liegen ihnen weniger." Mit diesem Ausspruch bringt die deutsche Politikerin Gisela Erler die Sache auf den Punkt. „Es gibt genügend Untersuchungen, die das unterschiedliche Verhalten der Geschlechter in der Wirtschaft belegen", sagt sie im Interview mit „Die Zeit" und setzt noch nach, dass die „bisherige Gleichstellungspolitik scheitern muss, weil sie die Unterschiede zwischen den Geschlechtern unterschätzt, Frauen umerziehen will und sie zu Unrecht in einer Opferrolle sieht."

Dieses Statement lässt sich an Deutlichkeit nicht überbieten und ist insofern bemerkenswert, als es von einer Frau stammt.

Während Frauen also „Gleichheit schätzen", ist die Wirtschaft indessen anders strukturiert. Sie folgt dem Prinzip der Hierarchie und der Konkurrenz, also jenen Kriterien, die eher in der Männerwelt zu finden sind. In der Realität geht es darum, dass das Bessere der Feind des Guten ist: Der Bessere gewinnt.

Dies ist ein schlechtes Terrain, um das Interesse der Frauen an Führungspositionen zu wecken, weil sie sich ganz einfach in der Welt des ewigen Überlebenskampfes nicht so wohl fühlen. Genau dieses Interesse gilt es aber zu wecken, denn was hilft die schärfste Quote, wenn Frauen an den angebotenen Jobs kein Interesse zeigen?

Erler fordert daher eine Veränderung der Unternehmenskultur. Mehr Teamgeist, weniger Hierarchie und Konkurrenz sollen den Frauen die Arbeit in den Vorstandsetagen großer Unternehmen schmackhaft machen. Dies ist ein weiter Weg, anders wird das aber nicht funktionieren. Arbeitszeitmodelle und bessere Kinderbetreuung, so Erler, lösen die Probleme jedenfalls nicht. Diese Feststellung, wohlgemerkt einer Frau, ist bemerkenswert, weil genau diese Forderungen gebetsmühlenartig von der Politik wiederholt werden.

Es ist an der Zeit für ein Umdenken in der Geschlechterpolitik.

Die Geschlechterfrage lässt sich nicht durch Leugnen oder Gleichmachen lösen. Das schafft Missverständnisse und führt zu fehlender Akzeptanz. Am Ende wird der Konsens innerhalb der Gesellschaft in Frage gestellt, was genau zu jenen Problemen führt, die wir nicht wollen, aber teilweise schon haben. Dabei ist die Ausgangslage gar nicht so schlecht. Männer und Frauen wollen nämlich im Grunde dasselbe: eine Beziehung.

Frauen sehnen sich nach Liebe, Männer wollen nur Sex?

Der Mensch ist ein Beziehungswesen. Dies gilt für Männer und für Frauen im selben Ausmaß. Für das Erreichen des Lebensglücks brauchen beide Geschlechter einen Partner. Dies lässt sich in Befragungen herausfinden, es gibt aber auch eine ganze Menge von anderen Beweisen für diese Behauptung: Verheiratete (für Paare in „wilden" Partnerschaften gilt dasselbe in etwas abgeschwächter Form) haben die höchste Lebenserwartung und werden weniger häufig krank. Sie haben die optimistischere Lebenseinstellung, brauchen weniger häufig medizinische Behandlungen und nehmen auch weniger Tabletten.

Dasselbe zu wollen, heißt aber nicht, dasselbe darunter zu verstehen. Männer und Frauen haben nämlich unterschiedliche Motive, eine Beziehung einzugehen. Dass der Mensch ein Beziehungswesen ist, ist unbestritten, die Frage ist, was er sich davon erwartet.

Genau daran scheiden sich die Geister, denn „er“, der Mensch, ist Mann oder Frau.

Männer und Frauen gehen auf unterschiedliche Art und Weise an die Sache heran. Und das macht sie von vorneherein schwierig und ist nicht selten die Grundlage für das Scheitern von Beziehungen schon bei deren Anbahnung.

Beziehung hat auch mit Sexualität zu tun. Sie hat nicht nur damit zu tun, aber wenn über Beziehung gesprochen wird, meint man schlichtweg Sexualität. So wie die Beziehung die wichtigste Voraussetzung für das Lebensglück ist, so ist zufriedene Sexualität die wichtigste Voraussetzung für Beziehungsglück. Schwer zu akzeptieren mag dieses Denkmuster nur dann sein, wenn Sexualität mit Geschlechtsverkehr gleichgesetzt wird, neuerlich eine hauptsächlich von Männern gepflogene Ansicht. Weibliche Sexualität verfolgt da schon ein wesentlich weiteres Spektrum. Allein wegen dieser unterschiedlichen Auffassungen zwischen Mann und Frau gehen Beziehungen in die Brüche.

Wenn Sie sexuelle Probleme innerhalb Ihrer Beziehung haben, dann wenden Sie sich am besten an den Sexualtherapeuten Ihres Vertrauens. Denn nicht eine Tablette löst die Probleme, sondern ein Gespräch zwischen den Partnern unter Moderation eines Fachmanns, dem Sexualmediziner. Der Therapeut hat gelernt, dieses Gespräch auf subtile Weise zu lenken und ein Abdriften in die Emotionalität zu verhindern. Solche Behandlungen sind nur möglich, wenn die Bereitschaft zur Fortführung einer Beziehung außer Zweifel ist und feststeht, dass die beiden Beteiligten sich auch wirklich lieben.

„Was verstehen Sie eigentlich unter Sexualität?“, so ähnlich lautete die erste Frage, die das Ziel hatte, die unterschiedliche Erlebniswelt eines Paares zu erforschen. Nach kurzem Schweigen, einer Art Schreckminute, wohl darüber, dass die Dinge hier so direkt angesprochen wurden, viel direkter als erwartet, wiederholte der Therapeut seine Frage und wandte sich dem Mann zu. Der überlegte nicht lange und gab – wie aus der Pistole geschossen – jene Antwort, die für die meisten Männer die einzig richtige ist: „Na ja, Sex ist … Geschlechtsverkehr … beginnt beim Eindringen, endet mit dem Orgasmus!“

Frauen sind da wesentlich differenzierter: Für sie beginnt Sex beim Kuss, manchmal noch viel früher, schon bei der Berührung.

Das daraufhin beginnende Streitgespräch zwischen sich liebenden Partnern ist der Ausdruck jener Differenzen, die sich aus der Sexualität ergeben.

Wo beginnt nun Sex, und was muss im Bett laufen, damit der Sex auch „gut“ war?

Natürlich ist nicht jede Berührung Sexualität. Es ist das Motiv, das über den Charakter einer Berührung entscheidet: Die Untersuchung durch den Arzt ist ebenso wenig Sexualität wie eine Massage. Vorausgesetzt, das erforderliche Ausmaß einer Berührung wird nicht überschritten. Auch in der überfüllten U-Bahn sind Berührungen fremder Menschen legitim. Das Motiv ist Platzmangel. Man akzeptiert die körperliche Enge, weil man sie nicht ändern kann, und es kommt dabei nicht zum Gefühl sexueller Stimulation und aufkommender Erregung. (Wäre es so, was – theoretisch – durchaus auch vorkommen kann, wird das Erlebnis in der U-Bahn zur Sexualität und – weil die Zustimmung der Beteiligten fehlt – zum Sexualstrafdelikt, dem Frotteurismus. „Frotteure“ sind meistens Männer. Sie suchen Menschenansammlungen, um die Situation für ihre sexuellen Bedürfnisse zu missbrauchen. Der sich ergebende Körperkontakt zu fremden Menschen dient der Befriedigung der Lust und führt nicht selten zum Orgasmus. Weil die Zustimmung derjenigen fehlt, an denen sich ein Frotteur reibt, handelt es sich dabei um sexuellen Missbrauch und um einen strafrechtlichen Tatbestand, der allerdings sehr schwer zu beweisen ist.)

Abgesehen also vom Untersuchungsvorgang beim Arzt oder anderen ähnlichen Situationen, ist die gewollte Berührung eines Menschen grundsätzlich eine intime Handlung und damit Sexualität. Streng genommen beginnt aber Sexualität noch lange vor einer Berührung. Dass man die Intimsphäre eines Menschen übertreten kann, ohne ihn jemals berührt zu haben, beweist das Delikt des Stalkings. Beim Stalking überschreitet jemand die Grenze zur Intimität, ohne das Opfer jemals berührt zu haben, meistens ohne mit ihm überhaupt gesprochen zu haben.

Dies alles belegt, dass Sexualität wesentlich früher beginnt als beim Geschlechtsverkehr.

Lust, Liebe und moralische Hemmschuhe

Die meisten Männer liegen in ihrer Einschätzung also falsch, die Ursache für die Fehleinschätzung ist aber leicht zu begründen: Einmal mehr wird der Auftrag nach Fortpflanzung dazu verwendet, um Sexualität zu legitimieren, ja sogar zu definieren. Durch Jahrhunderte wurden die Menschen gelehrt, Sexualität habe einzig und allein der Fortpflanzung zu dienen. Sexualität durfte nur mit der festen Entschlossenheit, ein Kind zu zeugen, stattfinden. Kinderlosigkeit wurde als Strafe Gottes interpretiert – und den Frauen zugeschrieben. Diente Sexualität nicht der Fortpflanzung, so argwöhnte die geistliche Obrigkeit, würde sie womöglich der Befriedigung der Lust dienen, und das wäre ganz und gar abscheulich und müsse daher untersagt oder bestraft werden.

Scheinbar der Moral wegen ins Leben gesetzt, verletzt genau diese Argumentation in vielerlei Hinsicht die Würde des Menschen. Wie sollte sich denn ein fortpflanzungsunfähiger Mann fühlen, der durch dieses Paradigma zum evolutionsbiologischen Blindgänger mit Koitusverbot gemacht wird?

Die Männer also engen den Spielraum ihrer eigenen Sexualität ein, weil man ihnen gesagt hat, sie müsse ausschließlich der Fortpflanzung dienen. Die Lust, die eigentliche Triebfeder der Sexualität, müsse dabei unterdrückt oder wenigstens verschwiegen werden – das ist das eigentlich Kranke daran. Zugegeben, mancher Mann mag sich über diese Regeln hinweggesetzt haben, trotz drakonischer Strafen, doch wie sollte ein Mensch überhaupt in der Lage sein, seine Lust zum Erliegen zu bringen, jene Lust, die ebenso ein Bestandteil menschlicher Bedürfnisse ist wie etwa Hunger oder Schlaf? Wie auch immer, die Dämonisierung der Lust als ein des Menschen unwürdiges Relikt aus der Vergangenheit ist heute noch höchst aktuell. Auch oder ganz besonders im Bezug auf die Frau, die bei allzu offensichtlichem lustvollem Gehabe in der Diktion manches moralisierenden Mitmenschen schnell zur „Schlampe“ abgestempelt wird.

Die Geschlechtsunterschiede in der Beurteilung sexueller Aktivitäten sind natürlich anerzogen, also erworben und gesellschaftlich bedingt. Die Wurzeln hierfür liegen – einmal mehr – in unserer Religion. Das Christentum hat hier sehr erfolgreich fortgeführt, was eigentlich schon im Alten Testament begründet ist und somit alle auf der jüdischen Thora begründeten Religionen betrifft: das Judentum selbst, den Islam und schließlich das Christentum. Alle drei Religionen haben gemeinsam, dass sie die Sexualität des Menschen ganz allgemein, die der Frauen aber ganz besonders, beschränken und ihr ein sehr enges Korsett anlegen. Die römisch-katholische Kirche ist hier nicht weniger eifrig als der Islam. Dass es in Ländern des Christentums zu einer gewissen Liberalisierung in diesen Fragen gekommen ist, ist die Folge des

Machtverlustes der Kirche, jedenfalls nicht die Folge eines Paradigmenwechsels.

Das Dilemma der Frauen in der Ausübung ihrer Sexualität beginnt sprichwörtlich bei Adam und Eva. In dieser Geschichte ist die Frau die Verführerin des Mannes. Sie reicht ihm den Apfel der Versuchung und verkörpert somit das eigentlich Böse, während er, Adam, das Opfer ist. Wie die Geschichte weitergeht, kann Wort für Wort im Alten Testament nachgelesen werden.

Katharina ist eine 78-jährige Frau. Sie begab sich wegen einiger kleiner Probleme in die Sprechstunde eines Sexualmediziners. Im Laufe eines Therapiegespräches kam die Rede auf ein interessantes Detail ihres Lebenslaufes. Dieses war zwar nicht der Grund für die Konsultation, es untermauert aber die vorhin geschilderte problematische Haltung der Kirche zur Frau in deren Rolle als sexuelles Wesen. „Ich bin in erster Ehe mit meinem Mann verheiratet und habe ihn niemals betrogen. Unsere Ehe dauert nun schon fast 45 Jahre und ist immer noch glücklich. Mein Mann", so fuhr sie fort, „war aber vor unserer Eheschließung bereits einmal verheiratet. Warum diese Beziehung nicht hielt, weiß ich nicht, jedenfalls wurde diese Ehe bereits zwei Jahre bevor ich Hubert überhaupt kennenlernte geschieden. Ich war also nicht der Scheidungsgrund." So weit, so gut. Die beiden verliebten sich, Katharina wurde schwanger, und man beschloss zu heiraten, eine glückliche Entscheidung, wie man in Anbetracht der Stabilität der Beziehung im Nachhinein getrost behaupten kann.

Nun aber zum eigentlichen Grund für diese Geschichte: Beide, Hubert und Katharina, waren römisch-katholisch, und weil ja Hubert bereits einmal verheiratet gewesen war, hätte diese Ehe aus der Sicht der Kirche nicht geschlossen werden dürfen. Tatsächlich sah die Kirche einen Grund zum

Handeln. Sie bestrafte die Frau und exkommunizierte sie! (Exkommunizieren heißt, einen „Gläubigen“ als Bestrafung vom heiligen Sakrament der Kommunion auszuschließen). Die Frau, nicht aber der Mann, wurde also für „schuldig“ befunden, nicht der eigentliche Ehebrecher, der Mann! *Sie* wurde exkommuniziert, nicht *er*! In der Ansicht der Kirche verführte sie den bereits verheirateten Mann zum Ehebruch, auch wenn dieser von seiner ersten Frau schon zwei Jahre getrennt gelebt hatte. Als Katharina dies erzählte, musste sie lachen. „Wissen Sie“, ergänzte sie, dem Therapeuten zugewandt, „anfangs war ich tief betroffen, doch dann war es mir egal. Wir sind dann beide aus der Kirche ausgetreten.“

Tatsächlich ist diese Entscheidung der Kirche durch die Bibel untermauert. Der Mann war ja nach kirchlichem Recht trotz zivilrechtlicher Ehescheidung immer noch verheiratet. Für ihn gibt es nun zwei voneinander unabhängige Betrachtungspunkte. Erstens: Seine Untreue gegenüber der eigenen Gattin war laut Altem Testament kein Delikt, sondern legal. Zweitens: Die Sexualität mit einer (anderen) Frau war ebenfalls legal, solange diese nicht verheiratet war. Katharina war nicht verheiratet, auch hier war Hubert also frei von Schuld. Für Katharina stellte sich die Lage deutlich ungünstiger dar: Sie hatte Sex mit einem verheirateten Mann, war also laut Altem Testament der Todesstrafe geweiht. Da liest sich ja die Exkommunikation noch recht harmlos.

Dies ist eine moderne Geschichte von der schuldigen Frau und dem Mann als Opfer. Die Parallelen zu Adam und Eva sind erkennbar und sicher nicht zufällig.

Tatsächlich wurde – und wird immer noch – die Frau in der Ausübung ihrer Sexualität besonders destruktiv beurteilt. Nicht nur von der Kirche, sondern auch von der Gesellschaft, die man als „postchristlich“ bezeichnen kann. Dies bedeutet, dass die Macht der Kirche zwar gebrochen ist, deren Denkmuster und Weltanschauungen aber in den Menschen weiterleben. Sie alle, werte Leserinnen und Leser, machen heute den „Job“ der Kirche, auch dann, wenn Sie zur Kirche auf Distanz gegangen sind. Manchmal hat man das Gefühl, dass sich die Zivilgesellschaft von heute noch viel strengere Normen auferlegt hat, als dies die Kirche je getan hätte. Die moderne Gesetzgebung scheint mit der Sexualität des Menschen ein ähnlich großes Problem zu haben wie die Kirche, der Unterschied besteht wohl darin, dass im Gegensatz zu früher nicht nur die Frauen ihrer Sexualität beraubt werden sollen, sondern auch die Männer. Eine zufriedenstellende Lösung des Problems ist das aber nicht, allenfalls eine gerechtere.

Dennoch: Nach wie vor akzeptiert die Gesellschaft die Sexualität der Männer eher als die der Frauen, vor allem dann, wenn sie lustvoll gelebt wird. Der Grundstein dafür wird bereits in der Sexualerziehung gelegt, die die Sexualität der Burschen bejaht, die der Mädchen verneint. Der junge Mann, der „die Mädchen reihenweise flachlegt“, genießt einen hohen Stellenwert in seiner Gruppe, das Mädchen, das sich zu seiner Lust bekennt, wird zur Schlampe und verliert ihren guten Ruf.

Die Befreiung der Lust – vor allem der weiblichen – muss gerade deswegen ein zentrales Anliegen der Sexualmedizin sein. Sie gelingt nur durch eine Veränderung der Sichtweise auf Sexualität, sie gelingt jedenfalls nicht durch Medikamente. Auch die Pille, zunächst gefeiert und mit großen Hoffnungen versehen, hat die prophezeite Befreiung nicht gebracht, ganz im Gegenteil. Wäre es so gewesen, würde es um die Sexualität in Österreichs und Deutschlands Betten anders bestellt sein als noch vor der Erfindung der Pille.

Dabei wurde die Pille von Frauenrechtlerinnen einst als ein Meilenstein in der Befreiung der weiblichen Sexualität gefeiert. Tatsächlich hatte sie das Potenzial, die Frauen von der permanenten Angst vor ungewollten Schwangerschaften zu befreien. Dies ist der positive Aspekt der Pille, der negative ist allerdings, dass sie den Frauen auch etwas von ihrer sexuellen Selbstbestimmung geraubt hat und nicht, wie so häufig behauptet, nur etwas gebracht hat. Wie viele Frauen nahmen und nehmen wohl die Pille, weil ihre Männer es von ihnen verlangen und sich dabei ihrer eigenen Verantwortung zur Empfängnisverhütung entziehen? „Du nimmst die Pille, damit ich jederzeit Sex haben kann", so etwa ist dann der Spruch (mancher) Männer, „denn für Männer gibt es ja nichts Vergleichbares." Was natürlich stimmt.

Sex ist Kommunikation

Die moderne Sexualmedizin erkennt neben Lust und Fortpflanzung noch ein drittes Motiv für Sexualität, die soziale oder kommunikative Dimension. Sie ist das, was menschliche Sexualität ausmacht, was der Sexualität jene Bedeutung gibt, die sie in der menschlichen Kultur innehat. Sie ist es auch, die das Paradigma vom reinen Fortpflanzungscharakter der Sexualität zunichte macht. Nein, beim Menschen dient Sexualität nicht bloß der Fortpflanzung, sondern auch der Kommunikation, und zwar ganz besonders der Kommunikation der Liebe und des Begehrens.

Dies ist den Frauen längst bekannt, Männern aber meist völlig fremd!

Sexualität ist eine Form der nonverbalen Kommunikation. Man kann natürlich reden beim Sex, das ist dabei aber nicht gemeint, gemeint ist vielmehr, dass man durch Sexualität etwas zum Ausdruck bringt, sogar etwas, was man in Worten gar nicht ausdrücken kann, jedenfalls nicht in derselben Tiefe. Denn Worte lassen jene Leidenschaft vermissen, die in der Sexualität ganz grundsätzlich enthalten ist.

„Sex verkörpert den Geist der Liebe", heißt es in der Sexualmedizin. Er setzt das um, was ein Pärchen füreinander empfindet, jene Liebe also, für die einem die Worte fehlen. Ein noch so gehauchtes „Ich liebe dich", noch so viele rote Rosen, noch so hochkarätige Geschenke können nicht jenes Gefühl vermitteln, das Sexualität in sich birgt, einfach so, ganz ohne Worte!

Jede Beurteilung von Sexualität hat innerhalb dieser drei Dimensionen zu erfolgen. Es ist richtig, im evolutionsbiologischen Sinne dient sie der Fortpflanzung – der Mensch aber hat seine Sexualität kultiviert, hat ihr eine andere Bedeutung verliehen, die die ursprüngliche an Wichtigkeit überbietet. Menschen machen Sex, um mit ihren Partnern zu kommunizieren, und nicht primär, um ein Kind zu zeugen. Diesen Gedankengang immer und immer wieder zu wiederholen macht Sinn, weil er sich in den Köpfen auch intellektueller Menschen noch nicht tief genug verwurzelt hat. Ganz im Gegenteil, mit der Darstellung der Sexualität als Kommunikationsform zwischen zwei Menschen kann man auch aufgeklärte Menschen immer noch in Erstaunen versetzten. So weit hergeholt ihnen diese Argumentation zunächst zu sein scheint, so einfach scheint sie zu verstehen zu sein. Die meisten Menschen können ihr auch sehr schnell folgen.

Sexualität als Kommunikationsform zu erkennen eröffnet ganz neue Blickwinkel in der grundsätzlichen Beurteilung von Sexualität zwischen zwei beliebigen Menschen. Es erteilt die Legitimation zur Sexualität zwischen allen Menschen, die miteinander kommunizieren können, vorausgesetzt, diese Kommunikation erfolgt auf derselben Ebene und freiwillig.

Die drei Dimensionen der Sexualität oder: Warum Cockiness siegt

Die Lust mag der Anreiz für Sexualität sein, die Kommunikation das eigentliche Motiv, die Fortpflanzung ist der evolutionsbiologische Auftrag.

Der evolutionsbiologische Auftrag liegt in den Genen des Menschen, er hat damit – ganz instinktiv – eine ganz besondere Bedeutung. Ursprünglich diente Sexualität nur der Fortpflanzung. Unser ganzes Sein ist darauf abgestimmt, die Art zu erhalten. Auch wenn der Mensch seiner Sexualität andere Inhalte verliehen hat, die Gene haben wie immer das letzte Wort. Man kann sich ihnen nicht entziehen, sie beherrschen das Tun und Lassen, vor allem in der Auswahl der Partner. Weil der Auftrag zur Fortpflanzung im Unterbewusstsein die Fäden zieht, empfinden Männer und Frauen am anderen Geschlecht genau jene Attribute sexy, die Fruchtbarkeit und Fortpflanzungswillen signalisieren. Dafür sind vor allem die Frauen bereit, ihre eigenen Bedürfnisse hintanzustellen und Nachteile in Kauf zu nehmen, zum Beispiel bei den Männern schlechte Manieren zu akzeptieren. Wie viele Frauen ertragen ungehobelte Männer, sehr zur Verwunderung des unbeteiligten Beobachters? Wie viele lassen sich – immer noch – unterdrücken, ihrer Freiheit berauben, in eine ungewünschte Rolle pressen?! Ganz abgesehen von der immer noch weit verbreiteten Gewalt innerhalb von Beziehungen, ein Auswuchs falsch verstandenen Rollenverhaltens, den man freilich nicht mehr als „schlechte Manieren" bezeichnen kann. Jede Form von Gewalt ist ein strafbares Delikt, jene innerhalb von Beziehungen ganz besonders.

Schlechte Manieren wie Arroganz, Egoismus und Unterdrückung sind nach den Reglements der herrschenden political correctness nicht unbedingt sympathische Attribute, sie scheinen aber Männer in den Augen von Frauen erst interessant zu machen. So sehr interessant, dass sich die Frauen wie die Lemminge auf Männer stürzen, die dieses Genre beherrschen, und falls rein körperlich nicht erreichbar, geben sie ihnen bei demokratischen Wahlen wenigstens die Stimme, wie das System Berlusconi eindrucksvoll bewies.

Alles nur Klischee? Mitnichten! Frauen stehen auf Männer, die eine gewisse arrogante Überlegenheit und unverbindliche Unabhängigkeit ausstrahlen, welche also über eine gewisse Cockiness verfügen.

Während es an der Erkenntnis dieses irrationalen Gehabes keinen Zweifel gibt, versuchen indessen Sexualmediziner, eine plausible Erklärung dafür zu finden. Wir Menschen sind Teile eines Ganzen, hervorgegangen durch die evolutionäre Entwicklung aus dem Tierreich, und noch ziemlich jung, gerade einmal zwei Millionen Jahre alt. Das scheint eine lange Zeit zu sein, sie relativiert sich aber angesichts von 3,8 Milliarden Jahren (!) Leben auf diesem Planeten. Der Mensch ist Neuling auf der Erde, eben erst angekommen, nimmt er sich ungeheuer wichtig, verleiht sich selbst einen gottähnlichen Stellenwert, den es in dieser Form ganz einfach nicht gibt, nicht geben kann. Wir sind ein Teil der Gattung Säugetiere, und unsere Gene gleichen zu 99% denen unserer nächsten Verwandten, den Menschenaffen. Wir tragen in uns die Millionen Jahre alten Instinkte des Tierreichs, welche uns ebenso lange das Überleben sicherten. Sie abzulegen ist weder möglich noch sinnvoll.

Trotz aller Bemühungen, die Intellektualität in den Vordergrund des Menschseins zu stellen, werden wir von unseren Instinkten regiert, welche den Prinzipien der Evolution folgen. Deren oberstes Gebot ist die „Erhaltung der Art“ – unter Ausschaltung persönlicher Zielsetzungen.

Das Edikt von der Erhaltung der Art erklärt den unabänderlichen Trieb zur Sexualität bei gleichzeitiger Relativierung der eigenen Bedürfnisse. Das will heißen, dass Männer und Frauen in der Auswahl ihrer Partner dem uralten Trieb nach Fortpflanzung folgen und dafür sogar bereit sind, persönliche Bedürfnisse zu opfern. Den persönlichen Bedürfnissen zu entsprechen wäre – zum Beispiel –, einen Partner zu finden, mit dem man gut reden kann oder dessen Interessen sich mit den eigenen möglichst gut decken, denn schließlich will man(n) oder frau doch primär eine gedeihliche Beziehung führen, in der die psychosozialen Grundbedürfnisse erfüllt werden. Doch weit gefehlt! Anstatt sich für einen Mann mit „inneren“ Werten zu entscheiden, nimmt eine Frau den Macho mit den schlechten Manieren, und das nur deshalb, weil er den Eindruck erweckt, der fruchtbarere zu sein.

Und hier liegt schon die einzig mögliche Erklärung für das oben beschriebene Phänomen. Frauen stehen auf Männer, die den Eindruck erwecken, über die besten Gene zu verfügen. Cockiness, Großspurigkeit, lässt auf Überlebensfähigkeit schließen, die Frau nimmt dabei in Kauf, selbst auf der Strecke zu bleiben, emotional zu verhungern. Und obwohl den Frauen in manchen Momenten sehr wohl bewusst ist, dass sie das persönliche Glück dem Prinzip der Fortpflanzung opfern und sich möglicherweise ins Unglück stürzen, werden sie wie von einer dunklen Macht regiert: Die Erhaltung der Art hat Vorrang vor ihrem persönlichen Glück. Auch im Zeitalter der Verhütung. Die Instinkte leben weiter, selbst wenn die tatsächliche Zeugung von Nachwuchs kraft wirkungsvoller Verhütungsmethoden zweitrangig geworden ist.

Es scheint das Los der Frauen zu sein, in altruistischer Weise der Fortpflanzung zu dienen. Und selbst in einer Zeit, in der die Fortpflanzung eine nur mehr untergeordnete Rolle spielt, folgen die Frauen noch dem Edikt der Evolution: Die Erhaltung der Art ist vorrangiges Ziel, das persönliche Glück daher nachrangig.

Auch dieses Bild der Frau als „Opfer“ ihrer Gene ist natürlich nicht vollkommen. Es ist selbstverständlich auch nicht auf jede Frau anzuwenden, es versucht lediglich zu erklären, warum gerade jene Männer bei Frauen so erfolgreich sind, die angenehme Wesenzüge wie Charme oder Einfühlungsvermögen häufig vermissen lassen. Natürlich gibt es auch die Frau, die ihre Reize auf die Männer in opportunistischer Weise einsetzt, um sich an ihnen zu bereichern. Dieser Typus Frau ist aber sicher eine kleine Minderheit, und die Männer, die auf sie hereinfallen, bekommen schlichtweg das, was sie verdienen.

Auch die meisten Männer richten sich in der Auswahl potenzieller Sexualpartnerinnen nach dem Auftrag zur Fortpflanzung, und zwar selbst dann, wenn sie gar kein Kind zeugen wollen. Sie haben es in ihren Genen, jene weiblichen Attribute sexuell attraktiv zu finden, die Fruchtbarkeit signalisieren. Letztlich sind Frauen mit den berühmten „weiblichen Kurven" bei heterosexuellen Männern erfolgreicher als Frauen mit knabenhaften Figuren.

Die Betonung liegt hier auf „heterosexuell", denn schwule Männer haben – was die Schönheit der Frauen anbelangt – einen ganz anderen Geschmack und daher auch andere Entscheidungskriterien. Dies ist nicht weiter verwunderlich weil sie mit ihnen keine Kinder zeugen wollen, können sie auch den Attributen der Fruchtbarkeit nicht sehr viel abgewinnen. Schwule Männer sehen die Frauen mit anderen Augen. Dies ist zwar eine Binsenweisheit, sie beweist aber den Zusammenhang zwischen sexueller Attraktion und Fortpflanzung. Schwule Männer finden Frauen mit knabenhaften Körpern schön, sie müssen hochgewachsen sein, das Becken sollte schmal und die Brust nicht allzu groß sein. Um der Entwicklung weiblicher Rundungen nicht allzu große Chancen zu lassen, sind diese Mädchen meist sehr jung, in Extremfällen zwischen 14 und 17 Jahre alt. Für dieses so geartete Schönheitsideal gibt es sehr viele Beweise, nämlich die Models der Haute Couture. Es ist ein offenes Geheimnis, dass viele Modeschöpfer schwule Männer sind, einige haben sich öffentlich geoutet, andere wieder machen darum ein großes Geheimnis, all das ändert aber nichts daran, dass sie es in ihrer Mehrheit sind.

Interessanter- und unverständlicherweise übernehmen manche Frauen dieses Schönheitsideal schwuler Modedesigner und beginnen, ihnen nachzueifern. Sie hungern und zwängen sich in allzu enge Jeans, um jugendlich zu wirken. Wem sie damit gefallen wollen, wissen sie wohl selber nicht, sie folgen unreflektiert den Schönheitsidealen schwuler Männer, nicht aber denen jener Männer, die die Chance in sich bergen, auch Beziehungen eingehen zu wollen.

One-Night-Stand oder Lebenspartner?

„Kurven" sind das weibliche Schönheitsideal heterosexueller Männer. Da wäre zunächst die weibliche Brust, die von ihrer eigentlichen Bedeutung, der Ernährung des Säuglings, zweckentfremdet beim Menschen als Fruchtbarkeitssymbol dient. In Anlehnung an die Behauptung, dass heterosexuelle Männer weibliche Fruchtbarkeitssymbole auch ganz primär als Lustobjekt wahrnehmen, hat die Brust eine riesige Bedeutung für den sexuellen Selbstwert der Frauen. Frauen mit der größeren Oberweite scheinen tatsächlich mehr Erfolg bei den Männern haben. Deshalb boomt der Silikonbusen, sehr zur Freude der plastischen Chirurgen.

Die künstliche vermehrte Oberweite erhöht zwar die Aufmerksamkeit der Männer, wird aber die Frauen kaum glücklich machen. Ganz abgesehen von Operationsrisiko, Materialfehlern oder unsachgemäßer Arbeit mancher Schönheitschirurgen, geht es bei der Sexualität nämlich um mehr als nur um Äußerlichkeiten, nämlich um das Stillen psychosozialer Bedürfnisse wie Wertschätzung, geliebt zu sein und Akzeptanz. Und dabei hilft der plastisch-chirurgische Eingriff wohl kaum, ganz im Gegenteil, er führt zu einer Missachtung eben dieser psychosozialen Grundbedürfnisse. Angenommen, ein Mann heiratet eine Frau erst dann, wenn die Körbchengröße chirurgisch vergrößert wurde, wie groß sehen Sie die Chancen für den Erfolg der Ehe?

Also liebe Leserinnen, überlegen Sie sehr gut: Was eigentlich suchen Sie? Den One-Night-Stand? Dann ist der Silikonbusen sicherlich von Vorteil, Sie erregen eher Aufmerksamkeit und werden Ihre Konkurrentinnen mit Sicherheit ausstechen. Der Triumph wird auf Ihrer Seite sein, solange die sich nicht auch unters Messer legen. Dann nämlich werden die Karten neu gemischt.

Suchen Sie aber doch etwas „mehr“, nicht bloß Gelegenheitssex, sondern etwas fürs Herz? Einen Mann zum „Pferdestehlen“, von dem Sie geliebt werden, so wie Sie sind, obwohl Sie sich nicht zum Covergirl eignen? Dann lassen Sie den Silikonbusen lieber sein. Vertrauen Sie darauf, dass Sie eine liebenswerte Frau sind und dass es den Mann geben wird, der das erkennt. Selbstverständlich hat der plastisch-chirurgische Eingriff in vielen Fällen seine Berechtigung. Wenn Sie glauben, „etwas“ an Ihnen korrigieren lassen zu müssen, sollten Sie es tun. Warnen muss man allerdings vor übertriebenen Erwartungen. Sehr häufig spielt ein vermeintliches Manko in der Beurteilung der Gesamtpersönlichkeit eine sehr viel geringere Rolle als im Selbstbild.

Kurz und gut: Ein plastisch-chirurgischer Eingriff hat dann seine Berechtigung, wenn Sie ihn um Ihrer selbst willen machen lassen wollen. Um anderen zu gefallen, ist er mit Sicherheit ein Fehlgriff.

Deswegen muss gefordert werden, dass Frauen vor derartigen Operationen besser aufgeklärt werden, nicht nur, was mögliche Komplikationen betrifft – das funktioniert ja –, sondern auch über die psychosozialen Auswirkungen derartiger Veränderungen. Eine Frau sollte wissen, dass sie damit vielleicht ihre Chancen auf ein schnelles Abenteuer erhöht, nicht aber die Chancen auf eine tragfähige Beziehung. Genau das ist es aber, was die allermeisten Frauen suchen. Dass dies so ist, ist keine Frage, es liegt im Naturell der Frau, zunächst nach Liebe Ausschau zu halten und dann erst Sex zuzulassen.

Dass der Mann in der Auswahl seiner Sexualpartnerinnen visuellen Kriterien folgt, ist universelles Wissen. Männliche Sexualität folgt optischen Eindrücken, das Auge entscheidet die Jagd! Daher sind es die Frauen, die sich für die Männer schön machen und nicht umgekehrt! Sie kasteien sich, zwängen sich in enge Kleidung, heute wie in früheren Zeiten – wie die berühmten Korsette beweisen –, schminken sich und behängen sich mit Schmuck. Männer machen das üblicherweise nicht – außer sie sind schwul. (Frauen sollten sich übrigens vor Männern hüten, die versuchen, schöner zu sein als sie selbst, das birgt nämlich Zündstoff.)

Der weibliche Hang zur Attraktivierung soll die Männer begeistern und Nebenbuhlerinnen ausstechen. Am betriebenen Aufwand kann man erkennen, wie hoch der Stellenwert der Sexualität ist und wie stark der Druck der Konkurrenz. Neuerdings gibt es übrigens eine – moderne – Form des Sich-Anpreisens, das Sexting. Unglaublich, aber wahr: Mädchen versenden Nacktfotos per E-Mail oder Mobiltelefon. Splitterfasernnackt wollen sie damit wohl sagen: „Das erwartet dich, wenn du mit mir ins Bett gehst." Der Erfolg solch drastischer Maßnahmen mag wohl gegeben sein, aber sicher nicht bei der Anbahnung dauerhafter Beziehungen. Mädchen seien gewarnt: Mit solchen Methoden kriegt man einen Mann ins Bett, aber niemals an den Traualtar, ganz im Gegenteil.

Facebook beweist: Auch Männer scheuen sich nicht,

Nacktbilder von sich selbst zu versenden – teilweise sogar mit Erektion. Ist die Vermutung, es handle sich beim Sexting um ein weibliches Verhaltensmuster, also falsch? Klarerweise gibt es dafür eine Erklärung: (Fast) 100% dieser Männer wollen Männern gefallen, dies ist das Ergebnis sorgfältiger Recherchen. Bei Frauen würden sie damit nicht punkten, das wissen Männer, die auf Frauen stehen.

Michelle Goldberg hat in einem ihrer Bücher davor gewarnt, die Befreiung der Frau in einer Nachahmung männlicher Verhaltensmuster zu suchen. Sie prägte den Begriff des „Shopping-and-Fucking-Feminismus“ und brachte damit die Sache auf den Punkt. Manche Frauen glauben, ihr Glück in einer raschen Folge okkasioneller Sexualkontakte zu finden, dafür eignet sich der Silikonbusen wohl eher, nicht aber für die Anbahnung tragfähiger Beziehungen. Die Frage ist: „Welches Signal sende ich aus, welches Gegenüber spreche ich an?“

Männer und Frauen haben den besten Sex innerhalb intakter Beziehungen. Innerhalb „intakter“ Beziehungen, wohlgemerkt. Das bedeutet, dass die funktionierende Beziehung die besten Chancen zur sexuellen Zufriedenheit bietet, es heißt jedenfalls nicht, dass Sex in Beziehungen grundsätzlich gut sein muss. In „intakten“ Beziehungen lebende Männer und Frauen haben aber nicht nur den besten Sex, sie haben auch häufiger Sex als Singles. Diese Feststellung ist nicht selbstverständlich, viele Singles – vor allem Männer – versuchen einen gegenteiligen Eindruck zu erwecken und stellen sich gern als Womanizer dar. Nach näherer Exploration erweist sich dieses Bild sehr oft als trügerisch. Männer mit vielen flüchtigen Frauenkontakten haben mit diesen Frauen häufig nicht ein einziges Mal geschlafen. Sie machen „Schluss“, bevor es dazu kommen hätte können. Dafür gibt es viele Gründe, deren Evaluierung den Sexualmediziner sehr viel Zeit kosten kann.

Manuel ist ein erst 23-jähriger junger Mann. „Es will mir nicht gelingen, eine tragfähige Beziehung zu begründen, und dabei mangelt es nicht an Angeboten!“, erklärte er seinem Arzt. Der musste schmunzeln. Wie oft hatte er das schon gehört, dachte er sich, obwohl, in diesem Fall war die Aussage durchaus glaubwürdig. Manuel war wirklich ein besonders hübsches Exemplar seiner Spezies. Im Laufe des Gesprächs stellte sich heraus, dass der junge Mann in der Jugendszene seiner Heimatstadt gut integriert war. Als aufstrebender Profifußballer war er nicht nur gut gebaut, des vielen Sportes wegen, sein Sexappeal fußte auf dem forschen Auftreten des weltgewandten Sportlers und der attraktiven Profession. Fußballer genießen einen hohen Stellenwert in der Gesellschaft, der die Anbahnung von zwischenmenschlichen Kontakten zum Kinderspiel werden lässt. „Sie müssen wissen, ich nehme mir, was mir gefällt, muss mich nicht anstellen, habe eher ein Problem damit, meine Ruhe zu finden.“

Das Gespräch mit Manuel war für den Arzt eine Herausforderung. Er kam in die Sprechstunde und wollte sich helfen lassen. Seine Devise war: „Sie sind der Arzt, ich Ihr Kunde! Also, helfen Sie mir!“ Die Exploration ergab, dass Manuel unzählige Freundinnen gehabt hatte, das Wort „unzählig“ beschreibt hier die Realität, es ist nicht der Ausdruck einer Übertreibung. Die sogenannten Beziehungen dauerten aber immer nur ein paar Tage, vielleicht auch mal drei Wochen. „Immer wenn ich ein Mädchen kennenlernte und dann ins Ausland musste – so was kommt bei Fußballern öfter vor –, hielt die Beziehung länger. Das ist selbst mir schon aufgefallen!“, erklärte Manuel seine Situation.

Manuel schien von seinen Mädchen schnell die „Nase voll zu haben“, so drückte er sich wenigstens aus. Er war es, der dann sehr schnell Schluss machte. „Darauf warten, dass ich selbst den Laufpass kriege, fällt mir nicht im Traum ein“, erklärte er, ohne den wahren Grund für sein Verhalten preiszugeben.

„Aber warum wollen Sie denn den Laufpass kriegen? Sie sind doch ein attraktiver und wohlerzogener Mann. Sie haben Angst, verlassen zu werden, ohne zu wissen, warum? Das kann ich nicht ganz glauben, da gibt es noch etwas, was Sie mir verschweigen!“ Für den geübten Therapeuten stand der wahre Grund für das Desaster bereits fest. Er war sich sicher, dass nur ein sexuelles Problem die Ursache für das Scheitern sein konnte. Die Frage war, wie man Manuel dazu bringen konnte, sich das Versagen einzugestehen, ohne sein Gesicht zu verlieren. „Wie klappt denn eigentlich der Sex?“, wollte der Arzt wissen. „Sex gibt es nicht, noch niemals!“, antwortete Manuel. „Und deshalb bin ich ja bei Ihnen, Sie sind doch Sexualmediziner, oder?!“

Dieser Junge war 23 Jahre alt und hatte zu einer großen Anzahl von Mädchen freundschaftliche Kontakte geknüpft. Doch immer dann, wenn es sich nicht mehr verhindern ließ, wenn dann endlich das „Unvermeidliche“ und zwischen zwei erwachsenen Menschen Erwartbare stattfinden musste, kniff Manuel und kündigte die Beziehung unter irgendeinem Vorwand. „Manchmal meldete ich mich einfach nicht mehr, manchmal sagte ich, ich wollte mich noch nicht binden, manchmal behauptete ich, ich hätte eine andere!“ Ausreden gab es ja genug. „Und wie glauben Sie, müssen sich die Mädchen gefühlt haben?“ „Schlecht, das war mir schon klar, und auch ich fühlte mich manchmal nicht gut dabei, denn so dann und wann war ich auch ein wenig verliebt und litt unter der Trennung, aber was sollte ich denn machen? Sollte ich sagen, ich kann keinen Sex machen, weil ‚er‘ nicht funktioniert?“ „Ja“, sagte der Arzt, „so einfach ist es manchmal.“

Der weitere Verlauf dieses Falles gestaltete sich einfach und schwierig zugleich. Einfach war, die Diagnose zu präzisieren. Es handelte sich um eine psychosomatisch bedingte, situative, nicht generalisierte Erektionsstörung, die massive Auswirkungen auf das Beziehungsleben nahm, weil dieser junge Mann nicht gelernt hatte, damit umzugehen. Schwieriger war es, die Ursache dafür herauszufinden: „Ich war ein Einzelkind, ich bekam, was ich wollte. Auf mir lasteten aber auch die Erwartungen der Eltern, die ich zu erfüllen hatte!“, rechtfertigte er sich. Der erfolgsverwöhnte Junge unterlag – ganz offensichtlich – dem Irrglauben, Sexualität folge denselben Regeln wie der Leistungssport.

Und die Moral von der Geschichte? Jedes noch so sonderbare Verhalten hat seine Ursache, die irgendwo im Verborgenen liegen kann. Dafür war Manuel ein gutes Beispiel: Warum nur war er nicht in der Lage, eine tragfähige Beziehung aufzubauen? Denken Sie daran, auch Männer sehnen sich nach einer Beziehung. Für das Lotterleben, das Manuel durch einige Jahre hindurch führte, ja führen musste, gab es eine ganz rationale Erklärung: seine Erektionsproblematik. Schon wenige Wochen nach diesem Erstgespräch kam er mit seiner neuen Flamme in die Sprechstunde. Es bedurfte einiger weniger Sitzungen und das Problem war behoben. Seither hatte Manuel nur mehr diese eine Freundin.

Sex, Liebe & Treue oder: Haben Männer nur „das Eine“ im Kopf?

Die Unterscheidung von drei Dimensionen der Sexualität – der reproduktiven, der kommunikativen und der Lustdimension – ist für das Verständnis von eminenter Bedeutung, denn während kulturell bedingtes Verhalten eine erworbene Form der Lebensführung darstellt, befindet sich die Evolution in unser aller Gene.

„Erworbene“ Verhaltensmuster sind erlernt, können also wieder „ver“lernt werden oder gar vergessen, jedenfalls sind sie veränderbar. Ganz im Gegensatz zu den vererbten Verhaltensmustern, die nicht so einfach zu verändern sind, allenfalls korrigierbar.

Sexualität als Auftrag zur Fortpflanzung ist ein genetisiertes Verhaltensmuster, das nicht verlernt werden kann. Es ist in uns drinnen und sein Verlust wäre das Ende des Lebens. Sexualität als Kommunikation in der Paarbeziehung ist erworben, ein Produkt der Zivilisation, diese Bedeutung der Sexualität muss man sich erarbeiten, sie lässt sich erlernen und auch wieder verlernen, ist also Chance und Versagen in einem. Es liegt an jedem Einzelnen, diese Chance auch zu nützen.

Tatsächlich verkomplizierten die drei Dimensionen die Sexualität des Menschen und das Verständnis dafür.

Jahrelange sexualmedizinische Tätigkeit lässt den Schluss zu, dass wir Menschen die Motivation zur Sexualität dem Leben in der monogamen Beziehung angepasst haben, dass aber weite Bereiche noch unbewusst gesteuert werden, zum Beispiel die Auswahl der Sexualpartner.

Das Zusammenleben folgt kulturellen Vorgaben, Sexualität – speziell die Auswahl der Partner – nicht!

So haben – interessanterweise – Männer mit tiefen Stimmen bei den Frauen mehr Erfolg. Die tiefe Stimme wird als maskulin empfunden, sie vermittelt im Gehör der Frauen den Eindruck, es handle sich um ein testosteronstarkes, potentes Exemplar seines Geschlechtes. Tiefe Stimmen mit Durchsetzungsvermögen und Willenskraft gleichzusetzen scheint „in den Genen“ des Menschen zu liegen. Dies ist das Ergebnis entsprechender Studien, die herausfanden, dass das Prinzip auch bei den Frauen funktioniert. Tiefe Stimmen sind also sexy, sie sind geeignet, das Interesse an ihren Besitzern zu vergrößern. Obwohl: Die Chancen auf eine gedeihliche

Beziehung mehren sie mit Sicherheit nicht. Dies soll nur als weiteres Beispiel für die große Macht des Unterbewussten in der Sexualität und der Auswahl der Partner dienen.

Wenn man Sexualität als Ausdruck von Liebe gegenüber einem anderen Menschen erkennen möchte, muss vorher schon ein ganz wesentlicher Schritt vor sich gegangen sein: die Etablierung der Monogamie als einzige (erlaubte) Form der sexuellen Praxis.

Dabei hat Monogamie nicht primär etwas mit Sexualität zu tun. „Monogam zu sein" bedeutet lediglich, mit nur einem Partner verheiratet zu sein. Selbst wenn Polygamie gewünscht wäre, es ist per Gesetz verboten und die Standesämter müssen sich daran halten.

Mit nur einem Partner verheiratet zu sein bedeutet noch lange nicht, mit nur einem Partner Sex zu haben oder gar Sex haben zu wollen. Sollte dem so sein, nennt man dies Monosexualität. In unserer Zivilisation wird Monogamie in heuchlerischer Weise mit Monosexualität gleichgesetzt, auch hier prallen Veranlagung und Zivilisation aufeinander.

Die monogame Lebensform definiert die Vorstellung von Familie in unserer Gesellschaft. Sowohl die Monogamie als auch die Monosexualität ist das Produkt der menschlichen Kultur, was konkret bedeutet, dass dem Menschen primär weder das eine noch das andere zu eigen ist. Es besteht kein Zweifel, dass der Mensch sexuell nicht treu veranlagt ist. „Treu" ist er allenfalls im Sinne der Beziehung. Das Studium der menschlichen Zivilisationsgeschichte beweist, dass noch kaum jemals eine derart strenge monogame Beziehung gefordert wurde wie in unserer modernen westlichen Gesellschaft. Diese Behauptung gilt wenigstens für die Männer (denn Frauen mussten auch früher schon treu sein).

Wer geht öfter fremd, masturbiert öfter und nimmt jede Gelegenheit wahr? Jawohl, die Männer! Es gilt als gesichert, dass Männer die größere Libido besitzen als die Frauen und auch eher bereit sind, ihr nachzugeben. Für die Männer ist Sexualität ein primäres Anliegen, bei ihnen ergibt sich eine Beziehung aus der Sexualität. Das will so viel heißen wie: zuerst Sex, dann – vielleicht – eine Beziehung. Bei den Frauen ist das anders, bei ihnen ergibt sich Sexualität aus der Beziehung heraus. Das bedeutet: zuerst die Beziehung, dann – vielleicht – Sexualität. Es heißt nicht, dass Frauen nur Sex haben, wenn sie verheiratet sind, es bedeutet aber, dass sie vor dem ersten Mal einen Mann schon näher kennen müssen.

„Es muss gefunkt haben, sonst kann ich nicht", bringt Claudia die Sache auf den Punkt. Sie fühlt sich von ihrem Freund mit dessen ungestümer Libido sehr häufig überfordert. Dies ist auch der Inhalt eines Briefes:

„Ich habe vor Kurzem ein eigenartiges Gespräch mit meiner besten Freundin geführt! Wir kamen wieder auf Männer zu sprechen und dann – wie immer – auf das Thema Sexualität!

Wir haben darüber diskutiert, warum Männer permanent so drauf sind und sogar schon bei einem kurzen Knutschen eine Erektion bekommen. Wir können uns das nicht erklären, da bei uns Frauen schon mehr dazugehört, um so richtig in Fahrt zu kommen. Bei den Männern scheint ja wirklich schon eine Berührung auszureichen! Und nun zu meiner Frage: Haben Männer wirklich überall nur das Eine im Kopf, und können sie wirklich, wann immer sich eine Gelegenheit ergibt?"

„Hallo Claudia!

Männer sind (nicht nur) in ihrer Sexualität ganz anders gepolt als Frauen. Gesunde Männer haben einfach ein sehr großes sexuelles Potenzial und nehmen jede Gelegenheit wahr, ihre Chancen auch zu nützen. Ich gehe davon aus, dass Sie wissen, dass der Mann seine Erektion nicht willkürlich steuern kann, das geht alles von selbst, ohne irgendein

Zutun, allerdings nicht ohne Erregung der Sexualzentren im Gehirn. Werden diese aber erregt, geht es meist ganz schnell. Manche Männer brauchen nur wenige Sekunden, um eine harte Erektion aufzubauen. Im Gegensatz zu den Frauen genügen bei den Männern bereits visuelle Reize oder auch nur die gedankliche Vorstellung anregender Situationen, um den Prozess der Erektion in Gang zu setzen. Die männliche Sexualität gilt als sehr stark visuell gesteuert. Das haben die Männer – vom zeitlichen Ablauf her gesehen – den Frauen voraus. Tatsächlich brauchen Frauen wesentlich mehr, um in Fahrt zu kommen, als einen netten Anblick, sie brauchen Intimität, sehr häufig Körperkontakt oder den Geruch eines begehrten Mannes.

Männer bekommen auch Erektionen, wenn sie sexuell ausgelastet sind, ein 20-jähriger Mann ist schon wenige Minuten nach dem Samenerguss wieder bereit zur nächsten Runde. Das kommt nicht von ungefähr und hat – wie immer – evolutionsbiologische Hintergründe, nämlich den der möglichst weiten Verbreitung seiner Gene.

Aus Studien und auch aus meinen Erfahrungen aus der Sexualmedizin weiß ich, dass junge Männer mehrmals täglich ejakulieren können. Da werden vor allem bei Jungs, die über genügend Zeit verfügen, Zahlen genannt, die einen in Staunen versetzen können.

Jede Erektion ist ein Zeichen für sexuelles Begehren und sollte auch so gewertet werden. Wahrscheinlich gibt es kein größeres Kompliment für eine Frau als die Erektion eines begehrten Mannes.

Also: Genießen Sie es, wenn Ihr Mann für Sie eine Erektion bekommt, nehmen Sie sie als ‚standing ovations'.

Männer denken auch nicht immer an Sex, sie sind nur (fast) jederzeit bereit dazu.

Die Grundlage für den großen Stellenwert der Sexualität bei den Männern und deren Erfindergeist und Eroberungsdrang ist natürlich das Testosteron. Die Menge des Testosterons im Blut bestimmt auch über den Sexualtrieb eines Mannes, und der ist ebenso unterschiedlich wie der Testosteronspiegel. Der Sexualtrieb kann daher von Mann zu Mann sehr unterschiedlich sein.

Gott sei Dank sind nicht alle Männer gleich, genauso wie nicht alle Frauen gleich sind. Das Kunststück ist, den geeigneten Partner zu finden ... eine Art Lotto-Sechser!"

Noch einige Worte zu den Kurven der sexuellen Erregung, die bei Männern und Frauen sehr unterschiedlich verlaufen. Frauen brauchen nicht nur länger, bis sie in Schwung kommen, auch ihr Weg zum Orgasmus ist meist länger als bei den Männern. Im Gegensatz dazu sind Männer schon in wenigen Minuten bereit zur Penetration, leider dauert der Akt im Durchschnitt auch nur wenige Minuten, genau genommen nicht einmal „wenige" Minuten, sondern sage und schreibe zwei Minuten und dreißig Sekunden.

Die fehlende Kongruenz sexueller Erregungsmuster von Männern und Frauen stammt – wie könnte es anders sein – aus archaischen Zeiten, als die Vorfahren des Menschen noch die Fortpflanzung als Sinn und Zweck der Sexualität erkannten und alles andere als monogam waren.

Heute ist das anders: Der Mensch hat seine Sexualität entwickelt und sie zu einer Art der Kommunikation gemacht, innerhalb der Beziehung zur wichtigsten! Genau dies ist aber der Grund, warum der fehlende Gleichklang so häufig fehlinterpretiert wird und auch zu Beziehungsdramen führen kann. Im besten Falle bleiben enttäuschte Gesichter zurück, bei beiden – den Frauen und den Männern. Frauen sind enttäuscht, weil sie in dieser kurzen Zeit nicht zum Höhepunkt kommen konnten, Männer sind zornig – auf sich selbst, weil sie im Bett versagt haben.

So weit, so gut, das alles sind aber nur Vorwände, die

Realität sieht anders aus. In Wirklichkeit geht es nämlich gar nicht um den Orgasmus, um den die Frau „betrogen" wurde, es geht nicht um das Versagen des Mannes, es geht auch hier um die Erfüllung oder besser die Nichterfüllung der psychosozialen Grundbedürfnisse nach Liebe und Akzeptanz.

Die Frau wurde zwar um ihren Orgasmus „betrogen", das wäre aber doch gar kein Problem, zudem kann frau ja auch auf alternative Weise kommen. Das also ist nicht das eigentliche Problem, dieses liegt nicht im naturalistischen Bereich, es liegt ganz woanders, nämlich im Psychosozialen: Die Frau glaubt, einfach ungeliebt zu sein. Ganz im Geheimen unterstellt sie ihrem Partner, sich um sie nicht ausreichend zu bemühen oder beim Sex zu egoistisch zu sein. „Mein Mann hat ewig nur sich selbst im Kopf", ist ein häufiger Vorwurf von Frauen, „meine Bedürfnisse sind ihm völlig egal."

Der Mann hingegen fühlt sich aus dem Unmut der Frau heraus ungerecht behandelt. „Ich würde mich ja wohl bemühen", sagt er zu seiner Entschuldigung, „doch je mehr ich mich bemühe, desto kürzer geht's. Das ist eine Art Teufelskreis!"

Genauso ist es auch: Der einzige Ausweg aus diesem Dilemma ist die Kommunikation. Man muss darüber reden, um Missverständnisse abzubauen und Verständnis füreinander aufzubauen. Am besten geht das mithilfe eines Therapeuten. Der vorzeitige Samenerguss und der fehlende Orgasmus der Frau sind sehr häufige Themen in der sexualmedizinischen Sprechstunde. Wegen der sehr guten Therapierbarkeit auch keine ungeliebten. Der Mehrheit der Pärchen kann man schon in wenigen Sitzungen helfen.

Warum Männer und Frauen unterschiedlich ticken

Die sexuellen Bedürfnisse von Männern und Frauen unterscheiden sich tatsächlich vehement, sowohl in Quantität als auch in Qualität. Verantwortlich hierfür sind die Sexualhormone, die verschiedener nicht sein können.

Jawohl, die *Sexualhormone* steuern die Sexualität des Menschen, allenfalls ergänzt durch Erziehung und Erfahrungen. Wie durchgreifend sie dies tun, erkennt man am besten, wenn man damit arbeitet. Interessanterweise werden die Sexualhormone in manchen mit der Sexualität befassten Wissenschaften einfach ignoriert. Dies ist aber ein gravierender und inakzeptabler Fehler.

Gewiss, etwas so Banales wie Hormone verantwortlich machen zu wollen für das Denken und Sein des Menschen ist gegen den unverkennbaren Wunsch unserer Zeit. Unsere Zeit liebt die Psychologie, jene Wissenschaft, die verspricht, Herr über unsere Gedanken sein zu können, auch wenn ihr Scheitern täglich unübersehbar ist. Das Scheitern macht sich bemerkbar in oft jahrelangen, fast immer aber allzu langen Behandlungszeiträumen. Die Psychologie schafft nicht die letztgültige Veränderung des Denkens, ohne sich immer und immer wieder in Erinnerung rufen zu müssen. Keine Sitzung wird beendet, ohne schon vorher die nächste ins Auge gefasst zu haben, so als wüsste der Therapeut, dass das Erreichte nicht länger halten wird als ein paar Tage.

Unsere Zeit liebt das durch Menschenhand – angeblich – Machbare, vor allem aber liebt sie die Verleugnung des Naturalistischen am Menschen, so als schiene der Mensch sich für seine Herkunft zu schämen. Die Psychologie ist die Religion von heute, sie ersetzt die Kirche, jene tausend Jahre alte – einzig wahre – Großmacht, die den Menschen neben allem Unglück wenigstens das Bewusstsein gab, etwas Besonderes zu sein: das Ebenbild Gottes. Davon ist heute nicht mehr viel geblieben. Die Kirche selbst distanziert sich vom

Wahrheitsgehalt der Heiligen Schrift, indem sie sie zu einem Sammelsurium von Metaphern degradiert. Die ernüchternde Erkenntnis, dass nicht der Mensch das Ebenbild Gottes, sondern Gott das Ebenbild des Menschen ist, wird kompensiert durch eine unglaubliche Arroganz. Nämlich der, dass der Mensch vergessen hat, woher er kommt und sich selbst benimmt, als wäre er Gott. Der Mensch lässt Gott fallen und macht sich selbst dazu! Der Wahlspruch lautet: Alles ist machbar. Ein fataler Irrtum!

Der Unterschied zwischen Frauen und Männern liegt in der unterschiedlichen Ausstattung mit Hormonen. Dieses Faktum zu erkennen – oder erkennen zu wollen – entscheidet über Erfolg und Misserfolg in der Beurteilung der unterschiedlichen Bedürfnisse von Männern und Frauen. Hormone prägen aber nicht nur Bedürfnisse und Verhaltensmuster, sie verursachen Emotionen wie Liebe und Vertrauen, Angst und Panik. Dieses Wissen ist noch relativ neu und hat bei Weitem nicht die Beachtung gefunden, die sie verdient. Oxytocin, das Vertrauenshormon, Vasopressin, das Kuschelhormon ... – die Liste lässt sich beliebig fortsetzen. Und weil nun die beiden Geschlechter über einen unterschiedlichen Mix an Hormonen verfügen, „ticken" sie auch anders. Versuche, durch Psychotherapie die Macht der Hormone zu durchbrechen, müssen scheitern, denn während die belehrenden Worte des Therapeuten binnen weniger Stunden im Nichts verhallen, mahnen die Hormone unaufhörlich ihr Recht ein, denn sie sind da, permanent und ohne Unterbrechung. Die Gestagene der Frau mahnen zur Zärtlichkeit, das Testosteron der Männer zum Geschlechtsakt, nicht immer sind die Hormone zweier Menschen optimal aufeinander abgestimmt. Allenfalls werden sie mit dem Alter etwas weniger, daher verändern sich die Geschlechtsrollen mit dem Älterwerden immer mehr, sie gleichen sich an. Niemals wieder im Verlaufe eines Lebens werden sich Männer und Frauen in ihrer Sexualität so sehr voneinander unterscheiden als zu jener Zeit, in der beide Geschlechter die Spitzen ihrer Hormonspiegel erreicht haben: im ganz frühen Mannes- und Frauenalter.

Alle Einwände, Geschlechtsunterschiede lägen primär in der chromosomalen Ausstattung eines Menschen, sind richtig und auch wieder nicht. Das Geschlechtschromosom „Y" ist ein ganz wesentlicher Faktor, *macht* aber weder den Mann noch die Frau. Das Y-Chromosom stellt nur die Weichen, die eigentlichen Vollstrecker dieses Vorgangs, die Handwerker, sind und bleiben aber die Hormone.

Das X-Chromosom, das angeblich weibliche Chromosom, ist in Wirklichkeit gar kein Geschlechtschromosom. Es kommt bei beiden Geschlechtern vor, es ist daher nicht „weiblich" und auch nicht „männlich", es fehlt ihm schlichtweg das Typische für eines der beiden Geschlechter. Typisch wäre allenfalls, dass Frauen zwei davon haben, Männer nur eines, doch auch das trifft nicht immer zu, wie manche Chromosomenanomalien beweisen (Turner-Syndrom: Xo, Klinefelter-Syndrom XXY). Typisch, ja differenzierend für eines der beiden Geschlechter ist nur das Y-Chromosom, das ausschließlich bei Männern vorkommt und bei den Frauen *nicht*. Aus der Sicht der Chromosomen definiert sich der Mann durch das Y-Chromosom, die Frau definiert sich durch sein Fehlen.

Ganz anders ist das bei den Hormonen, die – alle – grundsätzlich bei beiden Geschlechtern vorkommen, wenn auch in sehr unterschiedlichen Konzentrationen. Und weil nur die Menge bestimmend ist, ob Mann oder Frau, ist es auch verständlich, dass es einen fließenden Übergang gibt zwischen den Geschlechtern. Hier ein bisschen mehr, dort ein bisschen weniger, und schon ist das absolut Männliche martialisiert – übertrieben – oder gar verwischt, geht über in denjenigen Typus von Mann, den man als „androgyn" bezeichnet. Dasselbe gibt es natürlich auch umgekehrt: Frauen, mit dem gewissen Quantum mehr an männlichen Hormonen fallen schnell mal auf durch allzu kantige Gesichtszüge, einen männlich anmutenden Gang und rüden Umgangston. All das ist hormonell gesteuert, und je mehr ein Fachmann sich in die Materie vertieft, desto eher wird ihm klar: Man wird nicht zum Mann, zur Frau erzogen, man wird dazu durch den Einfluss der Hormone.

Die Erziehung bleibt nur an der Oberfläche, kann das Benehmen modulieren, niemals aber die Bedürfnisse!

Es gibt da noch einen weiteren kleinen, aber feinen Unterschied in der hormonellen Regulation bei Männern und bei Frauen. Die Sexualhormone werden bei den Männern – abgesehen von melatoningesteuerten Schwankungen – kontinuierlich freigesetzt, bei den Frauen aber – zyklusbedingt – pulsativ, das heißt in einem genauen chronologischen Rhythmus. Und das ist sicherlich kein Zufall. Dies ist schlichtweg der ganz große Unterschied zwischen den Geschlechtern. Männer und Frauen unterscheiden sich in ihren Hormonen, aber auch in der Chronologie von deren Ausschüttung. Hier das stabile Testosteron als Initiator permanenter Lust, dort – bei den Frauen – das stete Auf und Ab von dreierlei Hormonen mit den unterschiedlichsten Gefühlsregungen, manchmal so sehr, als kämen sie von einem anderen Stern.

Und weil ja die Ausschüttung der Hormone vom Gehirn aus gesteuert wird, ist dies ein weiterer Beweis dafür, dass die Gehirne von Männern und Frauen zwar gleich aussehen, aber unterschiedlich funktionieren. Wie an anderer Stelle schon beschrieben, wird das anfangs geschlechtslose Gehirn noch im Mutterleib ab der neunten Schwangerschaftswoche geschlechtstypisch geprägt, ohne dabei seine Anatomie, sein Äußeres, zu verändern. Dabei werden in den Hypothalamus – das ist die höchste Instanz der Hormonsteuerung im Gehirn – jene Informationen eingebaut, die er benötigt, um die Sexualhormone in der richtigen Dosierung und im richtigen Zeitablauf auszuschütten: hier pulsativ, dort chronologisch.

Tatsächlich dauert der Zyklus der Frau 28 Tage, und das ist sicherlich nicht zufällig genau jene Zeitspanne, die der Mond benötigt, um die Erde zu umkreisen. Forscher gehen davon aus, dass es sich hier um ein Relikt aus längst vergangenen Zeiten handelt – lange bevor es Menschen überhaupt gab. Niedrige Tiere verwenden heute noch das fahle Licht des Vollmondes, um ihre Jungen zu gebären. Für die Geburt der Menschenkinder hat der Vollmond seine Bedeutung wohl verloren, tatsächlich werden – Mythen zum Trotz – in Vollmondnächten nicht mehr Kinder geboren als an allen anderen Tagen. Was aber geblieben ist, ist die Geburt im Morgengrauen. Am Morgen, so um fünf Uhr früh, gibt es eine beweisbare Häufung von Geburten, die auch rational betrachtet einige Vorteile zu bieten hat: Das gedämpfte Licht der Morgendämmerung bietet Schutz und hilft, die Ankunft des kleinen Erdenbürgers möglichst sanft vor sich gehen zu lassen.

Apropos: Dieser Einfluss des Mondes auf den Zyklus der Frau hat nichts mit den modernen „Mondkalendern" zu tun, in denen ahnungslose Leute den Menschen sagen, was sie wann wie machen sollen. „Ahnungslos" sind diese Leute deswegen, weil schon das geringste Wissen um die Astronomie jedem dieser Ratgeber klarmachen würde, dass es „so" nicht funktionieren kann. Kurzes Statement: reiner Unsinn. Wahrheitsgehalt: null Prozent.

Die Hormone der Liebe

Die Hormone der Liebe mischen einen ganzen Cocktail an wundersamen Substanzen, der, behutsam gemixt, aus einem

Menschen einen feurigen Liebhaber, aber auch einen streichelhungrigen Kuschelbären machen kann. Die Natur bedient sich dieser Ressourcen, um ihr Anliegen nach vorne zu treiben, nämlich den Auftrag zur Fortpflanzung. Dessen sollte sich der Mensch immer bewusst sein und auch der vernachlässigten Weisheit, dass man mit der Gabe von Hormonen die Sexualität verändern kann.

Dies spielt vor allem in der bei Frauen angewandten hormonellen Verhütung eine Rolle. Die Östrogene sind die Hormone des Lebens. Anders könnten sie nicht treffender beschrieben werden. Sie bereiten den Körper einer Frau auf den Eisprung vor und schützen ihr Leben. Die Östrogene sind jene Hormone, die die Frau in vielerlei Hinsicht gegenüber dem Mann privilegieren, sie sind einer der Gründe für die größere biologische Stabilität der Frau.

Alles und jedes, was durch Östrogene bewirkt wird, dient der Fortpflanzung, in vielen Details für die Frau ganz unbewusst. So machen sie die Frauen liebenswürdig und begehrenswert, unter ihrem Einfluss versprühen sie weiblichen Charme, sodass sie – wie ein Magnet – die Blicke auf sich ziehen. Sie kleiden sich aufreizend, verwenden den betörendsten aller Düfte, holen die knappen Klamotten aus dem Schrank und sind einem Flirt nicht abgeneigt. Es sind jene zehn Tage vor dem Eisprung, in denen die Frau extrovertiert ist und immer auf der Suche nach einem Spermium für die Befruchtung der in Reifung befindlichen Eizelle. Männer wünschen sich östrogengesteuerte Frauen, niemals sollten sie aber vergessen, dass auf das Hoch der Östrogene deren Niedergang folgt und mit diesem auch das Ende dieser guten Stimmung.

Der Anstieg der Östrogene vor dem Eisprung geht mit einem Anstieg des Testosterons einher, dem Hormon der Lust. Dies lässt sich ganz banal erklären: Östrogene werden aus Testosteron gebildet, die vermehrte Bereitstellung von

Östrogenen führt daher – zwangsläufig – zu einem Anstieg des Testosteron und somit der Lust auf Paarung.

Östrogene machen die Frauen begehrenswert, Testosteron macht Lust auf Sex, ganz unbewusst reift indessen eine Eizelle heran und wartet auf das Ergebnis dieses raffiniert eingefädelten Vorganges: die Bereitstellung von Samenzellen. Perfekt!

Die Natur funktioniert perfekt. Der Mensch ist Teil von ihr, insofern funktioniert auch er perfekt. Seine Perfektion ist dann passé, wenn er versucht, sich ihrer zu entledigen.

Die Pflicht der Östrogene ist, die Befruchtung der Eizelle sicherzustellen, doch dies ist nur ein Teil ihrer Aufgaben. Sie beschützen auch das Leben der Mütter und verleihen ihnen das längere Leben, um ihnen jene Zeit zu geben, die für die Aufzucht der Kinder vonnöten ist. Die alterungsbedingte Zunahme des Gesundheitsrisikos führt zu einem abrupten Ende der weiblichen Fortpflanzungsfähigkeit. Die Menopause der Frau lässt sich nur so erklären: Sie dient dem Schutz des Kindes! Sie steht im Gegensatz zur lebenslangen Zeugungsfähigkeit der Männer, die – allen modernen Ansinnen zum Trotz – nur so begründet werden kann, dass der Mann für die Aufzucht der Kinder eine nur marginale Rolle spielt, immer schon, jetzt und in der Zukunft. Die Väterkarenz bedeutet, dass der Vater beim Kind zu Hause bleibt, sie bedeutet nicht, dass sich die Rollen verändern werden.

Östrogene schützen vor Herzinfarkt, beflügeln die Hirntätigkeit – machen also das Denken gewandter –, schützen vor Osteoporose, bauen Energiereserven auf und fördern die Zellteilung. Sie wirken psychogen modulierend und verursachen eine typisch weibliche Denkweise, die praxisorientiert und abwägend ist. Das alles findet zum Wohl des Kindes statt. Und im Wissen, dass es für den anderen Teil der Bedürfnisse den Vater gibt, dessen Rolle sich von der der Mutter nicht umsonst ganz wesentlich unterscheidet.

Wenn – statistisch – die Ressourcen der Mutter schwinden und die Chancen eines Kindes immer kleiner werden, in seinen verletzlichsten Jahren auf seine Mutter zählen zu können, schiebt die Natur ganz unbarmherzig einen Riegel vor: Sie stoppt ganz einfach die Fortpflanzungsfähigkeit der Frauen. Die Produktion der Östrogene wird abgeschaltet, der Befehl hierfür kommt aus der obersten Zentrale im Gehirn, dem Hypothalamus. Die Frau wird damit – im biologischen Sinne – ihrer primären Aufgabe beraubt, steht nicht mehr im Mittelpunkt des evolutionären Interesses und muss mit jenen Problemen umgehen lernen, die der Verlust der Östrogene mit sich bringt. Der „Wechsel" ist nicht zufällig, er ist nicht bloß die Folge von „Funktionsverlust" und Altern, er ist bewusst herbeigeführt: Neuere Forschung stellen hier einen Zusammenhang mit dem Anti-Müller-Hormon her, mit jenem Hormon also, dessen Wirkung beim Mann wohlbekannt ist, nicht aber bei den Frauen. Jetzt wissen wir es: Seine Aufgabe ist der Stopp der Östrogensynthese und das Einläuten des Wechsels.

Die Schilderung dieser in genialer Weise abgestimmten Vorgänge soll bei Ihnen, liebe Leserinnen und liebe Leser, einiges bewirken: zuerst, die Ehrfurcht vor der Genialität der Evolution noch weiter zu festigen. Ist es nicht ein sonderbares Gefühl zu erkennen, wie vollendet das Leben funktioniert und dabei nicht zu wissen, wie es dazu gekommen ist? Zweifelsohne: Der Mensch weiß viel, sehr vieles aber weiß er nicht. Die Erkenntnis all dieser verborgenen Vorgänge soll Sie stolz darauf machen, Teil des Ganzen zu sein, und es sollte Ihre Sichtweise auf das Leben und das Sein verändern. Und auch darauf, wie weit der Mensch sich bereits vom ursprünglichen Sinn des Lebens entfernt hat. Es soll den Unterschied zwischen Männern und Frauen erklären, um füreinander mehr Verständnis aufzubringen, nicht für die „schlechten Manieren", sondern für die naturalistisch bedingten Unterschiede in der Welt von Männern und Frauen. Und schließlich kann aus der Erkenntnis von Hormonwirkungen auch ein praktischer Benefit gezogen werden, indem man sich bewusst wird, wie Hormone therapeutisch einzusetzen sind.

Zurück zu den Hormonen, den Östrogenen. Das Ende der Östrogenproduktion mit der Menopause dient dem Schutz des Kindes. So etwas lässt sich zwar schwer beweisen, es entspricht aber dem Prinzip des Lebens auf diesem Planeten.

Übrigens, den Frauen zum Trost: Die Männer ereilt ihr Schicksal schon viel früher. Sie bleiben zwar – mit Abstrichen – ein Leben lang zeugungsfähig, doch der schon nach der Pubertät beginnende stetige Verlust an Testosteron beraubt sie noch in sehr jungen Jahren ihres überbordenden Jagdinstinkts und ihrer „Steherqualitäten". Die Frau kommt mit 45 in den Wechsel, der Mann aber schon mit 30.

Die Östrogene sind also die Weiblichkeitshormone, sie haben im Männerkörper – von wenigen Zelltypen abgesehen – nichts zu suchen. Der Blutserumspiegel an Östrogenen bei einem gesunden, schlanken Mann ist daher „unter der Nachweisgrenze von zehn Picogramm pro Deziliter", will heißen, auf null. Mit zunehmendem Alter steigt der Östrogenspiegel bei den Männern linear zum angelegten Körperfettanteil. Das beginnt aber nicht erst bei jenen Männern, deren Fett man schon durch die Kleidung hindurch erkennen kann, das beginnt bereits viel früher. Es genügt ganz einfach, untersetzt zu sein. Auch jene kleinen Fettpölsterchen, denen niemand noch Beachtung schenkt, beginnen den Teufelskreis wie eine Spirale zum Drehen zu bringen. Fett ist eine Östrogenfabrik, die – läuft sie mal – nicht mehr zu stoppen ist, denn Östrogene bauen wieder Fett auf und vermehren damit den Boden, auf dem sie gedeihen.

Diese Behauptungen mögen sehr vage klingen, sie sind

indessen alles andere als vage, sondern messbar! Ein Fachmann kann anhand des Körperfettanteils auf den Östrogenspiegel eines Mannes schließen: je fettreicher, desto höher ist der Östrogenspiegel! Manchmal ist er schon so hoch, dass eine Frau daran Freude hätte.

Doch was gut ist für die Frau, muss nicht gut sein für den Mann. Der hohe Östrogenspiegel verändert die Männer in Richtung Frau, es kommt also zu einer Demaskulinisierung, einer „Entmännlichung". Dies lässt sich ganz deutlich sehen: an der Abrundung männlicher Kanten, am Muskelabbau, am Männerbusen, also am androgynen Äußeren. Die Männer verändern auch die Psyche: Aus dem akkuraten Sportler wird der gemütliche Wirtshaussitzer, der, anstatt Sex zu machen, lieber derbe Witze reißt.

Dies mag nicht als Wertung aufgefasst werden, sondern als eine nüchterne Betrachtung. Es ist bekannt, dass der Übergang vom Weiblichen in das Männliche ein fließender ist, „fließend" in Abhängigkeit vom Verhältnis der Sexualhormone zueinander.

Luxushormon Testosteron: Turbo oder Beziehungskiller?

Während die Frau von „ihrem" Hormon kaum einmal zu wenig hat – allenfalls krankheits- oder wechselbedingt –, müssen Männer ihre Hormone pflegen. Sie müssen sich ihr Testosteron erarbeiten und gleichzeitig dafür Sorge tragen, dass es nicht durch allzu viel an Östrogenen an Wirksamkeit verliert.

Ja, Männer, das ist harte Arbeit, und zwar lebenslang!

Das männliche Pendant zum Östrogen ist das Testosteron. Es ist das Männlichkeitshormon, und weil manche glauben machen wollen, das „Männliche“ an sich wäre aus der Mode gekommen, ist auch das Testosteron vor Angriffen nicht mehr sicher. Tatsächlich wird Testosteron immer wieder als krank machend angefeindet, als überholt oder nicht mehr zeitgemäß – vor allem von denen, die einen Kreuzzug gegen den Mann und alles Männliche führen und von denen, die, um dem Zeitgeist zu gefallen, einfach nachreden, was man ihnen sagt.

So wird – ganz unverhofft – das Testosteron, dieser Inbegriff des Männlichen, zum Feind des feministisch Indoktrinierten, das nicht davon lebt, wovon es leben sollte, nämlich die Frau zu befreien, sondern vor allem davon, den Mann zu denunzieren.

Ein Glanzstück dieser Art gab im Frühjahr 2012 der Medizinjournalist eines Lokalblattes. Seiner Meinung nach haben „harte“ Männer „wenig“ Testosteron im Blut. Unter dem Titel „Haben ‚harte‘ Männer wirklich wenig Testosteron im Blut?“ wollte er Testosteron als das „überschätzte“ Hormon denunzieren. Diese neu gewonnene Erkenntnis war dem Boulevard nicht nur eine Meldung wert, er widmete ihr sogar eine ganze Seite, offenbar mit dem Ziel, die Männer zu überzeugen, Testosteron wäre gar nicht so gut für sie, sondern sogar eher schädlich.

Anhand einer Studie sollten Männer davon überzeugt werden, dass „richtige“ Männer gar nicht viel Testosteron brauchen, ja sich vor „viel“ Testosteron sogar in Acht nehmen sollten.

Zu den Fakten: Eine US-amerikanische Studie kam – angeblich – zu dem Schluss, dass „harte“ Männer weniger Testosteron im Blut hätten, als man dies hätte annehmen können. „Hart“ sind diese Männer offenbar deswegen, weil sie „ums Überleben kämpfen“ müssen. Die Studie wurde nämlich am bolivianischen Volk der Tsimane durchgeführt, die

„geplagt von Parasiten und Krankheiten hart körperlich arbeiten müssen, um ihre Familien zu ernähren“.

Nun ist es aber nicht neu, dass jede Art von Überforderung zu einem Absinken des Testosteronspiegels führt. Der Mediator hierfür ist das Stresshormon Cortisol, das den Testosteronspiegel aktiv senkt. Ums Überleben kämpfende Naturvölker werden einen ähnlich niedrigen Testosteronspiegel haben wie chinesische Minenarbeiter oder Leistungssportler.

Tatsächlich ist Testosteron ein „Luxushormon“, genauso wie Sexualität, die durch Testosteron gelenkt wird, eine Luxusfunktion darstellt. Es ist ein evolutionäres Prinzip, dass der Körper in harten Zeiten an seinen Luxusfunktionen spart, so zum Beispiel in Hungersnöten. Um an der Sexualität – und somit an Energie – zu sparen, senkt der Körper im Stress den Testosteronspiegel. Der dann gemessene niedrige Wert ist aber nicht geeignet, als Referenzwert herangezogen zu werden, ganz im Gegenteil. Die Erkenntnis der Studie, dass hohe Testosteronspiegel erst in unserer Zivilisation möglich wurden, ist nicht neu, sondern eine lang bekannte Schlussfolgerung aus eben diesen Zusammenhängen.

Dass es bei den Tsimane „mit den insgesamt niedrigeren, aber stabileren Testosteronwerten“ wenig Herz-Kreislauf-Erkrankungen oder andere Alterserkrankungen gibt, ist weiter nicht verwunderlich. Hier wäre die Lebenserwartung dieses von Hunger und Parasiten gepeinigten Naturvolkes interessant. Könnte die (sicher drastisch niedrigere Lebenserwartung) vielleicht eine Erklärung sein, warum es bei den Tsimane weniger Herzinfarkte gibt?

Eine geringere Lebenserwartung dieses Naturvolkes, die geschätzt bei maximal 40 Jahren liegen wird, ist auch die Erklärung für die Behauptung, dass bei diesem Naturvolk „der Testosteronspiegel das ganze Leben gleich hoch“ bliebe. Auch in der westlichen Industriegesellschaft fällt der Testosteronspiegel bis zum 40. Lebensjahr wesentlich geringer als danach. Ein tatsächlich gleichbleibender Testosteronspiegel könnte sich nur aus den bereits zu niedrigen Spiegeln erklären, die – wie oben schon ausgeführt – die Folge ungesunder Lebensbedingungen sind und nicht als positives Vorbild missbraucht werden dürfen.

Der Artikel möchte den Eindruck erwecken, Testosteron wäre ein schädliches Hormon. Diese Behauptung ist schlichtweg falsch und tendenzialistisch, das Gegenteil ist der Fall. Es gilt als erwiesen, dass Männer mit höheren Testosteronspiegeln nicht nur eine höhere Lebensqualität besitzen, sondern auch eine höhere Lebenserwartung. Das Ignorieren des behandlungsbedürftigen Testosteronmangels ist ebenso ein ärztlicher Kunstfehler wie Hormongaben bei Männern, die genügend davon haben. Die Beurteilung eines allfälligen Behandlungsbedarfs ist Sache des fachkundigen Arztes und nicht die eines Journalisten. Schließlich sind wir eben nicht mehr ein ums Überleben kämpfendes Naturvolk, sondern ein Kulturvolk mit westlicher Zivilisation.

Wenn man die Östrogene als die „Hormone des Lebens" bezeichnen will, könnte man das Testosteron als das „Männerhormon" bezeichnen, das schlicht und einfach „den Mann macht". Alles, worin ein Mann sich von einer Frau unterscheidet, aber auch wirklich *alles,* geht zurück auf die Wirkung von Testosteron. Etwas poetischer ausgedrückt könnte man es als das „Hormon der Jagd" titulieren, in der Sexualität als das „Hormon der Lust".

Jede Wirkung – bis hin in das kleinste Detail – dient dazu, um die Männer auf die Erfüllung ihre Aufgabe bestmöglich vorzubereiten: eben die Jagd!

Der Inbegriff des maskulinen Mannes ist der Jäger in der ursprünglichen Bedeutung dieses Wortes. Um Missverständnisse zu vermeiden: Gemeint sind nicht die Jäger jener modernen Jagdgesellschaften, zu denen Politiker eingeladen werden. Es ist ein fragwürdiges Verdienst, ein ahnungsloses Tier mit einem Präzisionsgewehr aus sicherer Entfernung zu töten. Diese Art von Jagd hat mit dem hier Angesprochenen sehr wenig zu tun: Es ist ein Freizeitspaß, der – wie so oft – auf archaischen Wertemustern basiert und jenen Mann am potentesten erscheinen lässt, der die meisten Tiere erlegt. Dieser Schluss ist heute nicht mehr zulässig, denn die Jagd hat sich gründlich gewandelt. Auch das ist ein Beweis, dass sich Verhaltensmuster nicht ändern, selbst dann nicht, wenn sie der Grundlage beraubt werden. Oder anders gesagt: Der Mensch funktioniert auf Basis seiner Instinkte, manchmal ohne den eigentlichen Zweck noch zu erkennen.

Die Jagd bleibt eine Domäne des Mannes, für die paar Frauen, die sich dafür interessieren, gibt es ganz klare Motive: Entweder sie wollen den Männern gefallen (weil der eigene Mann zu Hause seine Pflichten nicht erfüllt), oder sie wollen „es den Männern beweisen" (dass sie es besser können, das wäre dann eine Störung der sexuellen Identität oder der Orientierung), oder aber – eine biologische Begründung – sie haben mehr Testosteron im Körper als der Rest der Frauen. In jedem Fall aber gibt es dafür eine Begründung und schon sind sie wieder das, was sie nicht sein wollen: Sie bestätigen die Regel, anstatt sie zu widerlegen.

Zur Illustration: Früher – gemeint ist die Jagd vor der Erfindung des Schießpulvers – konnte man von einem tüchtigen Jäger auf besondere Überlebensfähigkeit schließen. Er musste sich durch Klugheit, Mut und Entschlossenheit im Kampfe mit dem Tier bewähren, um seiner Familie das Hungern zu ersparen. Das macht sexy – auch heute noch! Es besteht kein Zweifel, dass der erfolgreiche Jäger auch der Spender guten Samens sein würde. Die Frau sieht die Option auf die Weitergabe seiner Gene an ihr Kind.

Diese Vorstellung lebt in uns weiter, obwohl sich die Vorgaben drastisch geändert haben. Ein Mann muss nicht mal mehr gerade stehen können, um ein Tier zu erlegen. Der Rückschluss vom erfolgreichen Jäger zum potenten Liebhaber ist daher nicht mehr wirklich gegeben, allenfalls im übertragenen Sinn: Die Jagd ist teuer – so man nicht eingeladen ist –, doch auch eine Einladung muss man sich verdienen, zum Beispiel durch einen einflussreichen Job. Und die Macht, die der Mann aus diesem Job heraus ausübt, ist sexy ... Eine Weisheit, die so alt ist wie die Menschheit: Geld und Macht sind der Sex der alten Männer.

Zurück zum Testosteron, dem männlichsten aller Hormone. Ganz abgesehen von der körperlichen Ausgestaltung des Körpers zum Jäger, macht Testosteron auch Lust, im weitesten Sinne des Wortes. Es weckt Interessen, fördert die Extrovertiertheit der Männer, die Lust, Neues zu entdecken oder nötigenfalls auch zu erfinden.

Der gesunde Mann ist umtriebig und hat – permanent! – mehrere Projekte im Kopf, die es umzusetzen gilt. Die müssen nicht immer vernünftig oder rational sein, das ist ein ganz gewaltiger Unterschied zu den Frauen. Männer fragen nicht nach dem Warum, auch nicht nach dem Wozu, sie haben einfach Lust auf Neues. Sehr häufig kommt dabei nichts raus, manchmal aber doch. Auf diese Weise kam es zu revolutionären Erfindungen – dem Auto zum Beispiel – und zu erstaunlichen Entdeckungen, die Seefahrer jedenfalls wussten nicht, wohin der Wind sie trieb. Ganz im Gegenteil: Jahrhunderte lang hatten die Seeleute gemunkelt, hinter dem Kap Non – zu deutsch: dem „Kap Nicht-weiter" – sei Seefahrt unmöglich. Dahinter beginne sogleich die „Grüne See der Dunkelheit", und wehe dem Schiff, das sich in diese tödlichen Zonen wage. Von der Glut der Sonne siede und koche das Meer. Sofort gerieten die Segel und Planken in Brand, jeder Christenmensch, der versuche, das Land Satans zu betreten, würde sofort zum „Neger“. So düster waren die Aussichten für die Seefahrer, und dennoch wagten sie die großen Entdeckungsfahrten. (So beschreibt es Stefan Zweig in „Magellan“).

Testosteron hat aber auch mit Sexualität zu tun. Es ist – auch hier – das Lusthormon, für das gilt: je mehr vorhanden, desto größer der Appetit auf Sex. Deswegen ist die Lust der Jungen größer als die der Älteren, und deswegen führt auch der Mangel an Testosteron zu einer Verminderung der sexuellen Appetenz (Fachausdruck für „zu wenig Appetit auf Sex“). (Die allermeisten Gründe für zu wenig Sex innerhalb einer Beziehung kommen aber aus der Beziehung heraus, sind also psychosozial bedingt.) Durchschnittlich haben Männer mehr Testosteron im Blut als Frauen. Dies ist die biologische Erklärung für die durchschnittlich größere Lust der Männer auf Sexualität, die als erwiesen gilt und nicht bloß ein Mythos ist.

Testosteron macht extrovertiert und aktiv in Sachen Sex, doch wie steht es nun mit der Gewaltbereitschaft, die ihm – von Kritikern – unterstellt wird?

„Gewaltbereitschaft“ wird definiert als die Neigung, unprovoziert zuzuschlagen. Die fehlende Provokation macht aus Notwehr Gewalt, dies ist natürlich abzulehnen. Der Mann definiert sich nicht durch Zuschlagen, er besticht durch Gelassenheit, wird sich aber nicht scheuen, zur Verteidigung der Gruppe im Ernstfall beherzt bereit zu sein. Darüber gibt es sogar Studien: Erst jüngst wurde bestätigt, dass gerade der vielgeschmähte „Macho“ – üblicherweise als vordergründig martialisch kritisiert – bei Bedarf in altruistischer Weise zur Aufopferung bereit ist. Der testosteronstarke Mann setzt sich dieser Studie zufolge eher für die Gemeinschaft ein als der Softie. Er folgt den alten Rollenmustern: Das Alphamännchen sieht seine Aufgabe nicht nur in der Verteilung seiner Gene, sondern auch im Schutz der Sippe (kein Wunder – ist ja seine Sippe!). So schlecht klingt das doch nicht. Möge es wieder mehr Machos geben!

Gewaltbereitschaft darf also nicht dem Testosteron angelastet werden, es ist schlichtweg die Folge einer Persönlichkeitsstörung oder aber – nicht so selten – einer Überdosierung bei der Selbstbehandlung mit Steroidhormonen. Es ist ein offenes Geheimnis, dass manche Männer männliche Sexualhormone benützen, um ihre Körperarchitektur zu verändern. Sie verwenden dazu Riesendosen an Hormonen, die sie sich meist in Form von Injektionen selbst verabreichen. Dabei können Spiegel bis zu einem Vielfachen des Normalen entstehen. Nur dann, also bei vielfacher Überdosierung, konnte man durch Testosteron eine Veränderung des Gewaltpotenzials erkennen, sonst nicht.

Die Grundlage für das Gerücht, dass Testosteron aggressiv mache und testosteronstarke Männer zu Gewalt neigen würden, mag auch darin liegen, dass der Mann – ausgestattet mit einem Phallus – auf Penetration fixiert ist. Das Eindringen des Penis in den Leib der Frau ist der Inbegriff des eigentlichen Geschlechtsakts. Zweifelsohne hat er mit Aggression zu tun, nicht aber mit Gewalt.

Der Mann spürt in sich einen zwanghaften Drang zur Penetration! Er ist umso größer, je maskuliner ein Gehirn differenziert ist. Gleichgeschaltet mit dem Wunsch nach Penetration ist die Dominanz, die eine Voraussetzung für die Penetration ist. Sie kennzeichnet auch das Verhalten des Mannes außerhalb der Sexualität, im täglichen Leben. Fehlende oder unvollständige Maskulinisierung des Gehirns führt zu einem kompletten oder partiellen Verlust des Penetrationsdranges in Richtung „rezeptiver Sexualität“. („Rezeptiv“ heißt „empfangen“, gemeint ist der „Empfang des Penis“, rezeptive Sexualität ist weiblich.)

Daher definiert sich die Frau über die Rezeption. Rezeptive Sexualität hat mit Devotismus, der Bereitschaft, sich unterzuordnen, über sich bestimmen zu lassen, zu tun. Beim Sex ist diese Rolle unveränderbar – sicher, es gibt ein paar Praktiken, die der Frau die Aktivitäten übertragen, die Erektion aber ist und bleibt männlich, das ist jedenfalls ein Fakt.

Testosteron macht also nicht nur Lust, sondern determiniert auch sexuelles Verhalten. Es fördert den Drang zur Penetration, sein Fehlen bewirkt den Wunsch nach Rezeption.

Für diese Behauptungen gibt es unübersehbare Beweise aus der Homosexualität, also jener Gruppe von Männern, deren Gehirne nicht im vollen Umfang geschlechtstypisch determiniert wurden.

Die Besonderheit homosexueller Männer ist deren – partiell – weibliches Gehirn. Und weil ja die geschlechtstypische Ausgestaltung des Gehirns die geschlechtstypischen Verhaltensmuster bestimmt, auch die sexuellen, sind schwule Männer in ihren Geschlechtsrollen sehr häufig rezeptiv. Tatsächlich gibt es in der homosexuellen Szene – ganz im Gegenteil zur heterosexuellen – einen Mangel an Männern, die den „aktiven" Part innehaben, also penetrieren. Es gilt: Je eher ein homosexueller Mann weiblich anmutende Verhaltensmuster erkennen lässt, desto eher ist er rezeptiv – und auch devot!

Genau umgekehrt verhält es sich bei lesbischen Frauen. Je maskuliner ihr Auftreten, desto größer der Wunsch nach Penetration, desto dominanter ihre Verhaltensmuster.

Testosteron entscheidet, wie Männer und Frauen im Bezug auf ihr Geschlecht in der Öffentlichkeit wahrgenommen werden. Während Frauen eher Probleme mit einem Überschuss haben, leiden Männer unter einem Mangel, meist im Zusammenhang mit dem Alterungsprozess, der aber hier schon mit dreißig beginnt. Die Männer tun gut daran, ihr

Testosteron durch gesunde Lebensführung zu pflegen und es auch mal checken zu lassen.

Auch Frauen brauchen Testosteron. Nicht zum Überleben, wohl aber für ihre Sexualität. Bei Frauen dient Testosteron der Lustentfaltung, es wird – bei Störungen der sexuellen Appetenz – sogar zur Behandlung eingesetzt. Der Spiegel an Testosteron ist aber mit dem der Männer nicht zu vergleichen. Die höchsten Werte entwickeln Frauen vor dem Eisprung. Diese Zusammenhänge sind schon einmal beschrieben worden. Es ist natürlich kein Zufall, dass der bevorstehende Eisprung einen Anstieg an Testosteron bewirkt. Die Östrogene lassen im Eierstock ein Ei heranreifen, das es zu befruchten gilt. Mit dem Anstieg der Östrogene steigt auch der Testosteronspiegel, der – welch Zufall – Lust auf Sex macht. Diese banal anmutenden Vorgänge sind alles andere als zufällig, sie sind der geschickt eingefädelte Ablauf einer Kaskade, an deren Ende die Befruchtung der Eizelle steht und somit: neues Leben.

Die fehlende Lust innerhalb einer Beziehung ist ein häufiges Thema in der Sprechstunde des Sexualmediziners. Bevor auch nur daran gedacht werden kann, hormonell zu intervenieren, muss man sich die Mühe machen, die Sachlage genau zu erkunden.

Beziehungsproblem oder Luststörung?

Männer oder Frauen, die wegen einer Störung der sexuellen Appetenz primär – also ohne Gesprächstherapie – hormonell behandelt werden, sollten eine Seltenheit sein und bleiben. Nur in wenigen Fällen kann auf eine Paartherapie verzichtet werden. Meistens schläft ein Pärchen zwar nicht miteinander, beide – der Mann und die Frau – masturbieren aber rege. So etwas ist niemals eine Störung der Lust, das ist ein Beziehungsproblem, der fehlende Sex ist lediglich Symptom einer gestörten Paarbeziehung, „lustlos“ sind aber beide nicht. Ein Mann oder eine Frau, der oder die vorgibt, „keine Lust“ zu haben, masturbiert auch nicht – und das muss man erfragen!

„Ich habe keine Lust“, sagt der Mann zum Therapeuten, der – zielsicher – entgegnet: „*Worauf* haben Sie denn keine Lust? Auf Sex mit Ihrer Frau? Auf Sex ganz allgemein? Auch auf Masturbation?“ Die Beantwortung dieser drei Fragen beinhaltet bereits unzählige Antworten und entscheidet über die Therapie, die vor allem eines braucht: Zeit. Jene Zeit, die in der allgemeinen Arztpraxis meistens fehlt.

Andreas ist ein 32-jähriger Mann. Er ist nach dem Scheitern seiner Ehe längere Zeit Single gewesen, nun aber seit ungefähr drei Jahren mit Irina zusammen. Diese Beziehung „läuft ganz gut“, langsam wird aber genau jenes Problem wieder zum Zankapfel, das – nach Andreas' Meinung – auch zum Scheitern seiner Ehe geführt hat: seine Lustlosigkeit. „Du musst etwas unternehmen“, versuchte seine Frau ihn zu animieren, einen Arzt aufzusuchen. Im Gegensatz zu vielen anderen Männern war Andreas ganz derselben Meinung. Er wusste um seine Defizite und – was eher selten ist – er erkannte auch, dass die fehlende Sexualität die Beziehung belastete. Dieser Mann war also bereit, sich therapieren zu lassen. Das kam nicht von ungefähr: Andreas hatte in seiner Jugend Jahre hindurch mit Anabolika experimentiert. Anabolika sind jene Substanzen, die in der Lifestyleszene eingesetzt werden, um den Muskelaufbau zu fördern, und durch die sehr häufig Störungen im Hormonsystem der Männer provoziert werden. Schuldbewusst war sich Andreas sicher: Das war der Grund für seine Lustlosigkeit, daran musste es wohl liegen. Es gab auch einen zeitlichen Zusammenhang zwischen dem Auftreten der Störung und dem Ende der „Behandlung“, das war ja wohl Beweis genug. Andreas war sich sicher, dass er sich selbst kaputt gemacht hatte. An der Bereitschaft, sich therapieren zu lassen, mangelte es daher nicht.

Gesagt, getan: Erster Anlaufpunkt war ein Facharzt für Urologie. Andreas erzählte seine Geschichte „wahrheitsgetreu“, wie er betonte, damit meinte er wohl, dass er seine Anabolikageschichte nicht verschwieg. Die körperliche Untersuchung verlief ergebnislos. Andreas war also organisch gesund, und weil ja die Lust des Mannes mit dem Testosteronspiegel gleichgesetzt wird, wurde alsgleich ein Hormontest veranlasst. Die dort gemessenen Hormonwerte waren nicht so schlecht, vor allem der Testosteronspiegel lag durchaus im „Normalbereich“. „4,5 Nanogramm“, so sagte der Urologe, „sollten reichen, um Lust auf Sex zu haben ... was aber nicht in Ordnung ist, ist das Prolactin.“ „Tatsächlich kann auch ein erhöhter Prolactinwert zu Lustlosigkeit führen“, freute sich der Arzt, nun doch dem Problem auf die Spur gekommen zu sein. Weil die Thematik rund um das Prolactin aber nicht sein Fachgebiet war, überwies er Andreas zu einem Facharzt für Innere Medizin, einem Internisten. Auf der Überweisung stand: Hyperprolactinämie, was so viel heißt wie „zu viel Prolactin im Blut“.

Der Internist las die Überweisung, begutachtete die Befunde und veranlasste eine Magnetresonanztomographie (MRT) der Hypophyse. Die Hypophyse ist die Hirnanhangdrüse. Sie produziert eine Vielzahl von Hormonen, unter anderem auch das Prolactin, und weil ein Zuviel an Prolactin ein Hinweis auf einen Tumor der Hypophyse sein könnte, ist diese Untersuchung auch gerechtfertigt. Das Ergebnis der MRT ergab jedoch zu Andreas' Erleichterung nichts: Seine Hypophyse war gesund.

Eine Kontrolluntersuchung des Prolactinwertes veranlasste der Internist nicht, obwohl es Gründe gab, ihn anzuzweifeln. Die potenzschädigende Wirkung von erhöhten Prolactinwerten liegt in der Absenkung des Testosteronspiegels, aber dieser war durchaus in Ordnung.

Zur Behandlung des zu hohen Prolactinspiegels überwies der Internist Andreas an eine Fachabteilung für Nuklearmedizin.

In Österreich liegt die Kompetenz in der Endokrinologie, der Lehre von den Hormonen, sehr häufig in den nuklearmedizinischen Abteilungen der Krankenhäuser, in Deutschland gibt es das Fach des Endokrinologen. Dort wurde wieder Blut abgenommen und ein Hormontest veranlasst: Zur Überraschung aller war das Prolactin nun ganz normal. Die Ärzte konnten sich das nicht erklären. Zu guter Letzt einigte man sich darauf, einen Laborfehler für die Diskrepanzen verantwortlich zu machen. „So was kommt vor", waren die Worte des Nuklearmediziners, „jedenfalls sind Sie gesund!"

Da stand er nun, dieser Mann mit 32 Jahren, in der Blüte seiner Jahre und alleingelassen mit seinem Problem: der fehlenden Lust auf Sexualität. Die Lage innerhalb der Beziehung spitzte sich inzwischen zu. Irina war immer weniger bereit, auf Sexualität zu verzichten, denn „es lief fast gar nichts", und das, was lief, war nicht berauschend.

Inzwischen war ein halbes Jahr vergangen, Andreas war bei drei Ärzten gewesen, hatte mehrere Untersuchungen über sich ergehen lassen müssen, hatte damit das Budget der Krankenkassen nicht unerheblich belastet, und geholfen war ihm nicht ...

Er war ratlos. Jeden Abend durchforstete er das Internet, bestellte da ein Wässerchen, dort ein paar Tabletten, die allesamt Luststeigerung versprachen, das Versprechen aber niemals hielten.

„Eines Tages kam ich – ganz zufällig – auf Ihre Seite", sagte er zu jenem Arzt, den er als nächstes aufsuchte. Es war ein Sexualmediziner, und alle Hoffnung lag nun bei ihm.

Nach der Sichtung der Befunde entwickelte sich ein Gespräch in einer Intensität, die der Patient bisher vermisst hatte. Der Doktor wollte alles wissen, so erzählte Andreas auch seine Anabolikavergangenheit, der Arzt hörte zu und stellte seine Fragen. „Sagen Sie“, wollte er wissen, „wie oft schlafen Sie nun eigentlich mit Ihrer Partnerin, was verstehen Sie denn unter Lustlosigkeit?“ „Hmmm ...“, die Antwort auf diese Frage ging nicht leicht über die Lippen, so beschämend war sie. „Vielleicht einmal im Monat, wenn’s gut geht, dann aber“, fügte er hinzu, „klappt es nicht immer, meine Erektion ist auch nicht mehr, wie sie einmal war.“

„Es war also nicht nur ein Lustproblem, sondern auch ein Erektionsproblem?“ „Genau“, antwortete Andreas, „kann man so sagen.“

„Gibt es noch andere Formen der Sexualität?“ wollte der Art wissen, „etwa eine Außenbeziehung ... oder Masturbation?“ Andreas war perplex. „Ging das nicht doch etwas zu weit?“, mochte er sich in dieser Situation gedacht haben. Nach einer kleinen Pause entschloss er sich zu antworten. „Nein, natürlich nicht, ich habe keine Außenbeziehung“, antwortete er entrüstet und ergänzte in Missachtung des zweiten Teils der Frage nach der Masturbation: „Noch nie gehabt, so etwas tu’ ich nicht. Ich habe noch nie eine Frau betrogen, das halte ich für unfair, und außerdem, Herr Doktor, ich bin ja hier wegen zu wenig Lust und nicht wegen zu viel.“ „Und Masturbation?“, bohrte der Arzt nach.

Wieder eine Pause. Ein bisschen verärgert war Andreas nun schon, ist ja auch nicht verwunderlich bei derart indiskreten Fragen, er zögerte und ging auf Konfrontation: „Ich wüsste zwar nicht, was das hiermit zu tun hat, aber ja, ich masturbiere etwa drei- bis viermal in der Woche!“

Innerlich – ganz unbemerkt – triumphierte der Arzt. Professionell wie er war, verzog er keine Miene, blieb scheinbar ungerührt, obwohl er wusste, nun der Wahrheit ein ganz wesentliches Stückchen nähergekommen zu sein. Er rechnete und wiederholte: „Wenn ich richtig schließe, schlafen Sie einmal im Monat mit Irina, nebenbei aber masturbieren Sie 12- bis 16-mal. Insgesamt sind das also etwa 15 Ejakulationen, auf die Sie Monat für Monat kommen. Sagen Sie, sind Sie immer noch der Meinung Sie wären ‚lustlos'"?

„Masturbation ist doch kein Sex!", entrüstete sich Andreas. Er ahnte wohl, in welche Richtung die Argumentation des Arztes gehen würde. Der blieb ganz ruhig und erklärte dem verdutzten Patienten: „Selbstverständlich ist Masturbation eine Form der Sexualität, jedenfalls aber ein Zeichen für sexuelle Energie, also Lust. Was mich nun interessieren würde, ist, warum ein Mann wie Sie, der behauptet, seine Frau zu lieben und zu begehren, zwar masturbiert, nicht aber mit seiner Partnerin verkehrt. Könnte es vielleicht die Angst sein, zu versagen?!"

Andreas war regelrecht sprachlos. Plötzlich ging ihm „ein Knopf auf", und er begann, sich selbst zu hinterfragen.

„Ja", sagte er kurz und prägnant, „so wird das sein!"

Ganz plötzlich stellte sich die Situation ganz anders dar. Er, der wegen angeblicher Lustlosigkeit von Arzt zu Arzt gerannt war, ganz sprichwörtlich von Pontius zu Pilatus, nicht abgeneigt war, sich für teures Geld auch an Wundermitteln zu versuchen, dieser Mann musste sich nun eingestehen, ganz und gar nicht „lustlos" zu sein, sondern sich bewusst zu verweigern. Dafür *musste* es einen Grund geben: Andreas hatte Angst zu versagen und vermied daher die Sexualität mit seiner Frau. Er vermied nicht nur Geschlechtsverkehr, er vermied auch Zärtlichkeiten, immer hing das Damoklesschwert des möglichen Versagens über ihm und auch die Angst, aus der zärtlichen Berührung könnte der Wunsch nach „Mehr" erwachen. „Vermeidungsverhalten aus Versagensangst", das war die Diagnose, nicht „Lustlosigkeit".

„Lustlosigkeit“ war eine Fehldiagnose, deren Ursache in einer mangelnden Befragung zu suchen war. Niemals wurde Andreas nach seiner Sexualität befragt, nicht von dem einen, nicht vom anderen Arzt. Wie aber sollte man eine sexuelle Störung behandeln können, wenn die Diagnose nicht gestellt ist? Es ist ein unverrückbares Paradigma in der Medizin, dass einer Therapie eine Diagnose vorauszugehen hat. Dies gilt auch in der Sexualmedizin.

Wie ging's nun weiter mit diesem Pärchen?

Die Diagnose lautete: psychosomatisch bedingte, situative, nicht generalisierte erektile Dysfunktion mit Vermeidungsverhalten. Nicht die wackelige Erektion belastete die Beziehung, sondern das Vermeidungsverhalten. Dieses zu therapieren war auch das primäre Ziel.

Jeder Mann, der mit Hormonen experimentiert, fällt nach Beendigung dieser „Behandlung“ in ein hormonelles „Nichts“, weil es eine Zeit lang dauert, bis die eigenen Hormondrüsen ihre Tätigkeit wieder aufnehmen, quasi „anspringen“. Eines der Hauptsymptome dieser Durststrecke, die übrigens ganz schön lange dauern kann, bis zu einem Jahr, ist Impotenz. Die Zweifel an der eigenen Standfestigkeit führen zu einer Psychosomatisierung, die schließlich aus dem vorübergehenden Ereignis einen Dauerzustand werden lässt.

Das Pärchen kam gemeinsam in die sexualmedizinische Sprechstunde. Das war wichtig, das Wichtigste überhaupt, denn es führte zur Entlastung. Endlich gab es eine Erklärung für das Verhalten dieses Mannes. „Bei aller Liebe und allem Verständnis – ich weiß, auch Männer sind keine Maschinen – hat dieser Zustand unserer Beziehung schwer zugesetzt“, sagte Irina, sie sagte außerdem, dass ihr „nun ein Stein vom Herzen fiele“, endlich zu wissen, dass nicht sie die Schuldige an seinem Versagen war und auch nicht erloschene Leidenschaft. „Jetzt, wo ich weiß, woher das alles kommt“, ergänzte sie, „kann ich ganz anders damit umgehen.“

Weil es sich um ein psychosomatisches Problem handelte, bestand die gebotene Behandlung in einer Sexualtherapie, jedenfalls nicht in der Verordnung von Tabletten. Der Leistungsdruck, der die Wurzel allen Übels war, musste abgebaut werden, und das funktioniert am besten mit einer Veränderung der Sichtweise auf Sexualität.

Die Frage ist: Worum geht es denn beim Sex? Um den Orgasmus? Oder doch um die Vermittlung von Werten wie Liebe und Begehren? Sexualität dient der Befriedung (nicht Befriedigung!) psychosozialer Grundbedürfnisse, dafür bedarf es zunächst gar keiner Erektion. Die Vermittlung einer veränderten Wertehierarchie über Sexualität ist das Ziel der Behandlung und zugleich der Schlüssel zum Erfolg. Wenn der Mann begriffen haben wird, dass die Erektion nicht eine zwingende Voraussetzung ist für guten, befriedigenden, lustvollen Sex, dann wird – wie von Zauberhand – seine Erektion wieder funktionieren. Dafür bedarf es einer Frau, die bereit ist, diesen Gedankengängen auch zu folgen. Daher ist die Frau Bestandteil dieser Therapie: Sexualtherapie kann nur im Dreiersetting funktionieren: drei Personen, das Paar und der Therapeut.

Andreas und Irina erreichten ihr Ziel bereits nach wenigen Sitzungen: die Wiederherstellung der sexuellen Zufriedenheit beider Partner. Die sexuelle Zufriedenheit herzustellen ist das erklärte Ziel einer Sexualtherapie, wie ein Paar sie zu erreichen gedenkt, ist seine Sache.

Sexualität ist ein viel zu heikles Thema, um damit zu experimentieren. Es ist für viele Beziehungen jener Bestandteil der Zweisamkeit, der entscheidet über Gelingen oder Scheitern.

Die Erkenntnis übrigens, dass fehlende Sexualität nicht unbedingt auf Lustlosigkeit zurückzuführen sein muss, sondern noch ganz andere Ursachen haben kann, scheint selbst in Fachkreisen noch nicht durchgedrungen zu sein. Dies zu ändern ist Aufgabe jener sexualmedizinischen Zentren, die sich zur Aufgabe gestellt haben, Mediziner im Fach „Sexualmedizin" auszubilden. In Deutschland werden bereits seit einigen Jahren an verschiedenen Zentren Sexualmediziner ausgebildet, Österreich hat erst im Jahre 2011 nachgezogen.

Nicht selten ist die Lustlosigkeit des einen Partners in Wirklichkeit die allzu große Lust des anderen. Auch dieser Aspekt muss in die Behandlung eingeplant werden: Das Zuwenig ist ja auch eine Frage des Blickwinkels. Tatsächlich beklagen sich mehr Männer über die fehlende Lust ihrer Frauen als umgekehrt. In meiner Praxis ist das Verhältnis etwa 5:1, das heißt, dass auf fünf Pärchen, mit – angeblich – zu geringer Lust der Frau eines kommt, wo es umgekehrt ist. Dies liegt, wie schon oben beschrieben, in der Natur der Geschlechter: die geringere Lust der Frauen am Zyklus und der oftmals destruktiven Sexualerziehung, die größere Lust bei den Männern an deren „besserer" Ausstattung mit Testosteron. Bei Zurückweisung durch die Frau neigen Männer sehr häufig dazu, jene „eheliche Pflicht" einzumahnen, die es in Wirklichkeit überhaupt nicht gibt. Sie ist – einmal mehr – ein unglückseliges Relikt aus der Zeit römisch-katholischer Sexuallehre, die zwar immer noch in den Köpfen existent ist, von der man sich als Wissenschafter aber distanzieren muss. Sie ist ganz einfach überholt.

Zwang ist übrigens niemals eine Option in der Sexualität (und auch ein strafrechtlicher Tatbestand).

Dass sich – bei näherer Betrachtung – ein „zu geringes Bedürfnis" des einen als zu großes Bedürfnis des anderen herausstellen kann, ist nicht so selten. Ein gutes Beispiel hierfür ist Romana, eine leidenschaftliche Frau mit temperamentvollem Auftreten.

„Herr Doktor", beginnt sie energisch ihre Ausführungen, „so kann das nicht weitergehen! Robert ist zwar ein netter Kerl und ich mag ihn auch, aber im Bett ist er ein Versager."

„Nun mal langsam", versuchte sie der Arzt zu bremsen, „Versager? ... Heißt was?"

Romana war Geschäftsfrau, so hatte sie sich selbst am Telefon bezeichnet. Und sie war im Zeitdruck, konnte nicht warten. Vieles war noch nicht gesagt und schon stand für den Doktor fest: Diese Frau war gestresst und wenn sie, was wahrscheinlich ist, diesen Stress auch mit ins Bett nimmt, ist der Mann ganz sicher nicht in einer feinen Lage.

„Wir haben eine Stunde reserviert, und Sie müssen mir die Zeit schon geben, die ich brauche, um Ihre Situation zu verstehen", fuhr der Arzt fort, „und noch etwas: Dieser Termin führt mit Sicherheit noch nicht zum Erfolg, er dient dazu, mir Klarheit zu verschaffen. Am Schluss werde ich Ihnen sagen können, ob ich Ihnen überhaupt helfen kann."

Romana überlegte. War sie richtig hier bei diesem Mann, oder sollte sie doch woanders hingehen? Etwas gereizt entgegnete sie: „*Mir* müssen Sie gar nicht helfen, meinem Mann sollen Sie helfen, und ich bin da, damit Sie mir etwas verschreiben."

Sexualmedizin funktioniert aber nicht so, nicht auf diese Weise. Sexualität ist nur zum geringsten Teil ein rein biologischer Vorgang, wie übrigens das ganze Leben kein rein biologischer Vorgang ist. Leider wird es sehr häufig darauf reduziert.

Eines steht jedenfalls fest: Man kann sich nicht eine Tablette holen, um die Lust zu steigern, so einfach geht das nicht.

Fast wäre dieses Gespräch gescheitert. Der Arzt merkte,

dass die Stimmung kippte. Romana hatte konkrete Vorstellungen von Therapie. Sie hatte schon von der luststeigernden Wirkung von Hormonen gehört. Und genau die wollte sie. Sie wollte Hormone, um sie dem Mann ins Essen zu schmuggeln ... „Wissen Sie, wie ich mich fühle", versuchte sie sich zu rechtfertigen, „wie eine alte Frau, die schon abgeschrieben ist." Ein paar Tränen kullerten über die linke Wange. „Das ist kein Leben!", wollte sie ihrer Situation jene Theatralik zu verleihen, die den Arzt zwingen sollte, „endlich" zur Tat zu schreiten.

Das Gespräch zwischen Romana und dem Arzt musste – solange der Mann noch nicht dabei war – unvollständig sein. Sexualität gibt es nur paarweise, Sexualtherapie auch. Das Ziel war, den Mann mit hierher zu bringen. Bis dahin aber war es noch ein weiter Weg.

Anfangs benahm sich die Frau, als wäre sie ahnungslos. Das aber war sie nicht. Sie wusste nämlich sehr genau über die Wurzeln ihrer Probleme Bescheid. Robert, ihr Partner, war nicht der erste, dem sie mit dem Verlassen drohte. Der „Versager" Robert hatte, man staune, bereits eine ganze Liste von Vorgängern, die auch – allesamt – Versager gewesen waren.

„Woran kann das nur liegen?", wollte der Therapeut wissen. Romana überlegte. Das war schon mal ein gutes Zeichen.

Sie war eine jener Frauen, die man früher etwas respektlos als „Nymphomanin" abgestempelt hatte. Sie brauchte Sex, jeden Tag, und das – wenn geht – auch mehrmals. Romana war also eine jener Frauen, die die Behauptung, die „Lustlosigkeit" wäre ein weibliches Problem, Lügen strafte. Die Beziehung zwischen ihr und Robert litt unter des Mannes Verweigerung, einer Rolle, die sonst den Frauen zugeschrieben wird.

Die Wahrheit war ganz einfach: Romanas große Lust war bedingt durch einen überhöhten Testosteronspiegel, der wiederum die Folge eines PCO-Syndroms ist, einer Besonderheit des weiblichen Eierstocks. Die Ursache ist also biologisch beschreibbar, letztlich handelt es sich auch hier um jene Ausnahme von der Regel (dass nämlich die Männer über die größere Lust verfügen), die diese erst bestätigt: In der Wissenschaft spricht man von biologisch beschreibbarer Intraspeziesvarianz. Es stimmt also schon, dass die Männer die größere Lust haben als die Frauen. Sollte es einmal nicht so sein – dafür war Romana ein gutes Beispiel –, gibt es eine biologische Erklärung, die die Ausnahme begründet. Wie immer bestätigt die Ausnahme die Regel und widerlegt sie nicht.

In dieser ersten Therapiestunde wurden die Weichen für die weitere Vorgangsweise gestellt. Das Wissen und die Akzeptanz der hormonellen Situation Romanas waren eine unverzichtbare Voraussetzung für den Erfolg einer weiteren Therapie. Der biologisch-naturalistische Teil war somit erschöpft, es gab keine Tabletten, die es erlaubten, den Testosteronwert der Frau zu senken. Die Behandlung bestand vielmehr in einer Veränderung der Erwartungen in und über Sexualität, ein Vorhaben, das nur unter Einbeziehung des Partners gelingen konnte. Nach gutem Zureden war die Frau bereit, ihren Mann mit in die Therapie zu bringen. Von nun an kamen beide, Romana und Robert, ihr Liebhaber.

Der Mann, ein Mittzwanziger, strotzte vor Energie, war Sportler und schien kerngesund. Vor allem aber vermutete man in ihm nicht den „Versager“, als den ihn Romana anfangs hingestellt hatte – ganz im Gegenteil! Robert war ein attraktiver Mann, er hatte alles, was eine Frau sich wünschen kann. „Wenn er nicht so gut aussehen würde, hätte ich ihn längst an die Luft gesetzt“, bestätigte Romana seine sexuelle Ausstrahlung, fuhr aber fort, dass „sich da was ändern müsse“.

Diese Bemerkung war eine Bemerkung zu viel. Der Disput war eröffnet.

Robert rückte sich im Sessel zurecht, richtete seinen Oberkörper auf, ein feindseliges Leuchten der Augen beherrschte sein Gesicht. „Wer sich da ändern muss, bist *du*!“, brüllte er sie an. „Es kann doch nicht sein, dass ich jede freie Minute dafür opfern muss, deine überbordende Lust zu befriedigen.“

So weit waren die beiden also schon, mit „ihr“ zu schlafen war für „ihn“ ein Opfer! „Hier gibt es wirklich Handlungsbedarf“, dachte der Arzt und begann, das Gespräch an sich zu reißen. Es diente ja der Problemlösung, dem Neubeginn, nicht der Abrechnung. Dafür zu sorgen, dass es dazu nicht kommt, war die Pflicht des Arztes. Er musste das Gespräch so führen, dass die beiden zueinanderfänden und sich nicht noch weiter von einander entfernten. Die primäre Option einer solchen Gesprächstherapie ist die Lösung des Problems, nicht das Ende der Beziehung.

Der Arzt gab Robert das Wort: „Erzählen Sie mal Ihre Sicht der Dinge! Wie steht es denn um Ihre Sexualität?“

„Herr Doktor, ich bin jung und sehr gut drauf, glauben Sie mir, das Bild, das Romana hier von mir gezeichnet hat, ist ganz einfach nur die halbe Wahrheit. Ich habe meine sexuellen Bedürfnisse, doch ich habe null Bock, sie mit Romana auszuleben. Da mache ich es mir lieber selber“, begann er zu erzählen. Die Beziehung zwischen den beiden war von Anfang an sexuell ausgerichtet. „Als wir uns in einer Diskothek über den Weg gelaufen waren, verfolgte mich Romana bis in die Toilette und riss mir dort die Hose vom Leibe. Ich muss gestehen, es gefiel mir, als Mann fühlt man sich geschmeichelt, wenn eine Frau derart auf einen abfährt. Ich erlebte eine neue Dimension meiner Sexualität, wunderte mich über meine eigene Leistungsfähigkeit, denn Romana war von Anfang an unersättlich, duldete keine

Ausrede, brauchte ‚es' alle paar Stunden. Doch Sie wissen ja, wie das ist, selbst Sexualität hat inflationäre Züge, man kann alles übertreiben. Seit meine Bereitschaft, mit Romana zu schlafen, weniger wurde, haben wir zu Hause Krieg. Romana versucht ja wirklich alles, um mich zum Sex zu nötigen. Sie tobt, weint, schimpft und reißt mir die Kleider vom Leibe ... einmal hatte sie sich nachts an mich herangemacht, was natürlich gar nicht geht. Herr Doktor, verstehen Sie meine Situation? In Wirklichkeit bin ich auf der Flucht!"

„Das hört sich auch so an", nickte der Doktor zustimmend und wandte sich an die Frau. „Wie sehen Sie die Situation?"

Zum ersten Mal war Romana in der Defensive, sie hatte wohl nicht damit gerechnet, dass Robert die Karten so offen auf den Tisch legen würde. Sie sagte zunächst gar nichts. „Glauben Sie, dass Ihre Methoden die richtigen sind, zu um zu Sex zu kommen und vor allem zu *Liebe*, als deren Ausdruck Sexualität doch gelten sollte?", wollte der Arzt von ihr wissen.

Romana hatte keine Einsicht, in dieser Situation fühlte sie sich als das Opfer kollaborierender Männer, als das Opfer einer Verschwörung. „Ich habe ein Recht auf Sex, schließlich ist Robert ja mein Partner, und – sagen Sie doch mal ehrlich – wozu sollte ich sonst diese Beziehung aufrechterhalten, wenn ich nicht bekomme, was ich brauche?"

Das weitere Gespräch erstreckte sich über mehrere Sitzungen. Dieses Pärchen war selbst für den geübten Therapeuten eine Herausforderung, Romana wollte die Lösung des Problems so nicht akzeptieren. Sie wollte ihren Sex, brauchte ihn, verlangte nach Tabletten und auch Hormonen, die die Lust des Mannes steigern, sollten und begriff nicht, dass es daran gar nicht mangelte. Es fehlte an der Bereitschaft, mit ihr zu schlafen. Wie schon gesagt, er befand sich auf der Flucht, doch haben flüchtende Menschen Lust auf Sexualität? Mitnichten.

Die Geschichte dieses Paares war in Wirklichkeit ein Drama mit sehr geringen Aussichten auf Erfolg. Der durch eine biologische Besonderheit erhöhte Testosteronspiegel der Frau führte zu einer Steigerung der Libido. Sie selbst glaubte in der Erfüllung ihrer Wünsche ein Maß für die entgegengebrachte Liebe zu erkennen, im Ignorieren ein Zeichen für ihr vorenthaltene. Das war der wahre Grund für das Scheitern dieses Paares. Sie missbrauchte ihren Partner als Mittel zum Zweck. Ihre Beziehungen zerbrachen an Romanas fehlender Bereitschaft, den Stellenwert der Sexualität neu zu definieren. Sie konnte nicht erkennen, dass die Häufigkeit des Geschlechtsverkehrs nicht das Maß für die Liebe ist und dass der Zwang zum Sex das Gegenteil bewirkte: das Töten der Gefühle und die Abwendung von ihr. Sexualität ist ein ganz besonderer Bereich der Persönlichkeit, sie verlangt nach Sensibilität, nach Ausgewogenheit, nach Diplomatie – das profane Wort für die Verführung –, jedes falsche Wort, jeder Versuch sie zu erzwingen, bewirkt das Gegenteil.

Was wurde nun aus diesem Pärchen?

Aus purer Verzweiflung versuchte Robert sein Glück noch mit Potenzpillen. „Was tut man nicht alles, um zu Hause seinen Frieden zu bekommen!“, lachte er. Doch – wie erwartet – das konnte gar nicht funktionieren. Es war ja nicht seine Potenz, die einer Therapie bedurfte, sondern die emotionale Beziehung zwischen zwei Menschen. Und die kann mit Tabletten nicht behandelt werden.

Schließlich scheiterte diese Partnerschaft – nicht in Würde, sondern mit einem Rosenkrieg. Romana zog alle Register. Selbst zwei Jahre nach dem Ende der Beziehung war noch nicht alles ausgestanden. Auch die neue Freundin Roberts, mit der er eine glückliche Beziehung führte, wurde in die Schlacht miteinbezogen. „Mal sehen, wie Romana reagiert, wenn sie erfährt, dass ich Vater werde", erzählte Robert mit einem Lachen, doch ganz so wohl schien ihm dabei nicht gewesen zu sein.

Testosteron spielte in diesem Fall natürlich eine große Rolle. Da wäre einerseits Romanas für Frauen untypisch großes Verlangen, das – bei näherer Betrachtung – auf eine übermäßige Ausstattung mit Testosteron zurückzuführen war. Und da wäre noch Robert, ein Mann, der „es" nicht brachte, obwohl er rein biologisch dazu in der Lage gewesen wäre.

Das ist die andere Lehre aus dieser Geschichte: Zum Sex gehören mehr als nur Hormone, es zählen auch die Psyche und der Geist der Beziehung, die Sozialisation.

Alles beginnt mit einem Flirt

Testosteron vermittelt Extrovertiertheit, das macht sich auch beim Sex bemerkbar, ganz besonders bei der Anbahnung erotischer Kontakte. „Flirten" ist eine hocherotische Angelegenheit, wenn nicht die erotischste überhaupt, denn meistens sind die Beteiligten sich noch nie begegnet.

Das ist das Terrain des Mannes, der Reiz des Neuen, „Jagd" pur, der Mann wirft seine Blicke in die Runde, trifft seine Wahl und entscheidet sich dann für *die Eine*, noch lange bevor sie das überhaupt erahnt. Es ist eine Frage von Zehntelsekunden und ein Mann weiß, wo seine Chancen liegen – ohne natürlich auch nur im Geringsten zu erahnen, wie ein solcher Flirt dann enden wird.

Erfahrene Männer und Frauen gehen auch ganz ohne konkrete Vorstellungen an die Sache ran, der Flirtexperte hat beim Flirten keine konkreten Ziele, außer dem Wecken der Neugier. Denn beim Flirten geht es ganz primär um das

Ausloten der Chancen, es geht um die Befriedigung der eigenen Eitelkeit, um die Feststellung des Marktwertes und nur ganz im Geheimen um das Wahren der Interessen. Der Flirt ist wie ein frischer Wind, er ist luftig und leicht, er verpflichtet nicht, ganz im Gegenteil, er ist die leichte Muse in der Liebe, aus der zwar sehr wohl „Ernst“ werden kann, doch bis dahin ist es – noch – ein weiter Weg.

Um beim Flirten erfolgreich zu sein müssen Männer und Frauen primär eines haben: Geduld! Ganz in der Tiefe der Seele mag eine Frau die Suche nach dem Traumpartner zum Ziel haben, ein Mann vielleicht ein aufregendes Abenteuer, der Flirt aber lebt von der Unverbindlichkeit. Sie über Bord zu werfen ist ein Fehler, der alles zunichte macht: Ein falsches Wort, und alles ist vorbei. Die verkrampfte Suche nach einem Partner kann beim Flirten nicht erfolgreich sein. Die Voraussetzung für den Erfolg ist eine gewisse Nonchalance, eine Ungezwungenheit, die es schafft, das Interesse zu wecken, nicht mehr. Alles Weitere wird ganz bewusst im Ungewissen gelassen. Flirtexperten vermeiden es, zu viel zu reden, denn damit lüftet man den Schleier der Verklärung und wird zum „ganz normalen“ Menschen. Nur das Ungewisse weckt die Neugier, und wenn die Neugier einmal geweckt ist, ist man am Ziel des Flirtens.

Manchen Männern und Frauen ist das auch tatsächlich genug. Sie ziehen daraus jene Energie, die sie brauchen, um sich selbst als erotische Wesen zu bestätigen, sie belassen es aber ganz bewusst dabei. Vielleicht weil die oder der Liebste zu Hause schon auf einen wartet, vielleicht weil das geweckte Interesse zwar Balsam auf die Seele jedes Menschen ist, die oder der Richtige aber trotzdem nicht dabei war, vielleicht weil … tja, da gibt es viele Gründe, warum ein Flirt im Sand verläuft. Die zum Flirten unverzichtbare Nonchalance verbietet es auch ganz einfach, darüber nachzudenken, warum es denn beim Flirt geblieben ist. Und alle, die es dennoch tun, wissen, warum dann doch nichts draus geworden ist: Eben wegen des Fehlens der – unverzichtbaren – Nonchalance.

Zweifelsfrei ist der Flirt ein Spiel. Im Gegensatz zur Arbeit ist es das Wesen eines Spiels, den Ausgang unbestimmt zu lassen. Das Motiv ist nicht das Erreichen eines ganz bestimmten Zieles, nicht die Herstellung eines Produkts, sondern einzig und allein der Selbstzweck: das Spielen. Der Weg ist das Ziel. Und doch: Hat nicht jedes Spiel auch einen tieferen Sinn? Spielen nicht Kinder, um sich Fertigkeiten zu erwerben, die ihnen später nützlich sein können? Genauso ist es hier: Das wahre Motiv des Flirts ist die Wahrung persönlicher Interessen, die umso eher gelingen wird, je geschickter man sie verpackt. Die Verpackung ist die wahre Kunst des Flirtens, sie dient dazu, die wirklichen Absichten zu verbergen, die doch so einfach zu erraten sind: Sex und schließlich die Beziehung. Die Reihenfolge dieser Ziele ist meistens vorgegeben. Wie schon erwähnt, suchen Männer Sex, um dann – vielleicht – eine Beziehung einzugehen (wenn der Sex gut war). Frauen suchen eine Beziehung, um dann vielleicht sexuell aktiv zu werden (wenn die Beziehung gut ist).

Viele Männer können gar nicht flirten, denn sie haben es niemals gelernt. Sie nehmen, was sich ihnen anbietet, manche kaufen sich ganz einfach ihre Frauen. Solche Beziehungen entsprechen selten den Erwartungen. Wie heißt es? – „Eine Beziehung geht dann gut, wenn sie der Liebe wegen geschlossen wurde!" Und Liebe, wahre, echte, leidenschaftliche Liebe ist der beste Garant für guten Sex und auch Erotik. Leider lässt sich guter Sex nicht kaufen, daher sind jene Männer, die es beherrschen, zu erobern, die Siegertypen. Sie haben gelernt, ihren Charme spielen zu lassen (so sie einen haben, das ist die eigentliche Krux), und sollten sie erfolgreich sein, haben sie die Gewissheit, dass sie selbst gemeint sind, der „nackte“ Mann in ihnen, ohne das ganze Rundherum.

Ein guter Mann wartet nicht, bis seine Angebetete ihn anspricht, *den* Mut muss er selbst aufbringen. Es ist die Aufgabe des Mannes, zu jagen, schon deshalb, weil es einem Mann viel besser steht, eine Niederlage einzustecken als einer Frau. Jede Abweisung tut weh, beiden, den Männern und den Frauen. Das Trostpflaster des Mannes – sein Testosteron – lässt ihn jedoch schnell wieder vergessen, Östrogene machen daraus eine bittere Niederlage, Gestagene gar eine persönliche Katastrophe.

Dennoch: Mitleid besitzt keine erotische Dimension, es ist das allerschlechteste Motiv, sich für jemanden zu interessieren. Liebe Leserinnen: Je eher Sie begreifen, dass die Zurückweisung Teil des Spiels ist, desto eher werden Sie Respekt ernten. Begehrenswerte Männer lieben die Herausforderung, sie wissen, dass der Misserfolg dazugehört.

Und weil ja jeder Misserfolg doch ein wenig das Gefühl des Scheiterns in sich birgt, liegt es an Ihnen, ihn so erträglich wie möglich zu gestalten – vorausgesetzt, der Mann hat es sich verdient. Es liegt also an der Art und Weise seines Verhaltens, wie Sie schließlich „Nein“ sagen. War er charmant und hat die Regeln des Flirtens beachtet? Dann lassen Sie ihn nicht abblitzen, sondern hauchen mit einem verführerischen Lächeln: „Tut mir leid, ich bin schon vergeben!“ Oder so ähnlich. Das tut am wenigsten weh, und es ist ein plausibler Grund, hinter dem *er* sich verschanzen kann.

Sollte ein Mann sich bei seinen Avancen unhöflich oder gar anzüglich benommen haben, bin ich sicher, dass Sie die geeigneten Worte finden werden. Zurückhaltung ist dann jedenfalls nicht angebracht.

Neben den Männern, die das Flirten nicht gelernt haben, gibt es auch solche, die es sich ganz einfach nicht zutrauen, also „zu schüchtern“ sind. Es ist bestürzend, wie viele

Männer im besten Erwachsenenalter sich nach einer Beziehung sehnen, aber noch nie eine gehabt haben. Solche Männer kommen in die Sprechstunde des Sexualmediziners – das ist die beste Art, damit umzugehen –, sie belegen Flirtseminare oder fügen sich ganz einfach ihrem Schicksal. Das ist die schlechteste Art, mit Schüchternheit umzugehen, denn sie führt zu sozialer Isolation, zu Einsamkeit und persönlichem Unglück.

In den allermeisten Fällen sind solche Störungen psychosozialer Natur, ihre Ursache liegt nicht in einem zu niedrigen Testosteronspiegel, sondern in schlechten Erfahrungen mit der Sexualität, abweichenden sexuellen Wünschen oder anderen im Verborgenen liegenden Gründen. Solche Männer sind zu bemitleiden, es sollte alles versucht werden, um ihnen zu helfen. Einsamkeit kann nämlich auch zur Krankheit werden.

Eine kluge Frau geht, wenn sie Kontakte sucht, ihre eigenen Wege, niemals wird sie sich dabei gleich mit einer Horde kichernder Frauen umgeben. Der Misserfolg ist ziemlich sicher vorprogrammiert, denn Männer geben angesichts einer ganzen Gruppe kritischer Frauen gerne auf. Das wird selbst dem hartgesottenen Macho zu viel.

Also: entweder Frauengruppe oder Aufriss! Und auch wenn man sich so etwas nicht rasch eingesteht: In Sachen Sex sind Frauen untereinander manchmal sogar missgünstig und empfinden sich als Konkurrentinnen. Wenn eine Frauengruppe um die Häuser zieht, dann sollte sie es tun – dagegen ist gar nichts einzuwenden. Wenn eine Einzelne dann jedoch „ausbricht", um sich allein einen Mann zu angeln, kann sie Probleme bekommen. Denn einerseits wird über sie getratscht, verständlicherweise, schließlich lässt sie ihre Freundinnen „im Stich", andererseits kann sie sicher sein, dass der Auserwählte kaum mit Nachsicht rechnen kann.

Entscheiden Sie sich also lieber, ob Sie einen ausgelassenen Abend mit Freundinnen verbringen möchten oder auf der ernsthaften Suche nach einem Mann sind. Beides zugleich funktioniert leider nicht, oder nur selten.

Wenn eine Frau selbst das Schicksal in die Hand nimmt, dann jedenfalls nicht in derselben Weise wie ein Mann. Sie benimmt sich allenfalls ermutigend, vermeidet jede Blöße, immer im Bewusstsein, dass allzu große Offensichtlichkeit die Männer eher hemmt denn fordert. Sie vermeidet jeden Hinweis, zu leicht zu haben zu sein, denn das turnt den Mann ab, selbst dann, wenn er nur auf ein schnelles Abenteuer aus ist. Ein Jäger zählt doch umso mehr, je schwieriger es war, die „Beute" zu erlegen. Eine kluge Frau sollte dem Mann – geht es um Sex oder gar schon um Beziehung – den Eindruck vermitteln, er allein hätte alle Trümpfe in der Hand. Sie entspricht dem Wunsch des erwählten Mannes, Sieger sein zu wollen gegenüber den Rivalen und – käme es tatsächlich zum Sex – auch der einzig in Frage kommende Vater des dabei potenziell gezeugten Kindes.

Freilich: Dies kann nur ein gut gemeinter Rat sein, um Sie, liebe Leserinnen, möglichst schnell erfolgreich sein zu lassen. Das Spiel um die Liebe folgt archaischen Verhaltensmustern, das wurde ja schon immer wieder festgestellt. Und: Die Diplomatie ist ein Teil davon. Sollten Sie nicht dieser Meinung sein und es für besser erachten, Sexualität zu rationalisieren, ähnlich vielleicht wie einen Geschäftsvertrag, dann ist das natürlich Ihre ganz persönliche und legitime Vorgangsweise. Auch Sie werden Ihren Deckel finden, das ist gewiss!

Was haben die Männer alles erfunden, um wenigstens eine ganz kleine Garantie zu haben, dass die Kinder ihrer Frau auch die eigenen sind? (Bis vor Kurzem galt, dass der Vater immer unsicher ist. „Pater semper incertus est" oder neudeutsch: „Mama's baby, Papa's maybe!") Die aufwendigste und doch zahnloseste Erfindung ist die Institution der Ehe, die die Frau an den Mann gebunden, nicht aber den Mann an die Frau gebunden hat.

Und was haben Männer alles inszeniert, wenn sie sich hintergangen fühlten? Anne Boleyn musste zum Beispiel wegen ihrer – wahrscheinlichen – Untreue aufs Schafott. Heinrich fühlte sich in der Öffentlichkeit bloßgestellt (hier geht es um die Rivalität gegenüber anderen Männern), und vor allem konnte er sich nicht mehr sicher sein, dass er der Vater seines Kindes war. Dies war für einen König unerträglich, zumal Heinrich – ein äußerst gottesfürchtiger Mann – der festen Meinung war, sein Nachfolger müsste königliches Blut in den Adern haben.

Ein Mann heiratet eine Frau, um sich ihrer Treue sicher zu sein, eine Frau heiratet einen Mann, um sich dessen Liebe zu versichern. Welch gewaltiger Unterschied in den Auffassungen.

Eine Frau wird sich übrigens hüten, den Makel der Zurückweisung auf sich zu laden, daher darf sie eines niemals aus der Hand geben: das Recht, die Wahl zu haben.

Die Initiative der Frau besteht darin, auf ihre Weise auf sich aufmerksam zu machen, dezent und unaufdringlich, immer im Bewusstsein, dass ein Mann den kleinsten Fingerzeig erkennt, wenn er nur will. Meistens ist es ein flüchtiger Blick in seine Augen, der ihn schließlich ermuntern wird, selbst aktiv zu werden. Vorausgesetzt, dies ist überhaupt gewünscht, sollten männliche Avancen erwidert werden. Um erfolgreich zu sein, darf der fragende Blick eines Mannes aufmunternd zurückgegeben werden, das Lächeln darf, nein, *muss* einladen zu mehr.

Sollten die Bemühungen eines Mannes nicht gewünscht sein, so können Sie sie ganz einfach ignorieren oder – noch besser – negieren. Wie eine Frau das am besten macht, liegt sicherlich in ihrem Naturell, aber darüber wurde ja bereits philosophiert.

Tatsächlich erwarten sich die meisten Frauen von den Männern beim Sex die Initiative. Das ändert sich auch nicht in der Beziehung, obwohl dort andere Spielregeln gelten als beim Flirt. Schließlich ist man in der Beziehung nicht mehr auf der Jagd. Auch in fixen Beziehungen werden die Frauen häufig nur dann von sich aus aktiv, wenn „sonst gar nichts laufen würde". Das ist eine Art Flucht nach vorne und es wird auch so gewertet. Sexuelles Desinteresse eines Mannes könnte seiner Frau signalisieren, dass er sie nicht (mehr) begehrt.

Und das tut weh.

Offenbar bleiben auch innerhalb einer Beziehung die traditionalistischen Rollen aufrecht: In den allermeisten Fällen baggert der Mann und überlässt die Entscheidung seiner Frau. Ein echter Kerl stellt es der Frau frei, die Wahl zu treffen – wenigstens die des Zeitpunkts für Intimitäten. Dafür gibt es eine ganz einfache biologische Erklärungen, nämlich dass die Frau – im Gegensatz zum Mann – eben nicht immer bereit sein muss zum Sex – etwa zyklusbedingt.

Ein Mann wird das verstehen. Und er wird eine Zurückweisung nicht persönlich nehmen.

„Bei uns ist das sehr ausgewogen, einmal beginne ich, dann wieder sie", so etwa beschreibt Gerald die Situation in seiner Partnerschaft. Dies ist die wohl beste Option für eingespielte, verständnisvolle Partnerschaften, beide erleben das Gefühl, begehrt zu sein, beide müssen aber auch gelernt haben, mit Zurückweisungen zurechtzukommen.

Wenn sie nicht will ...

Die fehlende Lust der Frau ist ein häufiges Thema in der Sexualmedizin. Hier gibt es viele Faktoren zu bedenken, allen voran die Methoden zur hormonellen Verhütung.

Jede Gabe eines Sexualhormons, auch jene Hormone, die zur Verhütung eingesetzt werden – in Form der Pille, der Dreimonatspritze oder in Form von Spiralen –, verändern die Sexualität. Sie verändern nicht nur die Libido, das sexuelle Verlangen, sondern auch die sexuelle Präferenz, die sexuelle Vorliebe. Inzwischen gibt es genügend Studien, die beweisen, dass selbst die Partnerwahl durch hormonelle Kontrazeption beeinflusst wird. Will heißen: Frauen finden unter Hormongabe manchmal andere Männer begehrenswert als unter den eigenen Hormonen.

Der Hinweis auf diese Erkenntnisse soll die hormonelle Verhütung weder diskreditieren, noch kann darauf verzichtet werden. Es ist ein Versuch zu sensibilisieren.

Bei der Verordnung entsprechender Präparate sollte nicht vergessen werden, darauf hinzuweisen, dass Hormongaben eine Beziehung belasten können. Sie können die sprichwörtliche „Chemie" innerhalb einer Partnerschaft verändern. Daher sollte jede Behandlung mit Hormonen – egal zu welchem Zweck – wohlüberlegt sein.

Das wäre mal der erste Punkt.

Der zweite ist nicht minder wichtig: Er betrifft die psychosoziale Sexualität der Frau, ein sehr dunkles Kapitel in der christlichen Sexuallehre. Wie beschrieben ist das Paradigma von der Frau als der Verführerin des Mannes bereits im Sündenfall zementiert. Das alles führt dazu, dass das Bild auf die weibliche Sexualität verzerrt ist. Die Sexualität der Frau scheint immer noch nicht von jenen Vorurteilen befreit zu sein, die seit Jahrhunderten auf ihr lasten: Anstatt sich vorurteilsfrei der Lust hingeben zu dürfen, ertragen viele Frauen Sexualität als notwendiges Übel. „Augen zu und durch", das wäre die einzige Möglichkeit, Sexualität mit ihrem geliebten Freund zu ertragen, sagte vor Kurzem ein bildhübsches Mädchen.

Die Sexualerziehung der Mädchen ist auch heute in weiten Bereichen nicht auf der Höhe der Zeit und in inakzeptabler Weise destruktiv. Themen wie Lust oder Masturbation werden ausgespart, andererseits wiederum werden Geschlechtsrollen vermittelt, die dem Weiblichen nicht entsprechen und ein Scheitern provozieren.

Immer noch spielt sich weibliche Sexualerziehung zwischen Extremen ab, hier das in sich verunsicherte Girlie, dort der Vamp US-amerikanischer Prägung. Beide werden nicht erfolgreich sein, denn: Sexualität folgt uralten Mustern!

Die Befreiung der weiblichen Lust kann nur erfolgreich sein, wenn man der Frau Lust macht auf Weiblichkeit. Interessanterweise passiert heute das Gegenteil. Der moderne Feminismus trägt sehr stark lesbische Züge: Die Befreiung der Frau erfolgt nicht in der Entdeckung des Weiblichen, sondern in der Kopie des Männlichen bei gleichzeitiger Verdammnis. Geschlechtsrollen müssen sich aber unterscheiden, sonst wird das Interesse am anderen Geschlecht verschwinden: Gegensätze ziehen sich an, und das vor allem in der Sexualität.

Bereits eingefahrene Verhaltensmuster zu verändern ist kaum möglich, allenfalls mit einer langfristigen und kostspieligen Sexualtherapie. Selbstverständlich ist es auch kaum erwartbar, dass die einzelne Frau sich selbst therapiert. Denn erstens ist das gar nicht möglich, und zweitens werden die Grundsteine für die Qualität der Sexualität, für die Fähigkeit, Lust zu empfunden und auch zu genießen, bereits in den Kinderjahren gelegt. Das Erfolgsrezept kann nur darin bestehen, die Meinungsbildner besser aufzuklären, „teach the teachers" ist der Schlüssel zum Erfolg. Um das aber möglich zu machen, muss es zunächst einmal ein Interesse geben, ein Interesse von zukünftigen Lehrern an Sexualität mit ihren drei Grundlagen: der Biologie, der Psychologie und der Sozialisation. Die Befreiung der weiblichen Lust besteht in einer langfristigen Veränderung der Sicht auf die weibliche Sexualität, dies allerdings ohne kurzfristigen Strömungen oder Trends allzu breiten Raum einzuräumen.

Lustlosigkeit besteht dann, wenn das Interesse an Sexualität so gering ist, dass die Frau selbst oder die Beziehung darunter leidet. Es muss also ein krank machendes Potenzial damit verbunden sein, ohne das es auch keinen Therapiebedarf gibt.

Nicht alle Patientinnen, die sich wegen Lustlosigkeit in die Behandlung eines Mediziners begeben, sind wirklich lustlos.

Da gibt es zunächst die fehlende Sexualität zwischen beiden Partnern bei reger Masturbationstätigkeit der Frau. Ja, auch Frauen masturbieren, zum Teil sogar sehr häufig und auch in fixen Beziehungen. „Die von mir selbst gemachten Orgasmen sind die allerbesten", antwortete eine junge Frau auf die Frage nach dem Grund dafür, und tatsächlich scheint Unzufriedenheit mit der partnerschaftlichen Sexualität ein häufiger Grund dafür zu sein. Das alles ist aber normal, kann also nicht Gegenstand einer Therapie sein. Ganz im Gegenteil, man muss die Frauen ermutigen, ihrer Lust freien Lauf zu lassen, solange – wie schon erwähnt – die Beziehung nicht darunter leidet. Tatsächlich kommt es vor, dass Männer sich über die masturbatorische Betätigung ihrer Frauen beklagen. Wenn sie klug sind, wenden sie sich mit ihren Fragen an einem Sexualmediziner, um die sich stellenden Fragen emotionslos und objektiv einer Beurteilung zu unterziehen.

Wie auch im umgekehrten Fall, dem allzu oft masturbierenden Mann, besteht eine Behandlungsbedürftigkeit nur dann, wenn die Beziehung darunter leidet. Um dies allerdings festzustellen, bedarf es einer genauen Exploration unter Einbeziehung beider Partner, es bedarf also einer Sexualtherapie. Es wäre zu banal anzunehmen, dass ein „Masturbationsverbot“ (was es eigentlich gar nicht geben kann!) die partnerschaftliche Sexualität beflügeln würde. Bedenken Sie: Eine Frau, die sich selbst befriedigt, tut etwas, was ihr gutes Recht ist. Eine Frau, die masturbiert und dabei die Sexualität mit dem Partner vernachlässigt, wird wohl kaum zu ausgepowert sein, um auch noch partnerschaftlich aktiv zu sein. In solchen Fällen kann man getrost annehmen, dass das Problem innerhalb der Beziehung liegt, dort muss eine Therapie ansetzen, nicht in einer Verteufelung der Masturbation.

Manchmal ist die Lustlosigkeit einer Frau auch durch die allzu große Lust des Mannes bedingt. Auch in diesen Fällen kann natürlich nicht von Lustlosigkeit gesprochen werden – das ist eine Frage des Blickwinkels, den es zu objektivieren gilt. Jedenfalls sind die Kriterien nicht erfüllt, wenn die Frau selbst nicht an ihrer angeblichen Lustlosigkeit leidet, sondern – ganz im Gegenteil – an den überbordenden Bedürfnissen des Mannes. Er: „Meine Frau möchte nicht mehr mit mir schlafen.“ Sie: „Wir haben ein reges Sexualleben, fast täglich …!“

Männer, die sich mit solchen Szenarien an den Arzt wenden, haben meist andere Vorstellungen von Therapie als die, die dann tatsächlich stattfindet. Anstatt die Frau zu „rügen“, doch öfter zur Verfügung zu stehen, wird auf einen Ausgleich hingearbeitet. Sexualität ist kein Leistungssport, sondern ein Spiel, „verkörperter“ Ausdruck von Liebe und Begehren. Immer wieder geht es um die menschlichen Grundbedürfnisse und deren Erfüllung. Dafür bedarf es nicht einer bestimmten Sexualfrequenz. Manchmal gestalten sich solche Therapien recht beschwerlich. Männer sind nicht immer einfach von ihrer Vorstellung von Sexualität abzubringen. Meistens aber gelingt selbst das, den Willen beider Partner vorausgesetzt.

Die Behandlung der lustlosen Frau mittels Hormonen ist eine Option, die aber meistens nicht erfolgreich ist. Das beweisen jene Frauen, die trotz Hormonbehandlung einer Sexualtherapie bedürfen. Der häufigste Grund für defiziente Libido liegt auch bei den Frauen in der Psyche oder den Erfahrungen aus früheren Beziehungen. Beides lässt sich nicht hormonell behandeln.

Das Hormon- und Verhütungs-Karussell

Mit den Östrogenen und dem Testosteron ist die Liste der „Hormone der Liebe" noch lange nicht zu Ende. Die „Biochemie" der Gefühle ist extrem kompliziert und umfasst noch eine ganze Reihe weiterer Substanzen, deren Zusammenspiel so etwas möglich macht wie Liebe oder gar Verliebtheit: zum Beispiel das DHEA (Dihydroepiandrosteron), das Erotikhormon, oder all die anderen Substanzen, die nicht als Hormone bezeichnet werden, sondern als Neurotransmitter.

Dopamin, Serotonin, Noradrenalin ... die Liste ließe sich fast schon ins Unendliche fortsetzen. Sie alle tragen aber nichts Wesentliches bei, um die beiden Geschlechter voneinander abzugrenzen, ihre „Biografie" ist daher in diesem Abschnitt nicht hilfreich: Es geht ja um den großen Unterschied zwischen Männern und Frauen.

Eine ganz bestimmte Gruppe an Hormonen fehlt hier aber noch: Auch sie sind weiblich, nicht minder als die Östrogene, und doch ganz anders in ihrer Wirkung. Ihr Einfluss verändert die lustvolle, fordernde Weiblichkeit in die duldsame, ausgeglichene der Schwangeren oder vermeintlich schwangeren Frau. Die Rede ist hier von den Gestagenen, den Schwangerschaftshormonen, die auch außerhalb der Schwangerschaft eine ganz gehörige Rolle spielen dürfen. Zum einem im Rahmen des natürlich ablaufenden weiblichen Zyklus, zum anderen in der hormonellen Verhütung bei der Frau (eine solche des Mannes gibt es nicht!). Die Dreimonatsspritze ist ein reines Gestagen, verhütet also nicht nur, sondern verändert die Psyche der Frau und mit ihr deren Sexualität in Richtung Schwangerschaft.

Eine Veränderung in Richtung Schwangerschaft bedeutet die Verminderung der Lust zur Paarung bei gleichzeitiger Verstärkung der Bedürfnisse nach Zärtlichkeit, eine Entwicklung, die Männer nicht immer gut finden. Frauen manchmal auch nicht.

Die Auswirkungen der Gestagene auf den Körper und die Psyche der Frauen sind ganz einfach zu verstehen: Die Frage ist, welche Bedürfnisse mag eine Frau denn haben, wenn sie schwanger ist? Sich diese vorzustellen bedarf keiner großen Fantasie. Was braucht die Mutter, was braucht das heranwachsende Kind im Bauch der Mutter, was der Säugling?

Das sind jene Fragen, die zu stellen sind.

Das im Leib der Mutter heranwachsende Kind ist der Goldschatz der Evolution und genießt ab sofort deren gesamte Aufmerksamkeit.

Übrigens: Schwangere Frauen *werden* nicht Mutter, sie *sind* es bereits, von der Einnistung der Eizelle an. *Mutterschaft* bedeutet mehr, als „nur" geboren zu haben.

Man höre und staune: Das Gehirn einer Mutter unterscheidet sich beweisbar von dem einer Frau, die noch niemals schwanger war. Das ist spektakulär und eine relativ neue Erkenntnis. Die beschriebenen Veränderungen am Gehirn bedingen, dass Mütter anders „ticken" als kinderlose Frauen. Prolactin vollendet das, was die Gestagene bereits begonnen haben: den Umbau des Gehirns in Richtung „Mutterschaft". Es macht im Gehirn einer schwangeren Frau dasselbe, was auch im Reagenzglas abläuft, nämlich die Umwandlung von Stammzellen in Nervenzellen (Neurocyten). Die (endogenen) Stammzellen des Gehirns liegen in einem Pool an der Gehirnbasis, sie werden durch Prolactin aktiviert. Es entstehen dadurch frische, unverbrauchte Neurocyten, nicht irgendwo im Hirn, nein, nein – die Evolution ist genial –, dort, wo eine Mutter sie brauchen wird, in jenen Zentren also, die für eine Mutter von besonderer Bedeutung sind: den Zentren für prosoziales Verhalten.

Prolactin reorganisiert das Gehirn einer schwangeren Frau und macht es zum Gehirn einer Mutter. Sie wird mit jener Geduld ausgestattet, die sie bei der Aufzucht ihres Kindes brauchen wird.

Ein Vorgang, der bei kinderlosen Frauen niemals stattgefunden hat und auch nicht bei Männern! Die neu gewonnene Erkenntnis aus diesen Entdeckungen ist, dass sich das Gehirn einer Mutter von dem einer kinderlosen Frau unterscheidet. Ob Mutter oder kinderlose Frau, selbstverständlich können beide glücklich werden! Dies abzusprechen ist nicht beabsichtigt.

Dennoch gibt es Schlüsse, die als Folge dieser Erkenntnisse zu ziehen sind: Erstens, dass die Kindergartentante die leibliche Mutter nicht ersetzen kann, die Kinderkrippe muss somit gegenüber der Obsorge der Mutter nur die zweite Wahl sein; zweitens, dass kinderlose Politikerinnen die Anliegen von Müttern wohl nicht besser verstehen werden als Männer, denn beide mussten auf den Genuss der privilegierten Wirkung von Prolactin verzichten; und drittens, dass der Vater für die „Aufzucht" von kleinen Kindern bewiesenermaßen nicht dieselben Ressourcen besitzt wie die leibliche Mutter.

Die Behauptung der Politik, Väterkarenz wäre jener der Mutter gleichwertig, ist schlichtweg falsch. Diese Regelung geht jedenfalls am Bedürfnis der Kinder vorbei, deren Wohl im Zentrum gesellschaftspolitischer Überlegungen stehen sollte.

Die hormonelle Situation der Frau wird sofort nach der Einnistung der Frucht auf Schwangerschaft getrimmt, von nun an und in den kommenden neun Monaten haben die Gestagene das Sagen. Sie überschwemmen den Körper, wachen über die Entwicklung der Schwangerschaft, unterbinden den Zyklus und stellen auch die Gefühlswelt einer Frau von Anfang an ganz gehörig auf den Kopf. Alles zielt in eine Richtung: auf den Erfolg des „Unternehmens Nachwuchs".

Jedes Sexualhormon ist eine psychotrope Substanz, das heißt, es hat eine ganz bestimmte – vorausberechenbare – Wirkung auf die Gefühlswelt, auf das Denken und das Sein. So auch die Gestagene. Die nun schwangere Frau befindet sich in einer Ausnahmesituation, die keinen Bereich des Lebens verschont, auch nicht die Einstellung zur Sexualität. Aus der Sicht der Biologie ist die Sorge um den Nachwuchs die vornehmste – weil wichtigste – Aufgabe in der Gesellschaft. Diese Aufgabe wird in den nächsten neun Monaten das Denken und Tun bestimmen.

Biologisch betrachtet, führt das Aussetzen des Zyklus zu einer Kontinuität des Gefühlslebens, weil ja der stete Wechsel der Hormone für neun Monate vorüber ist. Eine in sich gefestigte Frau fühlt sich in der Schwangerschaft besonders wohl, sie ist dort angekommen, wo sich Weiblichkeit am eindrucksvollsten darstellt, in der Mutterschaft. Sie freut sich – hoffentlich gemeinsam mit dem Erzeuger ihres Kindes, das ist ganz wesentlich – auf das Baby und genießt in dieser Zeit die ihr zugedachte Rolle. Sie hat auch Lust auf Sexualität, eher aber auf Kuschelsex, nicht so sehr auf Geschlechtsverkehr. Will heißen: Ich bin nun schwanger, brauche keinen Samenspender mehr. Männer wollen das nicht so recht verstehen.

Die Frau sehnt sich in dieser Zeit nach der besonderen Zuwendung durch ihren Partner. Das Bewusstsein, geliebt zu sein, gibt ihr die Gewissheit, die auf sie zukommenden Aufgaben auch bewältigen zu können. Die Rolle des Mannes erschöpft sich darin, der verlässliche Fels in der Brandung zu sein, er spielt jene Rolle, die ihm von der Evolution zugedacht wurde, die des extrovertierten Zubringers, er ordnet das Umfeld und sorgt für Nahrung.

Mitgefühl gebührt jeder Frau, die von ihrem Mann im Stich gelassen wird. Der Zustand der Schwangerschaft, die bevorstehende Geburt, die Aufzucht des Säuglings sind große Herausforderungen, die eine alleingelassene Frau häufig überfordern.

Gestagene bestimmen die Frauen aber nicht nur während der Schwangerschaft, sondern auch in den 10 bis 14 Tagen der zweiten Zyklushälfte, der Zeitspanne vom Eisprung bis zur Abbruchblutung. Alle vier Wochen kommt jede Frau für knapp zwei Wochen in einen Zustand, der einer Schwangerschaft sehr ähnlich ist, auch wenn es gar nicht zur Befruchtung der Eizelle gekommen ist. Dann täuschen die Gestagene eine Schwangerschaft vor, sie modulieren die Gefühlswelt, mit ihr wird auch die Sexualität verändert: vom paarungswilligen Vamp zum Kuschelmonster. Abendkleidung: Flanell (statt Seide).

Erst wenn die Wahrheit ans Tageslicht gekommen ist, dass nämlich gar keine Befruchtung stattgefunden hat, kommt vom Gehirn der Befehl zum Abbruch des Zyklus. Die Folge ist die monatliche Blutung. Die Evolution verschwendet keine Zeit, der Zyklus beginnt sogleich von

Neuem, immer das eine große Ziel vor Augen: die Sorge um den Nachwuchs.

Und die Moral von der Geschichte: Frauen sind in der zweiten Zyklushälfte nicht mehr östrogen-, sondern gestagengesteuert. Die Lust auf Paarung nimmt ab, die auf Kuscheln zu.

Dies sollten Männer wissen. Es ist die Pflicht des Mannes, sich auf diese Abläufe einzustellen, es ist das Recht der Frau, sich darauf zu berufen. Das ist der Preis für das monogame Beziehungskonstrukt.

Dies alles gilt für jede Frau vom Beginn der Pubertät bis zur Menopause, außer sie wird hormonell behandelt. Jede Hormonbehandlung – auch die zum Zwecke der Empfängnisverhütung – setzt den Zyklus außer Kraft und somit einen ganz wesentlichen Bestandteil der Weiblichkeit. Wohlgemerkt, der Zyklus ist nicht die monatliche Blutung, um die beneidet die Frauen niemand, sondern der pulsierende Einfluss verschiedener Hormone auf den Frauenkörper.

Hormonbehandlungen verändern nicht nur die Biologie, sondern auch die Gefühlswelt der Frauen. Es stellt sich die Frage, ob nicht die weit verbreitete Gepflogenheit, Hormone zu „geben", eine Verantwortung trägt an jenen Veränderungen der Gesellschaft, die seit den Sechzigerjahren spürbar sind. Wie schon einmal betont wurde, ist es nicht das Anliegen dieses Buches, die hormonelle Empfängnisverhütung (Kontrazeption) zu diskreditieren. Sie stellt eine sehr sichere Methode der Familienplanung dar und ist zurzeit – in Ermangelung anderer Methoden – nicht verzichtbar. Hormonbehandlungen, welcher Art auch immer, bedürfen aber eines Fachmannes, das wird in den allermeisten Fällen der Frauenarzt sein. Die Auswirkungen auf die Biologie und die Psyche der Frau werden hier aus reinem Interesse an der Sache so genau geschildert und auch weil es ein Anliegen ist, dieses Wissen einem breiten Publikum weiterzugeben.

Ausgenommen von jeder kritischen Betrachtung bleibt übrigens die Hormonsubstitution jenseits des Wechsels.

Eine besondere Form der hormonellen Kontrazeption (Verhütung) ist die Dreimonatsspritze. Sie wird alle drei Monate mit dem Zweck verabreicht, eine Schwangerschaft zu verhüten. Dafür täuscht sie eine Schwangerschaft vor: Kein Wunder – es handelt sich um eine reines Schwangerschaftshormon, mit auch genau denselben Nebenwirkungen.

Die Biografie der Gestagene in Bezug auf Sexualität lasst an der Sinnhaftigkeit dieser Vorgangsweise zweifeln: Gestagene vermindern nämlich die Lust auf Paarung. Ob das der eigentliche Sinn von Verhütung ist?

Der Zyklus stellt in mancher Beziehung eine Herausforderung dar. Zunächst natürlich für die Frau, die unter dem raschen Wechsel der Hormone das Auf und Ab ihrer eigenen Gefühlswelt verkraften muss. Wie in einem Karussell geht es auf und ab, manchmal rasend schnell, dann wieder langsam, und schließlich scheint die Energie erschöpft: Bei der monatlichen Abbruchblutung droht das absolute Stimmungstief. Was für die Frau belastend sein kann, kann es auch für den Mann sein, der – eingepresst in das Korsett der Monosexualität – den Zyklus der Frau hautnah miterlebt. Früher, und das entspricht mit Sicherheit dem Naturell des Mannes, mag er sich in der schwierigen Zeit einer anderen Frau zugewendet haben, heute aber ist er berufen, das alles mitzumachen. Bei den Männern gibt es keinen Zyklus, das Verständnis für die Frauen ist daher begrenzt, alles, was man am eigenen Leib nicht verspürt, hat hypothetischen Charakter.

Bei Männern gibt es allenfalls die melatoningesteuerten rhythmischen Schwankungen der Testosteronausschüttung. Dies macht den Männern – in Bezug auf ihre Befindlichkeit – das Leben sehr viel leichter, deswegen sollte ihre Stimmung auch sehr viel stabiler sein als die der Frauen. „Sollte“ deswegen, weil es natürlich auch noch andere Einflüsse auf die Stimmungslage gibt als nur Hormone. Grundsätzlich ist das Testosteron am Morgen, etwa um 8 Uhr, am höchsten – „Morgenstund hat Gold im Mund“, sagten schon unsere Ahnen, ob sie das damit gemeint haben?

Männer sind also am Morgen auf Sexualität gepolt, ein weiterer Beweis für den hohen Stellenwert der Fortpflanzung in der Evolution. Die Männer sind ausgeschlafen und dann noch dieser testosteronbedingte Energieschub, da kann doch nichts mehr schiefgehen! Das mag sich auch die Evolution „gedacht“ haben, als sie ihre Prioritäten regelte.

Die Betrachtung dieser Vorgaben lässt sehr deutlich erkennen, wie weit der Mensch sich von der Natur entfernt hat, von „seiner“ Natur. Im Tagesablauf der westlichen Zivilisation gibt es kaum mehr Platz für Sexualität am Morgen. Sex findet allenfalls spätabends statt, wenn alle müde sind und kaum mehr Interesse zeigen.

Liebe oder Zweckgemeinschaft?

Die Zivilisation ist keine Kultur, sie unterscheidet sich von ihr ganz wesentlich. Während eine „Kultur“ sich aus menschlichen Bedürfnissen und den Gegebenheiten der Umwelt entwickelte, wird die Zivilisation von Menschenhand vorgegeben, also diktiert.

Wir alle leben heute in einer Zivilisation, in der sich unser tatsächliches Leben von unseren Bedürfnissen immer weiter entfernt. Das geht aber nicht spurlos an den Menschen vorbei: Mehr und mehr werden Menschen psychisch krank, neurotisch, sie brauchen immer mehr Tabletten, Drogen, Alkohol und Psychologen, um dieses Leben zu ertragen. Eine traurige Entwicklung, deren Ende nicht abzusehen ist.

Aus der Sicht der Hormone können Männer und Frauen nicht zusammenpassen. Die Unterschiede zwischen beiden Geschlechtern erschöpfen sich nicht in Äußerlichkeiten, gehen viel tiefer, bis ins Gehirn, den Sitz des Bewusstseins. Das macht sich in unterschiedlichen Prioritäten und Zielsetzungen für das Leben bemerkbar.

„Immer noch" – so die Diktion der Politik – suchen Frauen ihr Lebensglück in der Familie und Kindern, während Männer Geld und Karriere ganz oben auf der Wunschliste stehen haben. Kann sich denn das überhaupt vertragen?

„Nein", sagt die Politik, daher müssen Maßnahmen ergriffen werden, dies zu ändern.

„Ja", sagt die Wissenschaft, es gibt zwei Geschlechter, um sie mit verschiedenen Aufgaben zu betrauen, nicht mit denselben. Ganz im Gegenteil, weil sich Männer und Frauen in idealer Weise ergänzen – und nicht konkurrenzieren –, sind deren geschlechtstypische Ressourcen in individualistischer Weise zu fördern. Der Mann macht, was er besser kann und worauf er Lust hat, desgleichen natürlich auch die Frau. Der evolutionsbiologische Hintergrund ist und bleibt – natürlich –, die Vermehrung der Art voranzutreiben, der praktikable aber wäre, zufriedene Menschen in funktionierenden Partnerschaften zu haben. Ein lohnendes Ziel!

Unter diesem Aspekt ist auch die Entwicklung der monogamen Partnerschaft zu sehen, wie sie heute vorgegeben wird.

Die Sexualmedizin propagiert die Monogamie. Sexualität darf nur einem einzigen Menschen vorbehalten bleiben, dem Partner. Dies erklärt sie damit, dass der Mensch die Bedeutung von Sexualität verändert hat. Sie dient nicht mehr nur zur Fortpflanzung, sondern auch der Kommunikation und somit der Befriedigung der psychosozialen Bedürfnisstruktur. Wenn man mit Sexualität sagt: „Ich liebe niemanden so sehr wie dich!“ – dies ist ja die Botschaft von Sexualität –, ist es verständlich, dass man nicht mit mehreren Partnern Sex haben kann. Die Monogamie modernen Zuschnitts macht Sex zum Exklusivrecht für nur einen Partner. Davon scheint die Gesellschaft von heute nicht abrücken zu wollen, eher entsteht der Eindruck, dass sich die Verletzung der Monogamie, die Untreue, immer mehr vom „privaten Beziehungsproblem“ zu einem öffentlichen Delikt entwickelt. In diesem Zusammenhang sei an jene Dramen erinnert, zu denen Seitensprünge Prominenter in der Boulevardpresse zuletzt hochstilisiert werden, eines der letzten Beispiele war die Beziehungskrise Arnold Schwarzeneggers oder des ehemaligen CIA-Chefs David Petraeus. Ob eine derartige Veröffentlichung privater Details durch das Informationsgebot der Medien gerechtfertigt werden kann, wage ich zu bezweifeln. Vielleicht aber missbraucht die Presse auch nur das private Unglück mancher Paare zur Steigerung der Auflage?

Ursprünglich bedeutete „Monogamie“, mit nur einem Menschen verheiratet zu sein, nichts anderes. Heute aber neigt man dazu, diesen Begriff zu maximieren, ihn in einer Weise fehlzuinterpretieren, dass er kaum mehr lebbar ist. Man versteht darunter die „absolute Beziehung“, Monogamie wird benützt, die Freiheit des Partners in einer Weise einzuschränken, wie das gar nicht funktionieren kann.

Es gehen aber mehr Beziehungen an einem Zuviel an Zuwendung zugrunde als an einem Zuwenig, dies sollte man in Bedrängnis geratenen Beziehungen ins Stammbuch schreiben.

Eine Beziehung geht dann gut, wenn sich beide Partner freiwillig zueinander bekennen. Die Freiwilligkeit ist ein unverzichtbarer Bestandteil jeder glücklichen Beziehung, sie ist bedingt durch das Grundbedürfnis jedes Menschen nach

Autonomie, also nach Eigenständigkeit. Jede noch so sanfte Abhängigkeit beeinträchtigt die Autonomie und verletzt somit ein Grundbedürfnis, das für das Gelingen einer glücklichen Beziehung unverzichtbar ist.

Liebe ist ... sich jeden Tag neu füreinander zu entscheiden. Wie aber sollte man sich jeden Tag neu füreinander entscheiden können, wenn Abhängigkeiten bestehen, die – früher oder später – die Liebesbeziehung zu einer Zweckgemeinschaft verkommen lassen?

Tatsächlich geht Beziehungsarbeit häufig in genau diese Richtung: Loslassen vertieft eine Partnerschaft eher als Klammern. Die Liebe ist wie ein Vogel, sie gedeiht nur in der Freiheit. Das Erfolgsrezept für eine Beziehung ist die „lange Leine", nicht der Keuschheitsgürtel. Solche Denkmuster widersprechen dem Naturell vieler Menschen, die glauben, die Schaffung von Abhängigkeiten stabilisiere eine Beziehung. Nicht selten sind genau solche Gedankengänge das wahre Motiv, warum Männer ihre Frauen zu Hause am Herd halten wollen. Ökonomische Abhängigkeit stabilisiert möglicherweise die Beziehung, ganz sicher aber nicht die Liebe. Und eine Beziehung, die nicht auf Liebe und Zuneigung aufbaut, ist fragwürdig. Dies zu erkennen ist nicht immer einfach, gelingt aber sehr wohl, wenn man bereit ist, sich auf die Materie einzulassen.

Die Monogamie ist eine Erfindung des Menschen. Sie bietet ihre Vorteile, vor allem für die Kinder, die aus einer Beziehung entstehen. Ärzte sind sich einig, dass ein Kind für seine beste Entwicklung geordnete Verhältnisse benötigt, die aus einem Mann und einer Frau bestehen, die sich in Liebe zugetan sind.

Monogamie muss verträglich gestaltet werden, um sie lebbar zu machen. Die Festsetzung der Grenzen des Erlaubten ist Sache des Pärchens, zu enge Grenzen erreichen aber das Gegenteil: den Wunsch auszubrechen.

Die Beziehung bietet Liebe, Geborgenheit und Akzeptanz, dabei darf aber nicht auf Entfaltungsfreiheit und Autonomie vergessen werden, jene psychosozialen Grundbedürfnisse, die dem Partner seine Eigenständigkeit garantieren. – Eigenständigkeit? Kann es die überhaupt geben in einer Beziehung?

Andreas ist ein 37-jähriger Mann. In seiner Beziehung gibt es unvorhersehbare Probleme. „Ich bin seit zehn Jahren verheiratet", erklärte er dem Therapeuten, „bisher verlief die Beziehung reibungslos, doch plötzlich sehe ich mich in einer Situation, die mir Kopfzerbrechen macht." Andreas wollte ins Ausland gehen, beruflich, wie er sagte, seine Firma gab ihm eine einmalige Chance, die Chance seines Lebens. „Natürlich habe ich das mit Sandra, meiner Frau, besprochen, anfangs hatte sie damit auch kein Problem, doch je näher der Tag der Abreise auf uns zukommt, desto mehr und mehr stürzt sie in ein Tief." „Wie lange soll der Aufenthalt denn dauern, und, vor allem, wo ist denn Ihr zukünftiger Arbeitsplatz?", wollte der Arzt wissen, um sich jenes Bild zu machen, das er für die Beurteilung der Situation benötigte.

Es waren zunächst einmal fünf Jahre geplant. „Bei Bedarf auch länger?", ergänzte der Arzt. „Ja", Andreas zögerte, „... vielleicht!?"

„Und wo soll der neue Arbeitsplatz denn sein?" Diese Frage betraf das Wesentliche: Würde es für das Pärchen möglich sein, sich zwischendurch zu sehen?

Andreas: „In Südamerika, konkret in Caracas, der Hauptstadt Venezuelas."

Der Arzt konnte es sich nicht verkneifen. Was eigentlich nicht passieren sollte – wertende Anteilnahme – passierte: Ein flüchtiges Lächeln huschte über sein Gesicht. Sogleich aber besann er sich auf seine Rolle, die des naiven, wertfreien Beobachters und resümierte: „Andreas, Sie leben seit zehn Jahren in einer Ehe, haben mit Ihrer Frau eine Wohnung gekauft, sie eingerichtet und planen auch Nachwuchs. Nun aber, eher unvorhergesehen, denken Sie darüber nach, für fünf Jahre, vielleicht auch mehr, nach Übersee auszuwandern, in eine Stadt, die man nicht so leicht erreicht. Ihre Frau wollen Sie zurücklassen, weil sie als Lehrerin beruflich nicht flexibel ist. Jetzt erklären Sie mir doch mal, wie muss sich das alles denn für mich, den Außenstehenden, darstellen?"

Andreas schwieg. Der Therapeut schwieg auch.

Nach ein paar Minuten, oh, wie lange können ein paar Minuten sein, stammelte Andreas ein paar Worte. Leider nicht die, die man von ihm erwartete, klärende Worte eben, jene Worte, die er seiner Frau wohl schuldete.

„Herr Doktor, ich glaube ich bin bei Ihnen falsch, Sie stehen nicht auf meiner Seite, ich denke, ich werde nun gehen." Langsam, wohl abwartend, begann er seine Sachen zu packen ...

Der Arzt blieb ruhig und gelassen: „Sollten Sie sich erwartet haben, dass ich Ihre Partei ergreife, hätten Sie nicht kommen müssen. Ich ergreife niemandes Partei, sondern versuche – aus dem Fundus der Erfahrung – Ratschläge zu geben. Nämlich solche Ratschläge, die Sie weiterbringen und für die anstehenden Entscheidungen von Nutzen sind. Ich sehe, dass ich Sie enttäuscht habe; sollten Sie dennoch wiederkommen wollen, bringen Sie bitte Ihre Frau mit, ohne sie können wir Ihr Problem nicht lösen. Schließlich geht es nicht um Sie, sondern um Ihre gemeinsame Beziehung."

Es vergingen sieben Wochen bis sich Andreas wieder meldete. „Herr Doktor, ich war schon mal bei Ihnen, ich würde gerne wiederkommen, diesmal mit meiner Frau."

Tatsächlich kamen beide in die Praxis. Der Arzt bot ihnen Platz an. Die Couch in seinem Besprechungszimmer war ganz bewusst für zwei Personen deutlich zu groß dimensioniert – mit dem Nebeneffekt, dass sich ein Pärchen auf sehr verschiedene Weise positionieren konnte. Daraus ließen sich die ersten Schlüsse ziehen. Saßen die beiden dicht nebeneinander, möglicherweise mit Körperkontakt oder gar händchenhaltend? Oder lieferte ein Abstand zwischen ihnen einen ersten Hinweis auf eine tiefere emotionale Kluft?

Die Sitzposition dieses Pärchens ließ nichts Gutes erwarten. Sie entsprach eher der zweier verfeindeter Parteien als der zweier Liebenden. Andreas und Sandra konnten sich gar nicht in die Augen schauen, auch dies war sicherlich kein Zufall. „Wenn ich Sie da so sitzen sehe", nahm der Arzt Bezug darauf, „der eine am einen, der andere am anderen Ende dieser Couch, was denken Sie denn: Welchen Eindruck machen Sie bei mir?" „Das hat sich eben so ergeben", antwortete Andreas und wischte damit den Verdacht des Therapeuten, man könne daraus auf den Zustand der Beziehung Schlüsse ziehen, beiseite. Für den Arzt stand jedenfalls fest: „Diese beiden standen an der Kippe zum Abgrund ihrer Partnerschaft!"

Andreas ergriff das Wort. „Warum wir hier sind ... es steht schlecht um unsere Beziehung. Wir waren in der Zwischenzeit getrennt, ein böser Streit veranlasste meine Frau, die Koffer zu packen." „Vielleicht haben wir das auch gebraucht", ergänzte er kleinlaut, „es ging uns beiden nämlich gar nicht gut, besonders mir ist aufgefallen, wie sehr ich Sandra brauche."

In der Zwischenzeit hatte sich also einiges ereignet. Andreas hatte Zeit zum Nachdenken gefunden. Er räumte ein, dass dieser Auslandsaufenthalt ihm nicht mehr so wichtig war, obwohl, ganz abgerückt davon war er noch nicht.

Dieses Pärchen hatte ein ganz typisches Problem. Der 37-jährige Mann hatte noch nicht viel erlebt. Er erzählte seine Geschichte als die des zielstrebigen Mannes, der seine Schule gemacht hatte, auf die Uni gegangen war und nach dem Abschluss seinen Job begonnen hatte. Er arbeitete in einem großen Konzern in der Mineralölwirtschaft, hatte dann Sandra kennengelernt und sich in sie verliebt. Mit Unterstützung beider Eltern war es nicht schwer gewesen: Ein großzügiger Haushalt wurde gegründet, die funkelnagelneue Wohnung war bar bezahlt worden. Eigentlich hatten die beiden keine Probleme, wenn sich nicht plötzlich bei Andreas dieses Gefühl eingestellt hätte, im Leben etwas versäumt zu haben.

Andreas wollte „hinaus", weg aus dieser Stadt, die er zwar liebte, in der er aber sein gesamtes Leben verbracht hatte ... und welch Zufall, als in ihm der Drang aufkeimte, etwas anderes machen zu wollen, kam dieses Angebot, nach Venezuela zu gehen. Da konnte er, durfte er doch nicht „Nein" sagen. „Was sagen Sie dazu?", versuchte er, den Therapeuten auf seine Seite zu ziehen. „Ich bin noch jung, habe noch große Pläne, Kinder möchte ich zwar auch, aber nicht gleich, irgendwann mal, das hat noch Zeit."

„Und was hat sich nun verändert? Seit Ihrer kurzfristigen Trennung?", wollte der Arzt wissen. „Nun", Andreas überlegte nicht lange, „ich bin von meinen Plänen noch nicht abgerückt, bin mir aber nun darüber klar geworden, dass ich diese Beziehung nicht verlieren möchte. Vorher, da war mir alles egal. Ehrlich, ich habe schon darüber nachgedacht, wie es denn wäre ohne Sandra. Das habe ich nun aber verändert. Es muss einen Weg geben, meine Pläne mit ihr zu verwirklichen."

Sandra war eine schlanke, schöne junge Frau, 31 Jahre alt. Ihr makelloses Gesicht hatte unter den Ereignissen der letzten Monate gelitten, sie hatte ernste Züge, ihr Glauben an die Liebe, vor allem aber an Andreas war aufs Schwerste erschüttert. Er war ihr erster Mann, zum Zeitpunkt des Kennenlernens war sie keine zwanzig gewesen, mit einundzwanzig wurde schon geheiratet. Andreas war ihr Leben ... Sie musste nun erkennen, dass ihr Lebensgebäude auf sandigem Boden gebaut war. Er war der erwählte Vater ihrer Kinder, und sie wollte auch mit ihm gemeinsam alt werden.

„Plötzlich diese unvorhersehbare Krise. Verletzend für mich war nicht die Vorstellung von Veränderung, sondern der nicht übersehbare Wunsch von Andreas, dies auch allein durchzuziehen. Er wollte gar nicht nach Venezuela, er wollte weg von mir! Plötzlich, so schien es, hatte er für mich keinen Platz mehr in seinem Leben." Sandra stockte, sie kämpfte mit den Tränen.

Einmal mehr prallten hier die unterschiedlichen Vorstellungen eines Mannes und einer Frau aufeinander. Die Frau hatte ganz klare Ziele: Sie wollte eine lebenslange Partnerschaft, Familie und Kinder. Sie war eine tüchtige Frau, hatte keine Angst davor, ihren Anteil beizutragen. Die Berufstätigkeit war ein fixer Bestandteil ihres Lebens, sie gab ihr Akzeptanz und Unabhängigkeit, ganz nebenbei war sie noch an einer Uni inskribiert und studierte eine Fremdsprache. „Das hat keine Priorität", erklärte sie, „das mache ich mehr aus Spaß und Interesse. Andreas hat ja auch seine Hobbys, das war für uns noch nie ein Problem."

Andreas war ein Mann und hatte – lehrbuchmäßig – genau jene Interessen, die man als männlich zu erkennen glaubt. Er fühlte sich wohl in dieser Partnerschaft, eingebettet in das sichere Korsett der Großfamilie, hier die Eltern, dort die Schwiegereltern. Immer mehr wurden die an ihn gestellten Erwartungen aber zur Verpflichtung, im selben Ausmaß keimte der Wunsch nach Veränderung auf. „Manchmal träume ich davon, wieder so ungebunden zu sein wie damals, als ich noch studierte. Ich hatte nichts, und niemand wollte was von mir ... ein Traum!"

„Sandra hat damit gar nichts zu tun", beteuerte er immer und immer wieder, doch das stimmte nicht. „Sie hat sehr wohl etwas damit zu tun", fiel ihm der Arzt ins Wort, „sie ist Ihre Frau."

Sexualmedizin hat sehr viel mit Beziehung zu tun, denn Sexualität und Beziehung gehören untrennbar zusammen. Sehr häufig liegt die Ursache für das Scheitern einer Beziehung in der sexuellen Unzufriedenheit eines der beiden Partner, hier – so konnte man sich des Eindrucks nicht erwehren – wohl in der des Mannes, denn er war es ja, der versuchte auszubrechen.

„Sagen Sie mal", versuchte der Arzt ganz beiläufig, das Gespräch in diese Richtung zu lenken, „wie funktioniert denn eigentlich der Sex?"

Andreas konnte sein Erstaunen nicht verbergen. „Müssen wir darüber jetzt reden? Das ist ein eher heikles Thema für uns beide", gab er unumwunden zu, „und eigentlich hatten wir uns vorgenommen, es hier zu umgehen." „Das ist nicht möglich! – Also, Andreas, Sie sind es doch, der unzufrieden ist, wie läuft der Sex bei Ihnen beiden?"

Andreas seufzte, wandte seiner Frau einen kurzen Blick zu, so als wollte er sich entschuldigen. Tatsächlich hatten die beiden sich vorgenommen, nicht über Sex zu sprechen, denn das war – schon seit Langem – ein wunder Punkt in ihrer Beziehung.

Dennoch begann Andreas zu erzählen: „Darf ich ehrlich sein?" „Müssen Sie", wurde er ermutigt. „Kurz und gut, bei uns läuft schon lange gar nichts mehr ... Jedenfalls nicht das, was ich mir wünschen würde, bisschen kuscheln, bisschen streicheln, aber kein Sex im eigentlichen Sinn." „Kein Geschlechtsverkehr?" „Nein, Sandra hat keine Lust darauf, es tut ihr weh."

Anfangs wollte sich Sandra an diesem Gespräch nicht beteiligen. Sie fand es geschmacklos, mit einem Fremden über ihren Sex zu reden. Der Arzt kannte diese Argumente und wusste auch, was er ihnen zu entgegnen hatte. „Ich verstehe Ihre Hemmschwelle, es wäre verwunderlich, würden Sie über Ihren Sex reden wie über ein x-beliebiges Thema, doch niemals sollten Sie vergessen, dass es um Ihre Beziehung geht. Ich habe das Gefühl, dass wir der Lösung des gordischen Knotens gerade jetzt ein großes Stück nähergekommen sind, und nun wollen Sie kneifen? Überlegen Sie sich das!"

Diese Sitzung war damit beendet, der Arzt entließ das Paar mit dem Auftrag, sich zu überlegen, wie es weitermachen wolle.

Ganz bewusst wurde an diesem Tag noch kein weiterer Gesprächstermin vereinbart, das war ein Teil der Strategie. Das Paar sollte selbst anrufen und um einen neuen Termin anfragen. „Lassen Sie Sandra sich bei mir melden", meinte der Arzt, „dann weiß ich, dass dieser Termin auch von ihr gewünscht ist." Der Therapieerfolg hängt davon ab, ob eine Behandlung auch freiwillig erfolgt und von beiden mitgetragen wird.

„Mal sehen, wie lange das denn dauern wird, bis Sandra anruft", hatte der Arzt sich wohl gedacht, als er das Pärchen aus der Praxis verabschiedete. Es war ihm klar, dass er die beiden wiedersehen würde.

Es dauerte keine 24 Stunden und Sandra war am Telefon: Ein neuer Termin wurde vereinbart. Diesem Termin folgten neun weitere, mit höchst erfreulichem Gesprächsverlauf. Er ließ sich an Sandras Gesichtsausdruck ablesen: Sie blühte förmlich auf, ihre Traurigkeit machte jenem süßen Lächeln Platz, das Andreas an ihr so liebte.

„Wie geht's Ihnen denn heute?", fragte der Therapeut wie immer zur Eröffnung des Gesprächs. Und es kam ein „Gut geht's uns". Das war ermutigend, eigentlich mehr als das, eine kleine Sensation.

„Ich weiß nun endlich, woran es liegt", seufzte Sandra und zog eine vielsagende Grimasse, „nicht an mir persönlich, nicht an der Karriere meines Mannes, es lag ganz einfach an unserer Sexualität. Niemals hätte ich geglaubt, dass das so wichtig sein könnte." Sie überlegte und fuhr fort. „Wissen Sie, *mir* ist dabei nichts abgegangen, ich bin in dieser Hinsicht altmodisch erzogen, eine Frau tut das nicht, macht jenes nicht, doch fast wäre mir das auf den Kopf gefallen."

„Was wäre Ihnen auf den Kopf gefallen?", hakte der Arzt nach.

Sandra überlegte: „Dass ich den Sex nicht wichtig genug genommen habe. Ich habe seine Bedeutung für das Gelingen einer Beziehung unterschätzt – fatalerweise. Gott sei Dank sind wir nun hier."

Da hatte sie wohl recht. Männer und Frauen soll(t)en in einer treuen Beziehung zusammenleben, die geforderte monogame Lebensform fordert jedoch ihren Tribut. Denn sie entspricht *nicht* dem Naturell des Menschen. Vor allem den Männern – ausgestattet mit den Attributen der Jagd – geht dabei sehr häufig ganz Wesentliches ab: die Lizenz zum Jagen. Die meisten Beziehungen enden wegen sexueller Probleme, nicht umsonst wird die serielle Monogamie als die aktuelle Lebensform bezeichnet.

Doch muss das wirklich sein? Muss man nur wegen der sexuellen Unzufriedenheit eines der beiden Partner eine Beziehung beenden und eine neue gründen? Keineswegs! Erfahrungen lehren, dass Paare auch durch Jahrzehnte sexuell aktiv bleiben können, wenn gewisse Voraussetzungen stimmen.

Zunächst sollte eine Beziehung der Liebe und des Begehrens wegen eingegangen worden sein, das wäre die wichtigste Voraussetzung. Es mag zwar möglich sein, sich „aneinander zu gewöhnen", dies gilt aber nicht für die Sexualität. Wenn die Chemie nicht stimmt, wird daraus niemals spannendes Prickeln.

Die zweite Voraussetzung ist die Bereitschaft, an der Sexualität zu arbeiten. Zugegeben, manchmal ist das harte Arbeit, doch sie lohnt sich: Zufriedene Sexualität vermindert die Gefahr des Scheiterns ganz gewaltig.

Die Verschiedenartigkeit sexueller Bedürfnisse von Männern und Frauen erfordert Verständnis und Aufgeschlossenheit. „Mach ich nicht, tu ich nicht“ ist ein schlechtes Argument in solchen Fällen. Die sexuelle Energie ist das beste Kapital in einer Beziehung. Da geht es darum, die Bedürfnisse des Partners zu erkunden und – wenn möglich – zu erfüllen. Man muss schon aus sich herausgehen, manchmal ist es auch erforderlich, über sich hinauszuwachsen, das Animalisch-Instinktive in sich selbst zu entdecken, damit man dort landet, wo man landen sollte: bei sexueller Zufriedenheit beider Partner. Damit wird die Partnerschaft gefestigt.

Bei Sandra und Andreas gab es ein Happy End. Die beiden fanden wieder zueinander, über den Weg einer Neubelebung, einer Renaissance ihrer eigenen Sexualität. „Da werden plötzlich Dinge möglich, die ich früher nur zu denken wagte und die ich Sandra nicht mal zugetraut hätte“, erläuterte Andreas, ohne weiter in die Tiefe zu gehen.

„Gratuliere“, sagte der Arzt. Sandra trieb es die Röte ins Gesicht.

Das Unternehmen Caracas wurde abgesagt und stattdessen eine lange Reise gebucht. „Unsere zweiten Flitterwochen“, waren die beiden sich einig.

Kapitel 2
Unternehmen Zweisamkeit

Juni 2012. Salzburg stöhnte bei 36 Grad unter der Sommerhitze, als sich ein Journalist mit Lindsey Vonn, einer der besten Schirennläuferinnen der Welt, zum Interview traf. Doch anstatt von Glanz und Glamour des Ruhmes zu sprechen, redeten sie über – ihre Einsamkeit. Der Titel dieses Berichtes in einem Wochenmagazin („profil") war dann auch dementsprechend deprimierend: „Doch in ihrem Herzen ist immer Winter."

Da saß sie nun, perfekt gestylt, elegant gekleidet, und doch vermittelte sie den Eindruck einer unglücklichen Frau. Sie sprach von ihrer Einsamkeit und wie schwer es wäre – neben all dem Ruhm und dem Geld – einen Mann zu finden.

Wer hätte das gedacht? Diese Frau war nicht nur schön, sondern auch reich, sie musste, auch das stand im „profil", 1,7 Millionen Dollar an Steuern nachzahlen. Sie aber redete darüber, wie sehr sie sich nach Mann und Familie sehnte und wie sehr sie darunter leiden würde, keinen Mann zu finden.

Lindsey Vonn gibt sich betont weiblich in diesem Interview. Sie kann es sich leisten, sie *ist* der Typ der erfolgreichen Frau, muss sich – oder anderen – nichts mehr beweisen. „Es ist mir schon wichtig, als Frau rüberzukommen und nicht nur als Sportlerin", betont sie. Und: „Ich verdiene viel, das will nicht jeder."

„Jeder Mensch ist seines Glückes Schmied", heißt es in einem Sprichwort. Aber ist das wirklich immer so einfach? Ist Glück machbar? Es gibt viele Studien, mit denen Forscher versuchten, dem Glück auf die Spur zu kommen. Eines steht fest: Der materielle Wohlstand hat kaum Einfluss auf das Glück von Männern und Frauen. Ganz im Gegenteil! Psychosomatische Erkrankungen, Depressionen und Burn-out scheinen eher Erkrankungen der Wohlstandsgesellschaft zu sein. Was also macht Männer und Frauen glücklich? Das eigene Haus? Der eigene Garten? Was ist Ihre Meinung?

Befragt man Männer und Frauen unabhängig voneinander nach der wichtigsten Voraussetzung für das Lebensglück kommen beide – überraschenderweise – zu demselben Ergebnis: eine Beziehung!

Männer und Frauen brauchen also, um im Leben glücklich zu sein, Beziehungen. Darin besteht Einigkeit und wenig Widerspruch. Es geht ja hier auch gar nicht darum, dass man nicht als Single auch mal glücklich sein könnte, gemeint ist viel mehr, dass mehr Menschen innerhalb einer Beziehung eher ihr Glück finden als allein.

Lottosechser: glückliche Partnerschaft

Die Wissenschaft bestätigt: Der Mensch ist ein Beziehungswesen. Soziologen, Psychologen und Mediziner gehen hier Arm in Arm, trotz sonstiger Gegensätze.

Eine Beziehung zu haben schützt vor Krankheiten und verlängert das Leben. Dies ist das Ergebnis zahlreicher Studien, die allesamt zu eben dieser Erkenntnis kommen. Der Verlust eines Partners durch Trennung, Scheidung oder Tod kann krank machen, wobei die Begleitumstände natürlich eine ganz besondere Rolle spielen.

Dieser Behauptung steht die gesellschaftliche Entwicklung entgegen, denn wir leben in einer Gesellschaft der Singles. Dies kann man unter anderem daran erkennen, dass es immer mehr Einpersonenhaushalte gibt, Tendenz steigend. Davon profitiert aber vor allem die Bauwirtschaft, weil immer mehr Wohnraum benötigt wird, obwohl die Zahl der in Europa lebenden Menschen nur marginal zunimmt. Ob es dem einzelnen Menschen guttut, kann diskutiert werden. Früher wurden Singles mitleidig belächelt, man assoziierte ein Leben als Single mit Menschen, die unglücklich und mit ihrem Leben unzufrieden sind. Angeblich ist das heute anders.

Das Leben in der Stadt und die Etablierung sozialer Netzwerke machen aus einem Single einen freien, ungebundenen, flexiblen und glücklichen Menschen. Dieser Ansicht ist Eric Klinenberg, ein amerikanischer Soziologe, der mit seinem Buch „Going Single“ für Gesprächsstoff sorgte. Die meisten Singles leben übrigens in Manhattan, ein Faktum, das am Lebensglück der Singles allerdings Zweifel aufkommen lässt. Nirgendwo nehmen Männer und Frauen mehr Psychopharmaka und nirgendwo verdienen Psychiater besser als in Manhattan. Da stellt sich natürlich die Frage, ob es denn wirklich so glücklich macht, allein durchs Leben zu gehen oder gehen zu müssen. Der beste Zuhörer sollte doch der Partner sein und nicht der Psychiater, dem man schließlich für sein Interesse an den eigenen Problemen bezahlen muss. Die Akzeptanz, die jeder sucht, ist das wohl nicht.

„Die meisten Menschen suchen einen Partner“, räumt selbst Klinenberg ein, „was sich verändert hat, ist, dass sie nicht mehr auf Gedeih und Verderb zusammenbleiben wollen. Wir wollen keine Kompromisse machen, nur um mit jemandem zusammen zu sein. Mit dem falschen Menschen zusammenzuleben, macht auch einsam“.

Das klingt schon ganz anders, und damit hat Klinenberg

natürlich recht. Die Gesellschaft der Singles ist nun mal eine Gesellschaft der gescheiterten Beziehungen. Was aber nichts daran ändert, dass das wahre Glück des Menschen in einer Beziehung liegt, in einer glücklichen Beziehung, versteht sich. Das war aber schon immer so, ist nicht wirklich neu.

Auch bei kritischer Betrachtung der gesellschaftlichen Entwicklung bleibt es also dabei: Männer und Frauen wollen eigentlich dasselbe, eine glückliche Beziehung.

Warum aber ist das so? Warum finden Menschen ihr Lebensglück viel eher in Beziehungen denn als Singles? Die Antwort auf diese komplizierte Frage liegt in den psychosozialen Grundbedürfnissen des Menschen, die sich zwar lesen wie aus Shakespeares „Romeo und Julia", aber durchaus keine Romantizismen sind, sondern universelle Realität. Will heißen: *Jeder* Mensch sehnt sich nach der Erfüllung seiner psychosozialen Grundbedürfnisse.

„Liebe, Akzeptanz, Geborgenheit, Vertrauen" – diese Begriffe verkörpern Werte, die heute ganz und gar aus der Mode gekommen zu sein scheinen. Kein Wunder! Wir leben ja in einer Leistungsgesellschaft, die ihre Opfer fordert. Gibt es noch so etwas wie Vertrauen oder Verantwortung? In der Wirtschaft jedenfalls nicht, da zählen nur noch Gewinne und Aktienkurse. Auch im öffentlichen Leben wird Tüchtigkeit und Lebensfähigkeit immer mehr am materiellen Wohlstand gemessen! In den USA gibt es doch tatsächlich den Brauch, das Jahresgehalt zu publizieren, manchmal sogar über die Visitenkarte, so als ließe sich der Wert eines Menschen an dessen Einkommen erkennen. Solange das Bruttonationalprodukt der Gradmesser für den Wohlstand eines Volkes ist und nicht dessen psychosoziale Befindlichkeit, wird sich daran auch nichts ändern. Es ist übrigens eine ganz seriöse Forderung von Soziologen, zur Beurteilung des Wohlstandes eines Volkes nicht mehr das Bruttoinlandsprodukt heranzuziehen, weil es an der Realität vorbeigeht. Materieller Wohlstand hat wenig zu tun mit Lebensglück, manchmal hat man das Gefühl, er stünde ihm sogar entgegen.

Die Abkehr des Menschen von seinen Grundbedürfnissen lässt sich indessen nicht so einfach beschließen. Denn „Mainstream", moderner Lifestyle, die Vorgaben der Politik, das alles zählt nur zu vordergründigem Getue, Wichtigmacherei und Lüge. Die Lüge besteht wohl darin, die Menschen glauben machen zu wollen, das Glück wäre ein käufliches Gut.

Die psychosozialen Grundbedürfnisse sind jedoch Realität, und sie werden es immer sein, allen Bemühungen zum Trotz, sie verändern zu wollen. Die Leistungsgesellschaft stößt hier an ihre Grenzen, immer noch ist der Mensch ein emotionales Wesen und er wird es sicher bleiben. Die gesamte gesellschaftliche Entwicklung deutet darauf hin, dass die Politik auf die Bedürfnisse des Menschen keine Rücksicht nimmt, sie vermittelt viel mehr jene Werte, die dem Budget dienlich sind. Der Mensch wird degradiert zum Leistungserbringer. Es gibt bereits deutliche Signale, dass unser Wohlstand teuer erkauft wurde, zum Beispiel durch den Verlust von Werten und durch Orientierungslosigkeit. Und anstatt sich die Frage zu stellen, wieso es so weit kommen konnte, will man nun jene Jugendliche bestrafen, die – allabendlich aus Frust dem Alkohol zugetan – die Parkanlagen bevölkern.

Männer und Frauen brauchen Beziehungen, so wie Kinder ihre Eltern brauchen. Ganz einfach deswegen, weil sich in einer Beziehung die psychosozialen Grundbedürfnisse am ehesten erfüllen lassen. Das ist die Wahrheit, und zwar die einzig gültige. Gewiss! – Die Gestaltung von Beziehungen hat sich in letzter Zeit verändert, das spielt keine große Rolle und verändert nicht das Paradigma vom Menschen als Beziehungswesen. Jeder Versuch, dem Menschen seine Beziehung zu nehmen und damit seine Intimität, ihn öffentlich zu machen, diente primär der Machtausübung und war bisher zum

Scheitern verurteilt, die kollektive Gesellschaft des Kommunismus ebenso wie die egalitäre des Kibbuz. Den Menschen muss auch bewusst gemacht werden, dass der heute gelebte Materialismus per se nicht glücklich macht, allenfalls Voraussetzung schafft für das Glück. Trotz aller Zwänge zur Sicherung des Wohlstandes (Menschen wollen ja auch nicht verzichten!), muss die Pflege des sozialen Umfeldes – unverbindlicher kann man Beziehung nicht mehr ausdrücken – das zentrale Anliegen bleiben. Denn die Verwirklichung des Lebensglücks bleibt auch in Zukunft gebunden an die Erfüllung der psychosozialen Bedürfnisse. Dessen kann man sich sicher sein.

Eine unverzichtbare Voraussetzung für unser Lebensglück ist das Finden eines geeigneten Partners, und das ist der sensibelste Part des „Unternehmens Zweisamkeit". Einen geeigneten Partner zu finden, ist wie ... ein Lottosechser, es gehört viel Glück dazu, aber natürlich auch die Bereitschaft mitzuspielen in diesem großen Spiel rund um Liebe, Partnerschaft und Sexualität. Man muss schon Lotto *spielen,* um die Chancen auf den Gewinn zu wahren. Auf die Beziehung umgelegt, heißt dies: Man muss schon unter die Leute gehen und eine Beziehung zulassen, und selbst dann gehört noch eine ordentliche Portion Glück dazu, den richtigen Partner zu finden.

Die Bedeutung der Beziehung für das Lebensglück ist den meisten Menschen – Männern und Frauen – bereits verinnerlicht. „Niemand möchte allein bleiben", sagt selbst Klinenberg, der Autor des Buches „Going Single" (s. o.). Warum aber, wäre die nächste Frage, scheitern so viele Beziehungen, und warum wohl leben so viele Menschen allein? Wenn sie es gar nicht wollen?

Natürlich gibt es keine vorgefertigte Antwort auf diese Frage. Langjährige intensive Arbeit mit Paaren lässt aber vermuten, was viele schon geahnt haben: Beziehungen scheitern an der Nichterfüllung der psychosozialen Grundbedürfnisse, die meist zu tun hat mit sexueller Unzufriedenheit. Sexualität ist nämlich das wichtigste aller Instrumentarien zur Erfüllung der Grundbedürfnisse, dies verleiht ihr erst jene Bedeutung, die sie für das Gelingen einer Beziehung besitzt. Zum besseren Verständnis nochmals wiederholt: Sexualität ist definiert als „intimes Zusammensein".

Let's talk about sex – warum Beziehungen scheitern …

Beziehungen scheitern an der Sexualität, weil sich über sie am besten die Grundbedürfnisse erfüllen lassen. Sie scheitern jedenfalls nicht am Alltag, nicht daran, wie der Mann die Zahnpastatube ausdrückt, und auch nicht daran, ob die Frau kochen kann. Dies sind die Themen, die bei Gericht verhandelt werden, denn dort kommt Sexualität gar nicht zur Sprache, zu intim ist die Thematik. In der Sprechstunde des Sexualmediziners aber kommt sie zur Sprache. „Endlich", müsste man sagen, denn meist gehen dem Ende einer Beziehung nervenraubende Diskussionen rund um die Sexualität voraus und nicht konstruktive Gespräche. Dass es so schwierig ist, über Sexualität zu sprechen, hängt wohl mit deren Tabuisierung zusammen, das liegt mit Sicherheit nicht in den Genen, nicht an einem angeborenen Schamgefühl. Auch in dieser – offenen – Gesellschaft wird über Sexualität nicht konstruktiv geredet, abgesehen von ein paar Sexualwissenschaftern, die sich das Recht dazu aus ihrer Profession ableiten, gestehen sich selbst Ärzte ein, mit der Verbalisierung der Sexualität in ihren Sprechstunden Probleme zu haben.

Meist ist es die Unzufriedenheit nur eines der beiden Partner, die eine Beziehung scheitern lässt. Die Unzufriedenheit mit der Sexualität, wohlgemerkt, denn sie bedeutet gleichzeitig die Unzufriedenheit in der Umsetzung der Grundbedürfnisse – alles andere ist nachrangig. Der andere ist der Ahnungslose, er ist der, der vom Ende der eigenen Beziehung überrascht wird, so als wäre er gar nicht Teil davon gewesen. „Wir haben uns doch immer prächtig verstanden", versuchen sich auf diese Weise Überraschte dann herauszureden – und schon wieder haben sie darauf vergessen, dass eine Beziehung neben dem Alltag auch eine emotionale Dimension besitzt oder wenigstens besitzen sollte. Sollte diese emotionale Dimension bereits verlorengegangen sein oder drohen verlorenzugehen, sollten Sie schleunigst damit beginnen, dem entgegenzuwirken. Zu kostbar ist der Einsatz, um den es geht: Ihre Beziehung und vielleicht Ihr Lebensglück.

„Ein Mann hat Zeit für die Arbeit und Zeit für die Liebe. Mehr Zeit hat er nicht!", sagte schon Coco Chanel, die legendäre französische Modeschöpferin.

Angelika ist eine weltgewandte Frau. Seit ein paar Jahren ist sie mit Egon verheiratet, der ganz anders ist als sie, introvertiert und fast ein wenig unbeholfen. Man hat das Gefühl, dass er verzweifelt versucht – das Wort „versuchen" beinhaltet bereits das Scheitern – seiner Frau gerecht zu werden. Doch je mehr er an sich arbeitet, desto eher wirkt er tollpatschig und – ganz einfach – überfordert. *Sie* bewegt sich auf sicherem Parkett, mit perfekter Körperhaltung, erhobenem Kinn, elegant gestylt, *er* hingegen scheint schon resigniert zu haben. Seine Kleidung erweckt den Eindruck, für jemanden anderen geschneidert worden zu sein, sie will nicht so recht passen zu diesem ausdruckslosen, mutlosen Gesicht. Dieser Mann ist nicht zu beneiden. Wieso heiratet so eine Frau diesen Mann? Und noch viel mysteriöser: Wieso heiratet so ein Mann diese Frau, die ihn – hoffnungslos überlegen – schon durch ihre bloße Anwesenheit desavouiert und ihm seine Grenzen aufzeigt?

Angelika war die Beschwerdeführerin. „Einmal Sex alle sechs bis acht Wochen ist mir zu wenig", sprudelte es aus ihr heraus, so als ob nun der Augenblick gekommen war, an dem sie endlich reden konnte. „Jetzt ist es an der Zeit", fuhr sie fort, „meinem Mann klarzumachen, dass er die Bedeutung der Sexualität in unserer Beziehung unterschätzt! Ja! Er gefährdet unsere Beziehung!", posaunte Angelika siegessicher. Diese Frau war unzufrieden, primär sexuell, und sie war auch bereit, daran etwas zu ändern, mit oder ohne ihren Mann. „Wissen Sie, da geht es ja noch um ganz andere Dinge. Ich verliere den letzten Respekt vor Egon, er ist im Bett ein Versager, und je mehr mir das bewusst wird, desto mehr sehe ich in ihm jenen Mann, der mir nicht geben kann, was ich verdiene."

Der Fall muss gelöst werden, sonst würde es für dieses Paar keine Hoffnung geben. Die sexuelle Unzufriedenheit der Frau färbte auf das partnerschaftliche Verhältnis ab, auf die Beziehungskultur, und vergiftete das alltägliche Zusammenleben. Einmal mehr bestätigte sich die untrennbare Liaison zwischen Beziehung und Sexualität. „Wenn du mir nicht gibst, was ich verdiene, gebe ich dir nicht, was du brauchst!", war der Grundtenor für das Verhalten der beiden. Pubertäre Trotzreaktionen beherrschten das Klima innerhalb dieser Partnerschaft. Die in ihren Grundbedürfnissen unbefriedigte Frau vermisste die Wertschätzung und Akzeptanz, die durch Sexualität zum Ausdruck kommt, als Folge fehlte ihr die Bereitschaft zum Konsens. „Ich kann ihm seine Schwächen nicht verzeihen, weil er meine Bedürfnisse nicht sieht!" Wie ein roter Faden zog sich das Allerwichtigste auch durch diese Beziehung: die Grundbedürfnisse und deren – fehlende – Befriedigung. Dieser Mann vergab den Bonus, den er hätte haben können, er verspielte ganz einfach seine Trümpfe. Ein Mann kann sich so leicht unersetzlich machen, wenn er den Bedürfnissen seiner Frau – wenigstens ansatzweise – entgegenkommt. Stattdessen redet er – in völliger Verkennung der Situation – von der Unwichtigkeit der Sexualität und auch davon, dass man durch andere Dinge mehr profitieren könne, zum Beispiel von gemeinsamen Unternehmungen.

Zu Beginn stellte sich diese Beziehung ganz anders dar: Genau jene Gegensätze, die nun für Unmut sorgten, hatten die beiden damals aneinander angezogen. Es ist kein Geheimnis, dass tüchtige Frauen häufig tollpatschige Männer haben, da gibt es ja wirklich mehr als genug Beispiele dafür, die des guten Tones wegen hier nicht zitiert werden sollten. Die tüchtige Frau sucht den ruhigeren, etwas tollpatschigen Mann; sie sucht in ihm jene Ruhe, die sie an sich selbst vermisst. Das funktioniert sehr gut – außer bei der Sexualität. Da gelten andere Gesetze, da soll der Mann – plötzlich – der Jäger sein, der er eben nicht ist. Es ist der Preis der Monogamie, für alle „Fälle" nur einen Partner haben zu dürfen, dabei müsste man sich wandeln können wie der Teufel, manchmal sanft und melancholisch sein, mal feurig und voller Temperament.

Wohlgemerkt: In anderen Beziehungen kann das, was Angelikas Mann vorschlug, schon funktionieren: Die Sexualität mancher Pärchen mag sich auf gemeinsame Unternehmungen beschränken, das hängt von den Vorstellungen beider Partner ab und auch davon, ob sie (gemeint sind beide) damit zufrieden sind. In diesem Fall aber funktionierte es nicht. Angelika war nicht die Frau, die sich vertrösten ließ, sie war auch nicht empfänglich für Geschenke, die – selbst wenn ihr Mann bereit gewesen wäre, sich in Unkosten zu stürzen – nur ein schwacher Trost hätten sein können für die vorenthaltene Sexualität. Egon unterlag einem verhängnisvollen Irrtum. Meistens reichen gemeinsame „Unternehmungen" nicht aus, um sich unersetzlich machen, das gelingt nur durch die Sprache der Liebe, der Sexualität – in welcher Form auch immer sie vermittelt wird. Ihre Vernachlässigung besiegelt das Schicksal der Beziehung.

Früher mag das anderes gewesen sein, die Ehe war ganz primär eine Wirtschaftsgemeinschaft, und Frauen konnten es sich gar nicht leisten, sich zu trennen. Des „guten Rufes" wegen nicht, aber auch nicht aus finanziellen Gründen. Das hat sich heute grundsätzlich geändert. Durch den allgemeinen Wohlstand unterliegen auch materielle Geschenke einer Inflation, das heißt, sie verlieren an Bedeutung. Angelika kann sich kaufen, was sie will. „Die wirklich schönen Schmuckstücke habe ich mir selbst gekauft", lässt sie mit einem verächtlichen Blick in Richtung Egon wissen. Indessen steigt an Wert das, was selten ist, und: was man sich nicht kaufen kann. Für Angelika kann die Attraktivität Egons nur an ihm selbst zu finden sein, in seiner Liebenswürdigkeit, in seinem Charakter, aber auch in seinem Körper und der gebotenen Sexualität.

Es ist ein Irrglaube zu meinen, Sexualität wäre ein unwichtiges Anhängsel einer Beziehung. Leider ist er weit verbreitet: Männer und Frauen sind sich einig, dass zum Lebensglück eine Beziehung gehört, die Bedeutung der Sexualität für die Beziehung wird – fatalerweise – unterschätzt. Ein Teil der Partnerschaft unterschätzt die Bedürfnisse des anderen. Das „Unterschätzen" geht einher mit der Nichtbeachtung von Signalen, „man merkt es nicht mal mehr, wenn der Partner Initiativen setzt". Die Sexualität geht verloren und wird ersetzt durch die Bedürfnisse des Alltags. Das aber macht nicht glücklich, wenigstens nicht jeden. Um Missverständnisse zu vermeiden: Es geht nicht darum, dass ein gewisses Programm abläuft, ganz und gar nicht, es geht bloß darum, dass man sexuelle Zufriedenheit erreicht und die Grundbedürfnisse erfüllt werden. Um eine Beziehung zu festigen, müssen beide Partner daran arbeiten. Das Ziel bleibt immer: die sexuelle Zufriedenheit beider Partner.

Ganz primär definiert sich eine Beziehung aus der Kommunikation zwischen zwei Menschen. „Beziehung ist Kommunikation", sagt man, und das stimmt. Wenn man nicht kommunizieren will, ist es nicht möglich, eine Beziehung zu führen. Der Begriff Kommunikation ist hier allerdings sehr weit gefasst. Menschen können auf die verschiedenste Weise kommunizieren, und somit können Beziehungen auch die unterschiedlichsten Qualitäten erreichen, mit allen nur denkbaren Nuancen. Somit kann jedes Paar seine Beziehung so gestalten, wie es sie gerne hätte – vorausgesetzt, die zwei „Richtigen" haben sich gefunden. Beziehungen sind Kompromisse zwischen zwei Menschen, die den Wunsch hegen, zusammen zu sein. Der richtige Partner ist der, dessen Vorstellung von Kommunikation sich mit der eigenen deckt. Das klingt sehr banal, ist es aber nicht. Denn zu kommunizieren will gelernt sein. Das ist so wie mit dem aufrechten Gehen. Der Mensch – ein Zweibeiner – ging nicht schon von jeher auf zwei Beinen, sondern auf allen Vieren. Säuglinge müssen den aufrechten Gang erlernen und werden ab dann – je nach Übung – mehr oder weniger geschickt durchs Leben gehen.

Ein Mensch kommuniziert, wenn er redet und auch wenn er nicht redet. Er kommuniziert durch die Mimik, durch die Körpersprache, auf elektronischem Wege ... die Möglichkeiten zur Kommunikation sind mannigfaltig, verbal und nonverbal. Es ist – wie Paul Watzlawick es beschreibt – gar nicht möglich, nicht zu kommunizieren. Doch die Kommunikation kann von unterschiedlicher Qualität und Intimität sein, und so wie sich Beziehung aus der Kommunikation heraus definiert, so bestimmt die Art der Kommunikation den Charakter der Beziehung. Ist es eine Beziehung wie zwischen

Bruder und Schwester? Oder wie zwischen zwei sich Liebenden? Und einander Begehrenden?

Wie schon ausführlich beschrieben, kann Sexualität auch der Fortpflanzung dienen. Dies ist in unseren Breiten aber eher selten, konkret beabsichtigen nur vier Prozent der sexuell aktiven Pärchen, ein Kind zu zeugen. Dies beweist, dass die Sexualität des Menschen primär andere Ziele verfolgt als die Fortpflanzung, nämlich den Lustgewinn und: die Kommunikation. Zweifelfrei ist Sexualität die intimste Form der Kommunikation zwischen zwei Menschen. Das „intime Zusammensein", dies ist die offizielle Definition für Sexualität, birgt in sich eine ganz konkrete Botschaft, nämlich: „Ich liebe und begehre dich!" Genau daraus, aus dieser Botschaft ergibt sich der hohe Stellenwert der Sexualität für eine Beziehung, denn geliebt und begehrt zu sein erfüllt das wesentlichste aller Grundbedürfnisse: die Akzeptanz.

Sexualität macht aus einer Beziehung eine Liebesbeziehung. Hier liegt auch die Bedeutung der Monogamie, denn grundsätzlich darf mit jedem Menschen kommuniziert werden – in ganz beliebiger Form. Sexualität aber bleibt in exklusiver Weise dem Partner vorbehalten. Erst das Gebot zur monogamen Lebensform festigt die kommunikative Dimension der Sexualität und verleiht ihr jene besondere Bedeutung, die sie – innerhalb einer Beziehung – hat. Die Monogamie ist die Voraussetzung für die kommunikative Dimension der Sexualität, die wieder die Monogamie impliziert. Umso schöner für ein Pärchen, wenn die Kommunikation intakt ist, mit ihr die Sexualität.

Beobachten Sie einmal, wie die Paare bei Tisch sitzen, etwa in Restaurants, was sagt Ihnen die Körpersprache? Gibt es ein angeregtes Gespräch mit offenen Ohren und blitzenden Augen oder Gleichgültigkeit oder gar lähmendes Schweigen? Das Verhalten bei Tisch lässt Schlüsse auf das zu, was im Bett läuft. Denn „Reden“ ist Konversation, Sexualität auch … wenn man sich bei Tisch nichts mehr zu sagen hat, ist meist auch der Sex schon passé.

Um eine Partnerschaft ist es umso schlechter bestellt, je weniger kommuniziert wird. „Kommunizieren“ heißt „Anteil nehmen“, und wer, wenn nicht der eigene Partner, sollte denn Anteil nehmen am eigenen Wohlergehen? Etwa der Psychiater oder der Psychologe? Das ist zwar häufig unumgänglich (und soll hier gar nicht kritisiert werden), ist aber immer Therapie und somit die Folge einer Krankheit. Sexualität ist die intimste Form der Kommunikation und somit – innerhalb der Paarbeziehung – die wichtigste. Spätestens die fehlende – oder auch nur nicht ausreichende – Sexualität führt zu jener Kluft innerhalb von Beziehungen, die das Zusammenleben belastet. Dann beginnt die Spirale sich zu drehen, in den meisten Fällen führt sie zum Ende der Beziehung. Tatsächlich ist sexuelle Unzufriedenheit die häufigste Ursache für das Scheitern einer Beziehung.

Hier an dieser Stelle wäre es wieder einmal Zeit zur Selbsterforschung: Wie steht es denn eigentlich um die Kommunikationskultur in Ihrer Beziehung? Gibt es ein gemeinsames Frühstück oder Abendessen, ist es – so wie am Beginn – noch üblich, gemeinsam zu Bett zu gehen, gemeinsam aufzustehen? Essen ist ein sozialer Akt, Sexualität auch, beides ist Kommunikation und dient der Stabilisierung Ihrer Partnerschaft! Mit Fastfood kann man jedenfalls keine Beziehung führen, ganz sicher nicht!

Liebe bedeutet, sich nahe zu sein

„Stimmt“ die Kommunikation in einer Beziehung, fühlt man sich verstanden. „Stimmt“ die Sexualität, fühlt man sich geliebt. Übrigens: Um die kommunikative Dimension der Sexualität zu erleben, bedarf es keines Geschlechtsverkehrs. Es genügt das intime Zusammensein mit dem Partner, Streicheln, Küssen, gegenseitiges Massieren – selbst der ehrlich gemeinte Begrüßungskuss, um jene Botschaft zu überbringen, die glücklich macht: Ich bin geliebt!

Was Frauen immer schon gewusst haben, ist für Männer häufig unverständlich: Sexualität kann auch dann aufregend sein, wenn es nicht zum Geschlechtsverkehr kommt. Der Grund für diese unterschiedliche Beurteilung liegt in der Verschiedenartigkeit der Motivation zur Sexualität: Männer suchen Lust, Frauen Liebe. Und um Liebe zu empfangen und zu geben, bedarf es zwar der Sexualität, nicht aber der Penetration.

Jede sexuelle Unzufriedenheit führt zu einer Belastung der Beziehung. „Wenn ich nicht bekomme, was mir zusteht, brauche ich keine Beziehung!“ Dieser Ausspruch eines 60-jährigen Top-Managers ist eine Warnung an die Adresse seiner Partnerin, das Wörtchen „zustehen“ ist kompromisslos fordernd. Er möchte damit sagen: „Wenn ich nicht bekomme, was ich brauche, fühle ich mich von dir nicht geliebt.“ Solche Aussprüche sind ein Hinweis auf die Nichterfüllung der Grundbedürfnisse. Sie sind ernst zu nehmen. Die sexuelle Unzufriedenheit wird früher oder später den Verlauf einer Beziehung schwer belasten, denn „Akzeptanz“ heißt, so sein zu dürfen, wie man ist, inklusive der eigenen Sexualität. Sie ist ein weiteres psychosoziales Grundbedürfnis, das auf seine Erfüllung – vor allem – in der Beziehung wartet. (Siehe hierzu auch das Kapitel „Ich liebe dich, so wie du bist“.)

Akzeptanz kommt an Wichtigkeit gleich nach der Kommunikation, fehlende Akzeptanz zerstört Beziehungen genauso wie fehlende Kommunikation. Beide gehören untrennbar zusammen.

Fehlende Kommunikation ist ein Wesenszug unserer Zeit. Doch – klingt das in dieser Zeit, in der doch jeder mit jedem vernetzt ist, über Telefon, SMS, E-Mail, Facebook und zahlreiche andere Internet-Plattformen, nicht ein wenig unglaubwürdig? Eigentlich dürfte es keine einsamen Menschen mehr geben, mit Hundertschaften von Facebook-Freunden. Doch weit gefehlt! Gerade heute fühlen sich die Menschen allein, im Stich gelassen und einsam. Der Grund liegt auf der Hand: Kommunikation über elektronische Medien kann die Bedürfnisse des Menschen nicht erfüllen, sie haben nicht den Tiefgang, gehen nicht unter die Haut. Denn der Mensch besteht aus Fleisch und Blut. Kommunikation ist umso glaubwürdiger, je mehr der Körper darin involviert ist. Wie ernüchternd ist doch eine SMS im Vergleich zu einer zärtlichen Berührung! Man kann sie zwar lesen, das ist aber zu wenig, um glücklich zu machen. Damit können die Grundbedürfnisse nach Liebe und Zärtlichkeit nicht erfüllt werden.

Virtuelle Kommunikation allein kann nicht glücklich machen, sie kann allenfalls anbahnen, überbrücken, Interesse wecken. Dies beweist täglich Facebook, jene Internetplattform, bei der man ein paar Hundert Freunde haben kann, ohne jemals Freundschaft geschlossen zu haben. Die Terminologie der „Freundschaft“ wurde um die „Facebook-Freundschaft“ erweitert. Das ist eine spezielle Dimension der Freundschaft, nämlich jene ohne jede Konsequenz. „Du bist mein Freund, das aber ändert nichts an meinem Leben!“ Da kommt es nicht auf den Tiefgang an, nicht auf die Chemie, die stimmen sollte zwischen Freunden. Es kommt allein auf die Menge an: Der, der mehr Freunde hat, ist der Sieger, mit der Option auf Prestige, ganz ohne Option auf Glückseligkeit. Einmal mehr verfolgt uns ein unglückseliger Moloch, der Inbegriff für das Desaster in der Demokratie: die „Mehrheit“, in der Medienlandschaft auch „Quote“ genannt. Je mehr, desto besser, leider nicht je besser, desto besser. Virtuelle Freunde sind imaginär, sie zählen lediglich als Bestandteil einer größtmöglichen Anzahl (die maximale Anzahl für „Freunde“ auf Facebook liegt derzeit übrigens bei 5000). Es handelt sich um Freundschaften ohne Verantwortung und Bekenntnis zueinander, solange sie nicht realisiert wurden, das heißt in das reale Leben transformiert wurden. Freundschaften im Netz verlaufen ohne Berührung, daran kann selbst die „Cam“ nichts ändern. Virtualität kann mit Realität nicht gleichgestellt werden, wer das glaubt, irrt. Nicht jedem Menschen ist es gegeben, dies zu erkennen. Viele suchen tatsächlich ihr Glück in Cyber-Freundschaften und Cyber-Sex, wundern sich aber dann, warum sich jene innere Zufriedenheit nicht einstellen will, die Freundschaften – angeblich – sonst vermitteln.

Wenn ich nicht bekomme, was ich brauche, fühle ich mich nicht geliebt

Die „Message“ ist der eine Teil des Gleichnisses, der triviale, unvollständige, er wird vervollständigt durch das andere Extrem: den Kuss, der innigsten Form der Kommunikation. Man fühlt sich, schmeckt sich, riecht sich, sieht sich und hört sich, das ist fünfdimensional und an emotionaler Tiefe nicht zu überbieten. Diese Erkenntnis ist eindrucksvoll: Kommunikation ist umso wertvoller, je mehr Sinnesorgane daran beteiligt sind. „Sich nahe zu sein“ – hat das nicht neben der räumlichen auch noch eine emotionale Bedeutung? „Man ist sich nahe“ kann bedeuten, dass man sich physisch nahe ist, sich also am selben Ort aufhält, aber auch, dass man sich geistig nahe ist. Sich nahe zu sein heißt schon fast, sich zu lieben.

Trotz dieser erdrückenden Vielfalt an Kommunikationsmöglichkeiten leiden Beziehungen an einem Mangel an Kommunikation, besser: an der Kommunikationsqualität. Kommunikation ist heute oberflächlich, technisch und emotionslos, so wie die Medien sind, über die kommuniziert wird. Es geht eben viel schneller, eine SMS oder eine E-Mail zu schreiben als einen Brief. Ein „Bist mein Schatz!" per SMS ist eine nette Geste, doch wenn derartigen Liebesbezeugungen dann nicht noch Taten folgen, sind sie wertlos. Und die Taten folgen häufig nicht. Es bleibt bei der Hoffnung darauf – und das macht nicht glücklich, sondern unglücklich.

Der Kommunikationsqualität kommt eine besondere Bedeutung zu. Dies gilt auch für die Sexualität. „Mein Mann schläft zwar zweimal in der Woche mit mir, aber sonst läuft nichts", beklagte sich eine Frau über ihren Mann. „Wie soll ich das verstehen?", fragte der verdutzte Therapeut. „Na ja, es ist kein Herz dahinter!" Diese Frau bekam Sex und nicht Liebe. Sie fühlte sich benützt und degradiert zur Erfüllerin seiner Bedürfnisse. Und das macht genauso wenig glücklich, sondern sogar krank. „Ich hasse meinen Mann", sagte die Frau dem Therapeuten unter Tränen. „Haben Sie mit Ihrem Mann schon mal darüber geredet?" „Ja und nein", antwortete die Frau, „er hat für solche Dinge kein Gehör, sagte mir, ich bilde mir das ein." Das ist die Kehrseite der Kommunikation: Ohne die Bereitschaft dazu kann sie nicht in Gang kommen.

Diese Frau bekam Sexualität und war dennoch unzufrieden. Es fehle ihr die Liebe, sagte sie zu ihrem Therapeuten – und nicht jeder wird verstehen, wie das gemeint war. Tatsächlich wird Kuscheln und Zärtlichkeit als viel intimer wahrgenommen als Geschlechtsverkehr. Wie vorher schon beschrieben, ist eine Handlung umso intimer, je mehr Sinnesorgane daran beteiligt sind: beim Küssen etwa, dem Inbegriff der Intimität, sieht man sich, riecht, schmeckt und fühlt man sich, „intimer“ geht es nicht. Die gebotene Intimität ist ein Maß für die Tiefe der Gefühle und somit für die Qualität der Beziehung, so denken wenigstens die Frauen. Der Mann, dessen Sexualität lustbezogen ist, sieht das freilich häufig anders. Seine Sexualität zielt auf Geschlechtsverkehr, das führt auf schnellste Art und Weise zum Orgasmus und erfüllt den ursprünglichen Zweck männlicher Sexualität, den der Platzierung seiner Gene. Der Ausgleich der unterschiedlichen Bedürfnisse kann nur darin liegen, die beiden Standpunkte anzunähern: Dafür ist Reden unvermeidlich.

Sexualität ist der zweistärkste Trieb des Menschen, gleich nach dem Essen. Dieses Ranking ist leicht verständlich, denn zunächst ist es erforderlich, die vitalen Bedürfnisse abzudecken, erst dann ist der Mensch bereit, sich fortzupflanzen. Hungersnöte vermindern die Lust auf Sexualität, doch Hungersnöte gibt es schon lange nicht mehr in unseren Breitengraden. Die Menschen von heute kostet die Beschaffung von Nahrungsmitteln keine Energie mehr, vielleicht mag auch dies ein Grund sein für die Übersexualisierung unserer Gesellschaft. Der zweitwichtigste Trieb steigt auf im Ranking menschlicher Bedürfnisse, weil dem allerwichtigsten in inflationärer Weise entsprochen werden kann.

Die Sexualität beider Geschlechter folgt dem Instinkt zur Erhaltung der Art, selbst dann, wenn an Fortpflanzung gar nicht gedacht oder sogar verhütet wird. Der Paradigmenwechsel verändert also nicht die Spielregeln.

Spielregeln, die da wären: Männer werden durch Sexualität nicht schwanger, Frauen schon.

Die Evolution folgt einer Randomselektivität. Das bedeutet, aus möglichst vielen Exemplaren die besten auszuwählen. Es ist das Ziel der Evolution, aus einem möglichst großen Pool die Wahl zu haben. Ihre Regeln sind nicht veränderbar, auch wenn der Mensch glaubt, sie bereits verändert zu haben. Es gilt: Der Stärkere gewinnt. Die Aufgabe der Männer ist, ihre Gene möglichst weit zu verbreiten, die der Frauen, sich um den Nachwuchs zu kümmern. Unterschiedliche Ziele bedingen unterschiedliche Bedürfnisse – die es auch tatsächlich gibt.

Auch Frauen lieben Sex, keine Frage! Sie lieben ihn aber nicht um jeden Preis, eher innerhalb von Beziehungen, jedenfalls mit der Option auf materielle Sicherheit. Die Reproduktion ist ihre favorisierte sexuelle Dimension – dementsprechend ihr Verhalten. Das ganze Bestreben gilt dem Wohl des Kindes, selbst dann, wenn die Empfängnis verhütet wird.

One-Night-Stands sind nicht ihre bevorzugte Art der Sexualität, denn das – potenziell – gezeugte Kind braucht einen Vater. Und die Mutter einen Partner. Zugegeben, manchmal lassen sich Frauen dazu verführen, dem Begehren eines Mannes allzu schnell nachzugeben. Sie tun das nicht, weil ihre Psyche sich verändert hat, sie tun es in der Hoffnung, dass aus dem einen Mal ein zweites Mal wird und dann ein drittes und schließlich – doch! – eine Beziehung. Jeder Mann sollte, nein *muss* wissen, dass ein One-Night-Stand dem Naturell einer Frau widerspricht. Und er – sollte es wirklich dabei bleiben – diese Frau verletzt, selbst dann, wenn die Karten zuvor auf den Tisch gelegt wurden. „Süße, ich möchte gerne mit dir schlafen, eine Beziehung wird das aber nicht!", mit solchen oder ähnlichen Worten mag ein Mann die Auserwählte auf die Einmaligkeit des Ereignissen hinweisen, was sie nicht hindern wird, doch zu hoffen ... auf ein Wiedersehen und dann vielleicht auf mehr.

„Miteinander zu schlafen ist doch eine intime Sache, wie kann ein Mann so gefühllos sein, sich danach einfach nicht mehr zu melden?" Solche und ähnliche Zitate sind Dauerbrenner in der sexualmedizinischen Praxis, sie zeigen, dass es Missverständnisse gibt zwischen den Geschlechtern. Die Frau sucht primär eine Beziehung, aus der heraus sich Sexualität ergeben kann. Sollte sie sich bereit erklären, den umgekehrten Weg zu gehen, nämlich Sexualität *vor* einer Beziehung zuzulassen, so tut sie das, um ihre Chancen zu wahren, immer um den Preis, verletzt zu werden. Freilich gibt es Frauen, die sich an diese „Vorgaben“ – zuerst die Beziehung, dann der Sex – nicht halten. Sie werden ihre Gründe haben, etwa schlechte Erfahrungen oder auch die Angst, allein zu bleiben. Niemals aber sollten sie vergessen, dass sie sich dann kaum für jene Männer interessant machen, die feste Beziehungen suchen, ganz im Gegenteil.

Die Motive, eine Beziehung einzugehen, sind sehr unterschiedlich, es ist daher nicht verwunderlich, dass sich daraus Dissonanzen ergeben. „Wenn ich nicht bekomme, was mir zusteht, brauche ich keine Beziehung!“, dieser Ausspruch jenes bereits zitierten 60-jährigen Mannes sagt mehr als ein ganzes Buch. Das war der Auftakt für eine Serie von schwierigen Gesprächen zwischen ihm und seiner um fünfzehn Jahre jüngeren Frau mit unsicherem Ausgang.

Der Mann hatte Konstanze zehn Jahre zuvor in dritter Ehe geheiratet. Die beiden Ehen davor waren – wie sich im Nachhinein herausstellte – an derselben „sexuellen Interesselosigkeit seiner Frauen“ gescheitert, an der nun diese aktuelle Beziehung Schaden zu nehmen drohte. Guido war Industrieller. Er war der Herr über mehrere Firmen mit 2600 Mitarbeitern, er war gewohnt, dass man seinen Wünschen „nachkam“. „Sie müssen wissen, ich bin eigentlich ein pflegeleichter Mann, nur beim Sex hört sich der Spaß auf. Ein Mann hat doch eine Beziehung, um regelmäßig Sex zu haben. Wenn das nicht einmal mehr funktioniert, frage ich mich, warum ich so viel in diese Beziehung investiere. Sie müssen wissen, dass ich nicht knauserig bin. Unsere Kinder sind noch klein, neun und zehn Jahre, meine Frau ist auf eigenen Wunsch zu Hause geblieben, ich bin also der Alleinerhalter der Familie.“

„Und was heißt das nun?" Diese Frage reichte aus, um Guido aus der Reserve zu locken. „Na ja, eine Beziehung ist ein Geben und Nehmen!", gab er sich konstruktiv. „*Ich* investiere in bar, und das nicht zu knapp, dafür arbeite ich auch hart. Ich habe ein Recht darauf, zu bekommen, was mir zusteht. Basta!", brachte er seine Vorstellung von Beziehung auf den Punkt. „Ich verstehe", resümierte der Arzt, „sie wollen also ihre finanziellen Investitionen in Sexualität abgegolten haben?" Guido stutzte, fühlte sich in die Enge getrieben. „Nein, nein, so möchte ich das nicht gesagt haben", er überlegte, „aber folgt nicht jede Beziehung in gewisser Weise opportunistischen Zielen?"

Da hatte er natürlich recht. Selbstverständlich will man etwas voneinander, wenn man eine Beziehung eingeht. Der Mann sucht sein weibliches, die Frau ihr männliches Pendant. „Gegensätze ziehen sich an", sagt man, und dieser sinnige Spruch lässt sich nicht besser beweisen als durch den Umstand, dass Männer auf Frauen und Frauen eben auf Männer stehen. Für das Funktionieren einer Beziehung gibt es aber noch eine andere Voraussetzung als die bloße Ausgewogenheit des Gebens und Nehmens, nämlich: die Liebe. „Beziehungen gehen gut, wenn sie der Liebe wegen geschlossen wurden", sagt man in der Sexualmedizin, und die Praxis beweist: Es stimmt!

Nur der „Liebende" wird für seinen Partner jenes Verständnis aufbringen, das man braucht, um durch Jahre und Jahrzehnte gemeinsam durchs Leben zu geben. „Verständnis füreinander zu haben" nennt man in der Sexualmedizin schlichtweg „Akzeptanz". Akzeptanz ist deshalb jenes psychosoziale Grundbedürfnis, das gar nicht wichtig genug genommen werden kann, ganz einfach unverzichtbar ist und dennoch so oft mit Füßen getreten wird. Akzeptanz ist, so sein zu dürfen wie man ist – und dabei sogar noch geliebt zu werden.

Beziehung ist Kommunikation, Beziehung ist aber eben auch Akzeptanz. Ohne Akzeptanz kann eine Beziehung nicht funktionieren, allenfalls als Karikatur ihrer selbst. „Akzeptanz ist, so sein zu dürfen, wie man ist", erklärte der Arzt dem Pärchen, „ausgenommen natürlich jenes Verhalten, das die Beziehung zerstören könnte. Dort ist die Grenze für die Akzeptanz, alles andere wäre nämlich Selbstaufgabe, ein kontraproduktives Verhalten."

Das Problem zwischen Guido und Konstanze ist noch nicht gelöst. Es stellt sich die Frage, ob es nach so langer Zeit vergeblichen Bemühens überhaupt gelöst werden kann. Der Mann ist nicht bereit, seine Sichtweise zu verändern, der Kompromiss aber ist die einzige Möglichkeit, Partnerschaftsprobleme zu lösen. „Irgendwie macht es für mich den Eindruck, Sie wollen nicht begreifen, dass Sie in der Firma der Boss sind, zu Hause aber nicht", so etwa könnte man das Problem dieses Mannes auf den Punkt bringen. Die Leistungsgesellschaft hat hierarchische Strukturen, nicht aber die Partnerschaft. In so manches Hirn will das einfach nicht hinein. Trotz der fehlenden Einsicht kommt Guido immer wieder in die Sexualsprechstunde, „wenn es gar nicht mehr geht", mal allein, mal mit Konstanze. Das ist dann schon so etwas wie Schadensbegrenzung. Schade nur um die Energie, die hier vergeudet wird.

Wenn es Bedingungen gibt, ist es keine Liebe

Karsten (38) kam wegen einer sexuellen Störung in die Praxis. Er war Architekt, wohlgebildet und eloquent. „Seit Beginn meiner sexuellen ‚Karriere' leide ich an demselben Problem: einem zu schnellen Samenerguss", erklärte er und präzisierte auf Nachfragen: „Ich komme schon nach fünf Sekunden." Der Arzt hörte sich seine Geschichte an. „Okay", sagte er, „fünf Sekunden sind wirklich nicht in Ordnung, das ist definitiv zu kurz, doch warum haben Sie denn mit der Behandlung Ihres Problems so lange gewartet? Schließlich sind Sie 38!?" Die Antwort auf diese Frage war kurz und bündig: „Mir ist erst jetzt klar geworden, wie sehr dieses Problem unsere Beziehung belastet." „Aha", sagte der Arzt anerkennend, „was heißt das nun?" Jetzt musste Karsten ein wenig ausholen: „Sie müssen wissen, ich bin mit meiner Freundin seit fast 20 Jahren zusammen. Ich hatte dieses Problem von Anfang an, ein richtiger Verkehr war gar nicht möglich, noch niemals! Es reichte nie aus, um meine Frau zum Höhepunkt zu bringen, davon war ich meilenweit entfernt." Karsten war an einem Punkt angekommen, an dem das Weitersprechen schwer zu werden drohte. „Und?", versuchte der Arzt ihn dazu zu bewegen. „Nun bin ich am Ende meiner Beziehung. Ich werde mich von meiner Freundin trennen." Karsten musste eine Pause einlegen, seine Gedanken waren zu wirr, um richtig denken zu können, dann aber sprach er gefasst weiter, langsam und ruhig: „Immer noch denke ich, dass wir eine wundervolle Beziehung haben. Das Zusammenleben mit Silke ist nach wie vor sehr schön, wenn nur dieses Problem nicht wäre. Von Anfang an stand es zwischen uns, und das ist auch sicherlich der Grund, warum meine Freundin schon immer Sex mit anderen Männern hatte. Ich wusste davon, musste ihr aber verzeihen, weil ich ja weiß, dass ich's im Bett nicht brachte. Die Schuld lag also bei mir." Wieder legte er eine Pause ein, um seine Gedanken zu ordnen: „Jetzt aber ist Silke zu weit gegangen, durch einen Zufall ist mir bekannt geworden, dass sie schon seit über zwei Jahren eine Zweitbeziehung unterhält, zu einem deutlich jüngeren Mann von nicht einmal 25 Jahren." Karsten kämpfte mit den Tränen. Der Arzt blickte ihn nachdenklich an, stand auf, verließ den Behandlungsraum und holte sich ein Gläschen Wasser. „Wollen Sie auch eins?“, fragte er. Karsten nickte, ohne dabei seine schuldbewusste Miene abzulegen. Irgendwie sah er aus wie der sprichwörtliche begossene Pudel, eine wahrhaft traurige Gestalt. „So ist also die Geschichte“, mit dieser nichtssagenden Floskel sollte wohl die Spannung aus der Luft genommen werden, „und Sie glauben also, das Scheitern der Beziehung wäre Ihre Schuld.“ „Wessen sonst?“, war sich Karsten sicher und erklärte: „Ich bin immer schon in der Lage gewesen, meine Schuld zu erkennen und auch die Konsequenzen zu tragen.“ „Und worin bestanden denn die Konsequenzen?“ „Ganz einfach: Sie bestand darin, dass ich Silke die Freiheit ließ, sich das, was ich ihr nicht geben konnte, woanders zu holen.“

Der Arzt hörte aufmerksam zu, man konnte förmlich erkennen, wie er seine Ohren spitzte. Er machte sich sein eigenes Bild, das des Fachmannes, und war entsetzt über so viel Naivität. „Bis sie halt bei einem ihrer Seitensprünge diesen jungen Mann kennenlernte, mit dem der Seitensprung zu einer veritablen Beziehung ausuferte. Und jetzt wissen wir nicht mehr ein noch aus.“ „Die Geister die man ruft …!“, warf der Arzt in kryptischer Weise ein, „doch auch Sie als gebildeter Mann unterliegen hier einem fatalen Irrtum. Sehen Sie“, versuchte er zu erklären, „eine Beziehung ist kein ‚Geschäft‘, bei dem, sollte das Zahlungsziel nicht erreicht werden, ein Pönale zu leisten ist. Beziehungen laufen auf ganz andere Weise. Ihnen sollte etwas ganz Besonderes zugrunde liegen, nämlich Liebe – und immer wieder die Erfüllung der menschlichen Grundbedürfnisse. Liebe ist, so sein zu dürfen, wie man ist! Und das inklusive dem vorzeitigen Samenerguss, der außerdem schon von Anfang an bestand. Ihre Freundin hat Sie also schon so kennengelernt. Das war für sie – offenbar – kein Hindernis, mit Ihnen diese Beziehung eingehen zu wollen. Ganz im Gegenteil. Obwohl Silke wusste, dass Sie an dieser sexuellen Störung litten, hat sie sich für

Sie entschieden. Sie können davon ausgehen, dass Sie über Qualitäten verfügen, die Silke die Probleme bei der Sexualität vergessen ließen."

„Liebe ist bedingungslos!" Dieser Spruch ist ein weiteres Paradigma in der Sexualmedizin, ein unveränderbares Denkmuster, dessen rationales Begreifen eher gelingt als dessen praktische Umsetzung. Man liebt einen Menschen mit all seinen guten, aber auch den schlechten Seiten – eben bedingungslos –, und er muss sich nicht verändern, um zu gefallen. Sollte aber Liebe nicht bedingungslos sein, ist es keine Liebe.

Dass Liebe bedingungslos ist, hat sich noch nicht sehr weit herumgesprochen, denn Bedingungen zu stellen – samt Sanktionen – scheint in vielen Beziehungen ganz normal zu sein. Die Hitliste an Bedingungen von manchen Frauen für ihre Männer wäre etwa so: Rauchen abgewöhnen, Motorrad verkaufen (dafür Kinderzimmer einrichten), Kontakt zu Exfreundin abbrechen, am besten auch zur eigenen Familie, nach der Arbeit früher nach Hause kommen, nicht so oft ins Wirtshaus gehen, auch nicht auf den Fußballplatz, den Kontakt zu dem einen oder anderen Freund aufgeben, nicht masturbieren, keine Pornos schauen, nicht immer so zudringlich zu sein. Umgekehrt gibt es auch Bedingungen von Männern an ihre Frauen: mehr Sex und – eventuell – nicht später nach Hause kommen als der Mann selbst (sonst müsste er selbst für Abendessen sorgen).

Doch zurück zu Karsten und Silke: „Warum haben Sie diesen Mann zum Partner genommen, wenn er Sie sexuell nicht zufriedenstellen kann?", fragte der Arzt die Frau, als sie beim nächsten Termin in die Sprechstunde mitkam. „Ganz einfach", antwortete sie, „weil ich ihn liebe. Er ist – rein menschlich – ein Schatz, zuvorkommend, höflich, einfühlsam, eben so, wie eine Frau sich einen Mann nur wünschen kann. Nur im Bett klappte es von Anfang nicht. Anfangs dachte ich, das würde sich legen, wenn wir mal länger zusammen sind, meist ist so etwas doch nur die Folge von Nervosität. Mit dieser Annahme lag ich aber leider falsch. Karsten bemühte sich ja, doch je mehr er sich bemühte, desto kürzer ging es." „Und dann haben Sie beschlossen, ihn zu betrügen?" „Was sollte ich denn machen? Sollte ich warten, bis ich alt werde? Ein ganzes Leben lang auf jenen Sex verzichten, der mir so wichtig ist, den ich brauche wie einen Bissen Brot? Nein, diese Option fiel aus, das konnte ich nicht, ich konnte nicht darauf verzichten. Was also blieb mir anderes übrig, als – um überleben zu können – mir das, was Karsten mir nicht bieten konnte, woanders zu holen? Hätten Sie denn einen anderen Ausweg gewusst für mich? Ich denke wohl kaum!?", entgegnete Silke. Sie warb um Verständnis für Ihr Tun, offenbar erkannte sie, worum es hier ging: um ihr Beziehungsglück.

Der Doktor kannte diese Art von Argumentation zur Genüge. Sie ist eine Stereotypie, hervorgebracht von jenen Frauen und Männern, die ihre Partner betrügen. Und in mancher Hinsicht haben sie sogar recht: In den allermeisten Fällen ist ein Seitensprung die Folge von Enttäuschung, Enttäuschung auf der Basis sexueller Unzufriedenheit. Und einmal mehr bestätigt sich jenes viel strapazierte Denkmuster, das die Voraussetzung für eine funktionierende Beziehung sexuelle Zufriedenheit ist. Anders gesagt: Sexuelle Unzufriedenheit führt zum Scheitern der Beziehung. Ein Scheitern, das – akzeptierterweise – nicht von Anfang an geplant war. Am Anfang jeder Außenbeziehung steht der Wunsch, sich das zu holen, was innerhalb der Beziehung nicht möglich ist, oder besser: nicht möglich zu sein scheint, denn – ehrlich – wie viele von den betroffenen Pärchen haben überhaupt schon ernstlich versucht, ihr Problem zu lösen? Mit der anfangs noch ganz „harmlosen“ Untreue beginnt das Drama der Beziehung. Aus einmal wird zweimal, aus zweimal das dritte Mal und immer leichter fällt es, den Partner zu betrügen.

„Dabei fühlt man sich aber gar nicht wohl, immer ‚danach‘ fühlte ich mich schlecht, es ekelte mich vor mir selbst, so, als käme nach dem Orgasmus die Ernüchterung. Das Bewusstsein, den geliebten Menschen betrogen zu haben, macht ein echt mieses Gefühl. Ich verfiel danach immer in eine Art Depression und schwor bei allem, was mir heilig war, ‚es‘ nie wieder zu tun, nie wieder zuzulassen. Das Sonderbare daran ist noch, dass ich die Schuld für diese miese Stimmung Karsten gab, jenem Mann, den ich zwar liebe, der aber doch die Ursache für meine Untreue war. Und in dieser Stimmung kam ich nun nach Hause, gereizt und streitsüchtig dauerte es nicht lange, und wir lagen uns wirklich in den Haaren, ganz gewollt, um eine Legitimation zu haben für das, was passiert war und wahrscheinlich wieder passieren wird.“

Der Teufelskreis der Untreue begann sich zu drehen. In den meisten Fällen mündet er in das Ende der Beziehung, bei wenigen in ein reinigendes Gewitter. Bei diesem Pärchen war der Ausgang noch ungewiss. Karsten war sich sicher, sich trennen zu wollen, doch ob er das auch jetzt noch war? Würde ein Mann mit dem festen Entschluss zur Beendigung seiner Beziehung gemeinsam mit seiner Frau einen Sexualtherapeuten aufsuchen? Würde er jene Kommunikation suchen, die – 20 Jahre lang sträflich vernachlässigt – der einzige Schlüssel zur Lösung des Problems sein konnte? „Nein“, dachte sich der Arzt, „hier ist das Ende der Beziehung alles andere als sicher. Ganz im Gegenteil: Die Chancen stehen gut.“

Silke erzählte, wie es weiterging. „Diese ewige Untreue hatte noch ganz andere Auswirkungen auf die Beziehung. Ich wurde eifersüchtig, was ich niemals gewesen bin.

Ich dachte, das, was ich hier mache, macht er doch sicher auch!? Und allein die Vorstellung, er könnte mit einer anderen Frau jenen ‚guten' Sex haben, der mir mit ihm verwehrt war, machte mich wahnsinnig. Irgendwie war ich mir sicher ... Ja! Karsten musste fremdgehen, wie sonst sollte *er* denn unser mieses Sexualleben ertragen, das ging ja gar nicht anders, es drängte sich förmlich auf ... ich war eine betrogene Frau!" „Warum haben Sie ihn denn nicht einfach gefragt?", erkundigte sich der Doktor. „Konnte ich nicht, ich hatte Angst, mich lächerlich zu machen, und vor allem hatte ich Angst, dieselbe Frage gestellt zu bekommen. Und was sollte ich dann sagen? Lügen? Nein! Das kam für mich nicht in Frage. Die Wahrheit? Nein, dann war die Beziehung zu Ende, jene Beziehung, die mir so viel bedeutete und um deren Rettung willen ich ja diese verhasste Untreue auf mich nahm. Ja, es klingt sonderbar, ich ging fremd, um meine Beziehung zu retten ...!"

Dennoch dreht sich die Spirale weiter. Auf die Untreue folgt die Reflexion des schlechten Gewissens in die Beziehung. Zuerst kommt eben die Eifersucht, die den ahnungslosen Partner überfordert. Gerade der untreue Part der Beziehung wird maßlos eifersüchtig, im Glauben, der andere agiere genauso wie er selbst. Der Schelm denkt nun mal, wie er ist! Wo warst du so lange, warum kommst du nach der Arbeit nicht nach Hause, musst du immer bei den Letzten sein? Liebst du mich überhaupt noch, hast du eine andere? All diese Fragen zerstören das Vertrauen in die Partnerschaft, jenes Vertrauen, das für eine Beziehung ebenso wichtig ist wie die Luft zum Atmen.

Karsten war geduldig, er war sich sicher, dass *er* allein schuld war, dass seine Beziehung Schaden nahm. *Er* war es ja, der versagte, und es gab keinen Ausweg. Karsten war nicht nur geduldig, wie ein Märtyrer wartete er darauf, dass sie bald zu Ende ging, diese Beziehung zu Silke, die er liebte, aber nicht halten konnte. „Dass sie fremdging, wusste ich von Anfang an“, gestand er ein. Schon beim ersten Verdacht ging ich an ihr Telefon und las ein paar ganz klare SMS. Mehr war gar nicht erforderlich, ich fügte mich in mein Schicksal, war schon zufrieden, wenn sie ‚danach‘ wieder zu mir nach Hause kam. Sogar als ich merkte, dass es immer häufiger wurde mit ihren ‚Überstunden‘, als sie immer noch mehr arbeiten musste und zu ganz unregelmäßigen Zeiten nach Hause kam, vorgab, mit Kollegen endlose Termine zu haben, Kollegen, die ich dann am Nebentisch im Kaffeehaus sitzen sah, war ich nicht bereit, sie zur Rede zu stellen. Ganz im Gegenteil, ich verfiel in eine Art Depression, weil ich wusste, lange geht das wohl nicht mehr. Eines Tages wird sie mich anrufen und mir sagen: ‚Heute kann ich nicht nach Hause kommen, nicht neben dir einschlafen, dich nicht festhalten. Ich bleibe in der Firma.‘“ Dann – dachte er – wird wohl das Ende gekommen sein, für ihre Beziehung aber auch für ihn. Karsten reagierte panisch bei diesen Gedanken, versank in abgrundtiefes Selbstmitleid. Er durfte diese Beziehung nicht verlieren, denn wer würde es denn jemals wieder mit ihm versuchen? Welche Frau würde einen Mann lieben können, der im Bett versagte? Keine. Das war Karsten klar.

Die Geschichte dieses Pärchens verlief nach genau demselben Muster wie all die anderen ähnlich gelagerten Fälle: *Er* konnte sie nicht befriedigen, schämte sich und fürchtete, seine Freundin zu verlieren. *Sie* wusste keinen anderen Ausweg, als sich das, was in der Beziehung nicht zu kriegen war, woanders zu beschaffen, hatte auch ein schlechtes Gewissen, wenngleich aus anderen Motiven. Auch sie befürchtete das Ende der Beziehung. Die Depression beider Partner begann, die Beziehung zu belasten. Sie hätte ganz sicher zum Ende der Beziehung geführt, wenn die beiden nicht nun doch hierher gekommen wären, um zu kommunizieren.

„Beziehung ist Kommunikation“, dies hatten Silke und Karsten sträflich vernachlässigt. Jetzt – endlich – waren sie da, es nachzuholen.

„Schuld sein“ gibt es nicht beim Sex

Beziehungen definieren sich aus der Kommunikation zwischen den Bezugspersonen. Doch kommuniziert hatten Silke und Karsten nicht genug. „Es ist nicht so einfach, über Sex zu reden“, brachte es Karsten auf den Punkt. Tatsächlich herrscht in den meisten Partnerschaften Schweigen, wenn es um die eigene Sexualität geht. Dieses Thema ist zu heikel, es ist zu emotionsgeladen, man hat Angst, den Partner zu verletzen oder selbst verletzt zu werden.

„Sag mal Schatz, was möchtest du denn gerne im Bett?“ Das wäre ein geeigneter Einstieg für ein Gespräch über Sexualität. Sollte es aber Meinungsverschiedenheiten geben, macht es wenig Sinn zu diskutieren. Dann ist es Zeit, fachkundige Hilfe in Anspruch zu nehmen, bevor der Schaden immer größer wird. „Man kann nicht Liebhaber und Therapeut zugleich sein“, stellte ein Mann klar, der – obwohl selbst in der Branche der Sexualtherapie tätig – mit seiner Frau einen Therapeuten aufsuchte. „Ein Mann möchte es seiner Frau ‚besorgen‘, er möchte aber nicht zum Patienten werden, umgekehrt wieder begehrt die Frau den Helden, nicht den Versager.“ Sexuelle Störungen innerhalb einer Beziehung selbst zu therapieren ist kaum möglich. Jeder Versuch dazu kann in die falsche Richtung gehen: Statt zu heilen, werden Gräben geöffnet.

„Schatz, ich glaube, bei uns klappt’s nicht so recht im Bett. Wärst du bereit, mit mir einen Therapeuten aufzusuchen?“ Das wären die allerbesten Worte, um jene Kommunikation in Gang zu bringen, die für die Lösung des Problems erforderlich ist, ganz ohne gegenseitige Schuldzuweisungen oder gar Verletzungen. Oberstes Ziel bleibt das Gedeihen der Beziehung. Nur der Therapeut weiß, auf welche Weise ein Gespräch geführt werden darf, und außerdem ist er emotional nicht involviert. Er darf fast alles sagen, ohne dass das eine Beziehung beschädigen könnte.

Für die Lösung eines Problems muss ganz Grundsätzliches besprochen werden, die Kommunikation ist das Um und Auf für jedwede Form der Partnerschaft. Sollte sie ins Stocken geraten sein, gibt es Wege, sie wieder zu reaktivieren. Wenn das Reden schon Probleme macht, kann der Sex wohl auch nicht klappen, vor allem dann nicht, wenn Defizite zutage treten. Solche Defizite führen meist zu Schuldgefühlen gegenüber dem eigenen Partner, der ja um seine Sexualität betrogen wird. Je nachdem, wie ein Pärchen damit umgeht, führt dies zur Belastung der Beziehung bis hin zum vollständigen Scheitern. Geben sich Probleme nicht binnen kürzester Zeit – gemeint sind hier einige Monate – wäre die beste Option die Inanspruchnahme einer Therapie.

Dort – in der Therapie – ist der erste Schritt, den „Schuldigen" von seiner „Schuld" zu befreien, denn Schuld gibt es in der Judikatur, in der Religion, nicht aber in der Sexualität. Sexualität ist ein Spiel zwischen zwei sich liebenden Menschen, niemand ist dem anderen etwas schuldig, jeder tut sein Mögliches. Sexualität ist eben keine Pflicht, weder in ihrer Häufigkeit, noch in ihren Inhalten. Wenn Sexualität ein Ausdruck der Liebe ist, dann darf sie nicht benützt werden, um den anderen zum Schuldigen zu machen.

Auch bei Karsten und Silke bestand das wahre Versäumnis darin, dass die erforderliche Therapie zu spät begonnen wurde. Nicht Selbstmitleid führt zum Erfolg, das musste Karsten wohl am eigenen Leibe erkennen, sondern der tatkräftige Versuch, etwas zu ändern. „Du Schatz, ich weiß, dass unser Sex nicht sehr berauschend ist, ich würde das sehr gerne ändern. Magst du mir dabei behilflich sein?" Solche Worte können Wunder wirken: Sie signalisieren die Bereitschaft zur Veränderung, das gibt beiden Partnern Hoffnung und entspannt die Situation. Leider ist diese Vorgangsweise in den allermeisten Beziehungen ein frommer Wunsch. „Was machen Männer, wenn sie merken, dass sie sexuell versagen?", wandte sich der Arzt an Karsten. „Sie ziehen sich aus der Sexualität zurück – so wie ich das gemacht habe", gab Karsten unumwunden zu, „verfallen in Selbstmitleid und belasten damit erst recht ihre Beziehung."

Die fehlende Kommunikation wurde nun mithilfe einer Therapie in Gang gebracht. Dieses Pärchen hatte gute Chancen: Beide gestanden sich ihre Fehler ein und wollten noch einmal von vorn beginnen. An ihrer Liebe zueinander bestand kein Zweifel, auch dies ist eine zwingende Voraussetzung für eine erfolgreiche Therapie. Dieses Paar war höchst erfolgreich. Die Erklärung der Zusammenhänge veränderte die Sicht der Dinge, der vorzeitige Samenerguss war plötzlich unwichtig, nicht zuletzt deshalb, weil sich mit dem Wegfall des Leistungsdrucks die Lage ganz wesentlich entspannte.

Vorausgesetzt es gibt ehrliches Bemühen, eine Beziehung auf tragfähige Beine zu stellen, gibt es kein Versagen in der Therapie. Die Liebe zwischen beiden Partnern wird dafür sorgen, dass es Kompromisse geben wird – ganz selbstverständlich. Manchmal ist es dafür erforderlich, die Denkweise zu ändern, doch auch das ist möglich, den Willen und auch eine gewisse intellektuelle Flexibilität vorausgesetzt. Ich gebe zu, es ist nicht einfach, einem impotenten Mann glaubhaft zu machen, dass er seine Erektion für guten Sex überhaupt nicht braucht – das wäre ein praktisches Beispiel aus der Sexualtherapie. Gehen wir davon aus, es ist nicht möglich, die Erektion eines Mannes wiederherzustellen, nicht mal mit Tabletten, auch nicht mit den berühmten Spritzen in den Penis. Ist das dann das Ende jedweder Sexualität? Nein, mitnichten, daraus kann der beste Sex des Lebens werden. Dies jedenfalls schrieb mir eines meiner gelehrigsten Paare in einer E-Mail, ein 91-jähriger Mann und eine 78-jährige Frau. Weil es bei ihm wirklich nicht mehr klappen wollte, sie aber so gerne penetriert werden wollte („Ich möchte so gerne was in mir spüren!“, flehte sie den Arzt an), passierte fast Unglaubliches. Das betagte Paar ging zum ersten Mal im Leben – sagten sie – in einen Sexshop und besorgten sich einen Dildo (Kunststoffpenis). „Damit lässt sich vortrefflich herumspielen“, sagte die Frau mit einem Blitzen in den Augen.

Wohlgemerkt: Trotz nach wie vor fehlender Erektion war diese Therapie ein durchschlagender Erfolg. Ganz ohne Zweifel.

Ich liebe dich, so wie du bist

Das psychosoziale Grundbedürfnis, das angesichts der Geschichte von Karsten und Silke einer weiteren Erläuterung bedarf, ist die Akzeptanz innerhalb der Beziehung. Das Streben nach Akzeptanz ist der eigentliche Motor für unser Tun und Lassen innerhalb der Gesellschaft. Zunächst bedeutet es lediglich, jemandem gefallen zu wollen, um dafür Anerkennung zu erlangen. Was tun wir nicht alles, um auf angenehme Art und Weise Aufmerksamkeit zu erregen, eine Aufmerksamkeit, die letztendlich wieder im direkten Zusammenhang mit Sexualität steht. Denn akzeptiert zu sein ist ja die Grundvoraussetzung für Sexualität, nur aus Akzeptanz kann sich Intimität entwickeln und schließlich auch Beziehung. Umgekehrt kann mit Sexualität Akzeptanz am eindruckvollsten vermittelt werden, dies unterstreicht einmal mehr die Bedeutung der Sexualität für die Erfüllung menschlicher Grundbedürfnisse. Der Tenor ist: „Ich schlafe mit dir, weil du mir gefällst!"

Heute ist das Streben nach Akzeptanz sehr stark materiellen Zwängen unterworfen. Diese Entwicklung geht an den Bedürfnissen des Menschen vorbei; leider beginnt sie schon in der Jugend. „Cool" ist der, der die neuesten Klamotten trägt und womöglich noch die teuersten. Hier werden bereits im Kindesalter Wertvorstellungen vermittelt, die auf hölzernen Beinen stehen. Immer schon verfügten Macht und Geld über eine erotische Dimension. Die Akzeptanz und später die Beziehung, die darauf aufbaut, sind allerdings meist von kurzer Dauer und machen daher kaum glücklich. Das zeigt die Erfahrung, denn materielle Dinge unterliegen einer inflationären Entwicklung. Von Dauer ist jene Akzeptanz, die durch die Persönlichkeit erlangt wird, durch jenen Mix an äußeren und inneren Werten, der die kleinen Fehler, die ja jeder hat, auf Dauer vergessen lässt. Das ist jene Akzeptanz, auf die Beziehungen gegründet werden können.

Für das Erlangen von Akzeptanz spielt die Beziehung die allergrößte Rolle. Nur sie gewährleistet, „so geliebt zu sein, wie man ist" – und wie bereits gesagt, ist nur das allein jene Akzeptanz, mit der man glücklich wird. Das tägliche Leben nämlich, ganz egal in welcher Dimension es sich ergibt, als Schüler, Arbeitnehmer oder Chef, verlangt das Rollenspiel. Jeder Mensch spielt seine Rolle, manchmal auch deren mehrere, je nachdem, in welchem sozialen Umfeld er sich aufhält. Lehrerin oder Lehrer ist man nur in der Schule, zu Hause ist man Mutter, Vater oder Partner, beim Fußball Trainer oder Spieler. Man hat sich so zu geben, wie es von einem verlangt wird, tut man es nicht, könnte man schnell zum Scheitern verurteilt sein.

Doch welche Form der Akzeptanz ist glaubwürdiger? Welche wird eher zum Glück führen? Diejenige, die darauf beruht, dass man seine Rolle spielt, sich also anpasst und

„verstellt", oder jene, die darauf baut, dass man so sein darf, wie man ist? Jawohl, das ist der Unterschied zwischen dem Rollenspiel des öffentlichen Lebens und der Intimität einer Beziehung. Genau diese Zusammenhänge sind die ganz wesentlichen Gründe, warum Beziehung für das Lebensglück so wichtig ist, ja unentbehrlich – innerhalb der Beziehung hat Akzeptanz etwas Natürliches, Persönliches: „Ich werde geliebt, so wie ich bin!"

„Geliebt zu werden, so wie man ist!" – diesen Anspruch darf man nur innerhalb einer Beziehung stellen. Nein! Man *darf* diesen Anspruch nicht nur stellen, man *muss* ihn stellen, ansonsten ist es keine Liebe. Nur der, der liebt, ist auf Dauer bereit, über die Fehler eines Menschen wohlwollend hinwegzusehen, eine unverzichtbare Voraussetzung für eine glückliche Beziehung und das Erreichen des Lebensglücks.

Betrachten wir nochmals den Fall von Karsten und Silke. Silke liebte Karsten, das hatte sie glaubwürdig dargestellt, ihre Akzeptanz ihm gegenüber war aber nur teilweise gegeben. Sie liebte die angenehmen Seiten, seine Verlässlichkeit, seine Vertrauenswürdigkeit, seine soziale Stellung, seine Sexualität aber liebte sie nicht. Daher nahm sie sich das Recht, sich das, was Karsten ihr nicht geben konnte – sexuelle Zufriedenheit –, ganz einfach bei einem anderen Mann zu holen. Diese Fehleinschätzung hätte die beiden fast ihre Beziehung gekostet. Das „Outsourcen" von Defiziten funktioniert vielleicht in anderen Bereichen der Beziehung. Natürlich steht es frei, ungeliebte Arbeiten anderen zu übertragen, zum Beispiel das Bügeln oder das Kochen, dafür gibt es Wäschereien oder Gaststätten, es funktioniert nicht in jenen Bereichen, die die Sexualität betreffen. Denn – wie schon so oft betont – die Monogamie macht Sexualität zur intimen Kommunikation mit Anspruch auf Exklusivität.

„Akzeptiert zu sein heißt, so sein zu dürfen, wie man ist!" – Immer das wohlwollende Bemühen vorausgesetzt, dem Partner das Leben so schön wie möglich zu machen. Das ist eine weitere Einschränkung für Akzeptanz. Wenn man Akzeptanz verlangt, geht es immer um die Persönlichkeit des Menschen, nicht um schlechte Manieren oder Angewohnheiten – an denen lässt sich ja leicht arbeiten. Es ist nicht Bestandteil der Persönlichkeit, dass man beim Entkleiden seine Klamotten fallen lässt wie heiße Kartoffel und sie dann nicht wegräumt. So etwas muss nicht akzeptiert werden, denn schließlich bleibt die ungeliebte Arbeit dann am Partner hängen. Das muss ausdiskutiert werden, so wie Probleme ganz allgemein besprochen werden sollten: nicht in Rage, auch nicht en passant – wenn der Kragen bereits geplatzt ist –, sondern ruhig und sachlich. Wenn einen etwas beschäftigt, nimmt man den Partner beiseite: „Du Schatz, ich hätte da ein kleines Problem, das wir sicher lösen können.“ Wohlwollen vorausgesetzt, wird das auch klappen.

Ganz anders ist es, wenn *er* schon immer ein Fußballer gewesen ist und zweimal in der Woche zum Training gehen oder *sie* einen Sprachkurs machen möchte, weil sie sich schon immer für Sprachen begeistern konnte. Hier geht es um persönliche Interessen, die dem Partner nicht schaden und für die eigene Entfaltungsmöglichkeit von großer Bedeutung sind. Solche Einschränkungen sind nicht sinnvoll, denn sie würden die Beziehung belasten. Einschränkungen sind nur dann erlaubt, wenn es um Gewohnheiten geht, die die Beziehung belasten oder am Partner hängen bleiben. Egoistische Motive sind wieder nicht erlaubt, etwa: „Du musst deinen Sprachkurs aufgeben, weil ich abends nicht allein zu Hause sein möchte.“

Das Streben nach Akzeptanz ist in unser aller Gene. Wir haben es in unserem Blut, und das ist auch gut so, vorausgesetzt, der Zweck heiligt die Mittel. Vor allem junge, testosteronstrotzende Männer kennen sehr häufig ihre Grenzen nicht, manchmal mit fatalen Folgen. Wie viele Menschen mussten schon ihr Leben lassen, weil ein junger Mann sein fahrerisches Können überschätzte? Das männliche Balz- und Imponiergehabe ist getragen durch die Suche nach Akzeptanz, es ist – wie nicht anders zu erwarten – testosterongesteuert. – Je mehr Testosteron, desto martialischer wird er sich geben. Unsere Lebensbedingungen können die angeborenen Verhaltensmuster nicht verändern. Was sich allerdings verändert hat, sind die dazu benützten Mittel. Während sich unsere Verwandten im Tierreich aufplustern oder mit den Fäusten auf die Brust trommeln, bedient sich der moderne Mensch jener Attribute, mit denen er am schnellsten ans Ziel zu kommen glaubt: der Technik. Dies ist auch der wahre Grund, warum Männer große Autos haben, obwohl ein kleineres viel praktikabler wäre.

Die Akzeptanz einer Persönlichkeit hat sehr viel zu tun mit ihrer Autonomie. Man ist erst dann akzeptiert, wenn man autonom bleiben darf, das heißt, eine eigenständige Persönlichkeit sein und bleiben darf. Dies ist eine weitere unverzichtbare Voraussetzung für das Gelingen einer Beziehung. „Ich werde geliebt (akzeptiert) und muss mich dafür nicht ändern!“ Das ist der Inbegriff von Autonomie, von Selbstständigkeit. Dieser Grundsatz betrifft die Attribute der Persönlichkeit eines Menschen, nicht die Organisation des Zusammenlebens. Das Argument „ich bin, wie ich bin“ gilt auch hier nicht, um schlechte Manieren zu verteidigen oder einen Grund zu finden, sich vor der Hausarbeit zu drücken. Es betrifft aber all jene Attribute, die einen Teil der eigenen Persönlichkeit darstellen und die das Zusammenleben, die Beziehung und die Persönlichkeit des Partners nicht stören oder beeinträchtigen. Der autonome Mensch muss auf nichts im Leben verzichten, was ihm – immer schon – lieb und teuer war. Immer mit der Einschränkung, der Beziehung nicht zu schaden oder den Partner nicht zu verletzen.

Eifersucht ist eine Leidenschaft ...

Die allerwichtigste Einschränkung für Autonomie ist das Recht auf Sexualität mit anderen Frauen oder Männern, wenn – und nur dann – eine monogame Beziehung vereinbart ist. Wie ist das denn bei Ihnen, liebe Leserinnen und Leser, haben Sie jemals mit Ihrem Partner, Ihrer Partnerin darüber gesprochen? „Wie stellst du dir denn unsere Beziehung vor?" Diese Frage sollte sehr bald am Anfang einer Beziehung stehen. Man spricht über die Grundregeln, die Rahmenbedingungen, innerhalb derer die Beziehung verlaufen soll. Interessanterweise wird ja bei der Begründung trauter Zweisamkeit über viele Dinge gesprochen, sehr häufig werden sogar Verträge aufgesetzt, über Sexualität wird aber nicht gesprochen. Dabei ist Sexualität jener wichtigste (Teil-) Aspekt einer Beziehung, der am häufigsten für Zündstoff sorgt.

Frauen und Männer bleiben also auch dann autonom (mit den oben beschriebenen Einschränkungen), wenn eine Beziehung eingegangen wird. Diese Autonomie sollte selbstverständlich sein, sie darf nicht Gegenstand von zermürbenden Diskussionen sein oder von immer wiederkehrendem Gezänke. Man „gehört" sich nicht innerhalb einer Partnerschaft, man sollte sich nicht einmal „brauchen" müssen (außer vielleicht in schlechten Zeiten), man sollte sich lediglich lieben dürfen. Jede Einschränkung der persönlichen Autonomie führt zur Belastung der Beziehung, sehr häufig auch zu deren Ende. „Darf man oder darf man nicht?" – In jeder Beziehungen stellt sich diese Frage immer wieder, sowohl für einen selbst aber auch in der Beurteilung der Freiheiten des Partners. Die Antwort ist nicht immer einfach, wenn aber das Prinzip der Autonomie als Grundlage für die Beantwortung der Frage gilt und die Grenzen dort festgelegt werden, wo es an die Substanz der Beziehung geht, dann ist alles schon wesentlich einfacher.

„Wir hätten ja im Grunde sehr gut zusammengepasst, doch ich halte es nicht mehr aus, ewig bevormundet zu werden", begann Regina das erste Gespräch mit dem Therapeuten, den sie gemeinsam mit ihrem Mann besuchte. Erforderlich war dieses Gespräch geworden, weil ihr Mann Franz es nicht verstehen konnte, dass Regina wieder einen Beruf ausübte. Die beiden Kinder waren nun schon groß genug, sie brauchten keine permanente Aufsicht mehr, Oliver war 14, Gudrun 12. „Es war von Anfang an klar, dass ich mir, wenn die Kinder größer sind, wieder einen Job suchen werde, immer und immer wieder hatten wir darüber auch gesprochen. Doch nun, als es spruchreif wurde, sehe ich mich mit Schwierigkeiten konfrontiert, die ich nicht erwartet habe und die mich auch verletzen. Dazu sollen Sie wissen, dass ich als Lehrerin eine Zwanzigstundenverpflichtung habe und sehr viele Arbeiten zu Hause machen kann. Ich habe immer meine Pflichten erledigt, stellte mein ganzes Leben in den Dienst meiner Familie, doch jetzt fühle ich mich überfordert."

„Überfordert? Womit?", wollte der Arzt wissen. „Mit dem ewigen Gezänke. Einmal im Semester gibt es eine Notenkonferenz, im Anschluss daran ein geselliges Zusammensein. Ich war um Mitternacht zu Hause, das war dem Franz aber nicht früh genug. Als ich nach Hause kam, hat er nicht geschlafen – was man hätte erwarten können. Ach, wie schön wäre es gewesen, wenn ich mich ohne langes Reden an seine Seite hätte kuscheln können. Aber nein, er wartete auf mich und hatte – ganz offensichtlich – einiges getrunken. Was dann kam, möchte ich hier gar nicht wiedergeben, ich wurde beschimpft, als Schlampe bezeichnet und schließlich mit Liebesentzug bestraft." „Liebesentzug?", hakte der Arzt nach. „Ja, Streitereien münden bei uns immer in Schweigen. Es kann dann passieren, dass wir tagelang nichts miteinander reden und aneinander vorbeigehen. Für mich ist das eine quälende Situation, die ich immer weniger ertragen kann."

Betretenes Schweigen. Die Gestik und Mimik des Paares zu beobachten ist ein Teil der Diagnostik. Als Therapeut versucht man, daraus seine Schlüsse zu ziehen: Die Frau wirkte sichtlich erleichtert, sie war froh, dass alles einmal gesagt wurde, was ihr schon lange auf der Zunge lag. Der Mann zeigte sich sprachlos, sein Gesicht war blass und schuldbewusst. Er saß da und sagte – nichts. „Erzählen Sie mal!“, wurde er ermuntert, seine Sicht der Dinge darzustellen. Franz stammelte ein paar Worte, war offenbar bestürzt über die Anklage seiner Frau und beteuerte, das alles „nicht so gemeint“ zu haben. Irgendwie hatte er jetzt begriffen, dass es ihr ernst war. Die Art, wie die Probleme vorgetragen wurden, ließ auf ein tiefes Zerwürfnis schließen, und das machte ihm Angst. Im Laufe des Gesprächs stellte sich heraus, dass das Motiv für seine Übergriffe – einen Partner seiner Autonomie zu berauben ist sehr wohl ein Übergriff – seine Eifersucht sein könnte, die er selbst als krankhaft bezeichnete. Er hatte Angst, Regina zu verlieren, und er hatte Angst, allein zu sein. Und er wusste zugleich, dass solche Eskapaden das Ende der Beziehung nicht verhindern, sondern – ganz im Gegenteil – eher beschleunigen würden.

Im weiteren Gespräch ging es um die Eifersucht des Mannes, unter der die Partnerschaft schon lange litt. Franz schien auf alles eifersüchtig zu sein, wofür sich seine Frau interessierte. Dabei ging es nicht einmal um andere Männer – niemals hätte er Regina einen Seitensprung unterstellt, das war gar kein Thema, so unverdächtig war sie in dieser Hinsicht. Nein, er war auf alles eifersüchtig, womit Regina ihre Zeit verbrachte. Sie hatte *ihm* zur Verfügung zu stehen, und wenn das nicht so war, sah der Mann „rot“. Früher war das alles einfach gewesen, die tägliche Arbeit hatte ihn abgelenkt, jetzt aber, in der Pension, hatte er mehr Zeit, zu viel Zeit. Regina, seine um mehr als zehn Jahre jüngere Frau, war ja nun wieder berufstätig. Plötzlich fand sich Franz in einer Situation, „in der er zeit seines Lebens niemals sein wollte“. Die Rollen hatten sich umgekehrt: Nun war *er* es, der auf seine Frau zu warten hatte, und das war für ihn „ungewohnt“, ja eigentlich schon „abnorm“. Dass Regina dann noch Entspannung suchte, Zeit für sich selbst benötigte, war dann für ihn zu viel.

Eifersucht ist ein häufiges Thema in einer Sprechstunde für Sexualität. Man kann zu sehr eifersüchtig sein, manchmal kommt es aber auch vor, dass jemand zu wenig eifersüchtig ist. (Doch das ist eine andere Geschichte, auf die später noch eingegangen wird.) Daraus kann man bereits erkennen, dass in der Beurteilung der Eifersucht, genauso wie in vielen anderen Bereichen, das goldene Mittelmaß gefunden werden muss.

Eifersucht ist ganz bestimmt nicht jene abnorme Gefühlsregung, als die sie immer wieder dargestellt wird. Sie ist nicht das Gegenteil von Liebe, wie man das immer wieder hört, ganz im Gegenteil: Sparsam dosiert, leistet sie ihr gute Dienste. Sie ist alt wie die Menschheit, und neuere Erkenntnisse bestätigen, dass auch Tiere eifersüchtig sind. Von Hunden weiß man das schon lange, von den Menschenaffen auch, doch nun wurde auch die Eifersucht der Pferde erforscht (als Forschungsstätte zitiert wurde an anderer Stelle bereits die Universität in Nürnberg), einer Spezies, deren Verwandtschaft zu den Menschen nicht wirklich als „eng“ bezeichnet werden kann.

Eifersucht dient dem Schutz der Beziehung und deren „Produkten“, den Kindern: Ein Mann „schmückt“ sich mit seiner Frau und kann sie daher nicht teilen, auch will er sicher sein, dass ihre Kinder auch die seinen sind. Männliche Eifersucht zielt auf Eindeutigkeit in der Fortpflanzung ab („Mama’s baby, Papa’s maybe“!), und weil Fortpflanzung mit Sexualität zu tun hat, reagieren Männer eher auf sexuelle Provokation mit Eifersucht. Frauen hingegen wollen den Kindern den Vater erhalten und sich selbst ihre Beziehung. Weibliche Eifersucht zielt auf Konstanz innerhalb der Beziehung ab, auf Unterhalt, sie richtet sich eher auf emotionale Zuwendung, Nähe und Freundlichkeit. Da muss von Sexualität noch gar keine Rede sein, Frauen merken sehr schnell, wenn eine andere Frau ihrem Mann zu nahe kommt. Sie neigen auch eher dazu, systematisch nach Gründen für Eifersucht zu suchen.

Wie weit das heutzutage legitim ist, kann natürlich diskutiert werden, aber wie immer gilt auch hier der Grundsatz, dass die Veränderung der Lebensbedingungen nicht die Verhaltensmuster des Menschen verändert.

Zweifelsohne ist „Eifersucht" nicht mehr ganz zeitgemäß, sondern ein altertümliches Relikt: Die meisten Mütter können heute ihre Kinder sehr gut auch allein ernähren, außerdem kann man durchaus als Single glücklich werden (mit den bereits beschriebenen Einschränkungen). Auch wenn sie ein biologisches Erbe ist, also in unseren Genen verankert, spielt in ihrer Umsetzung die Gesellschaft eine ganz wesentliche Rolle, indem sie Erwartungen weckt, die häufig nicht erfüllbar sind. Das beste Beispiel hierfür wäre die Zementierung der Ehe als lebenslange Institution, was sie heute nicht mehr ist – angesichts einer Scheidungsrate von fünfzig Prozent.

„Bis dass der Tod euch scheidet!" – Mit diesem Spruch werden seit „ewigen Zeiten" und auch heute – immer noch – Ehen geschlossen. Dies ist die eigentliche Geburtsstunde der Monogamie, der Anfang für das typisch menschliche Begehren nach Exklusivität. Beides aber ist nicht transkulturell (kommt nicht in allen Kulturen vor), kann daher gar nicht in unseren Genen liegen! Die Definition der Ehe als lebenslange Institution muss daher grundsätzlich hinterfragt werden, zu sehr haben sich die Lebensbedingungen verändert, mit ihnen natürlich auch der Bestand von Beziehungen. Zum Ersten werden Menschen heute doppelt so alt wie noch vor hundert Jahren. Mit einer durchschnittlichen Lebenserwartung von 40 Jahren (das war noch 1900 so!) ist es sehr viel einfacher, lebenslange Versprechungen abzugeben. Zum Zweiten war die Ehe damals primär eine Wirtschaftsgemeinschaft, selten eine Liaison der Liebe. Wirtschaftsgemeinschaften haben kein Ablaufdatum, Liebe manchmal leider schon! So wie man sich *ver*lieben kann, kann man sich *ent*lieben, dies sollte man die jungen Menschen lehren. Um Beziehungen lohnt es sich zu kämpfen, doch eine Liebesbeziehung endet mit dem Ende der Liebe.

Lebenslange glückliche Beziehungen sind sehr wohl möglich, wenn man das Glück hat, den geeigneten Partner auch tatsächlich zu finden. Das ist der schon zitierte Lottosechser, der jedem zu vergönnen wäre, den aber nicht jeder haben kann – auch dies ist ein Faktum, mit dem umzugehen man zu lernen hat. Lehrt man die Jugend, dass eine Beziehung auch zu Ende gehen kann, dass dies nicht immer mit schuldhaftem Verhalten zu tun haben muss, dass ein Pärchen dann nicht sein Scheitern zur Kenntnis nehmen muss, sondern dass Beziehungen eben auch schon vor dem Tod ein Ende haben können, sieht alles schon ganz anders aus. Anstatt mit „bis dass der Tod euch scheidet“ könnte man eine Beziehung ganz anders begründen. Vielleicht mit „solange diese Beziehung von Liebe und gegenseitigem Verständnis erfüllt wird!“ Dieser Spruch müsste doch auch für christliche Religionen akzeptabel sein?!

In der Gesellschaft ist Eifersucht negativ besetzt. „Meine Frau ist eifersüchtig“ klingt so, als wäre sie krank, zeige abnorme Verhaltensmuster. Das ist natürlich so nicht richtig. Eifersucht hat – das richtige Maß vorausgesetzt – etwas Produktives. Wie schon gesagt: Sie mahnt zur Wachsamkeit, lässt Frauen und Männer die Bereitschaft erkennen, an ihren

Beziehungen zu arbeiten, führt dazu, dass Fehlentwicklungen rechtzeitig erkannt werden. Sie zeigt auch dem Partner, wie sehr er begehrt wird. Somit wird es Liebe ohne Eifersucht nicht geben, gar nicht geben können, es wird aber – ganz sicher – Beziehungen ohne Eifersucht geben. Die fehlende Eifersucht innerhalb einer Beziehung impliziert dann die fehlende Liebe. Dies ist eine Gegebenheit, kann aber nicht grundsätzlich kritisiert werden: Beziehungen können eben verschiedene Motive haben.

Tatsächlich kann Eifersucht auch krankhaft sein, und das ist sie öfter, als man denkt. Die Weltliteratur ist voll damit, und – dies ist sehr viel trauriger – auch heute noch ist Eifersucht die häufigste Ursache für Körperverletzung und Kriminaldelikte. Grundsätzlich gelten beide Geschlechter als gleich eifersüchtig, die männliche Eifersucht ist aber sehr viel häufiger gewaltbesetzt, meist bei Männern mit Persönlichkeitsstörungen oder auch unter dem Einfluss von Alkohol oder Suchtgiften.

Eifersucht ist aber nicht nur dann als krankhaft zu bezeichnen, wenn Gewalt mit ihr verbunden ist, sondern auch dann, wenn sie offensichtlich „grundlos" ist, und das ist sie immer dann, wenn sie der Partner nicht provoziert. Die meisten betroffenen Männer und Frauen können keine Gründe für ihre Eifersucht nennen. Sie durchwühlen Handtaschen, Handschuhfächer, durchforsten das Handy nach SMS und den PC nach E-Mails. Dies alles signalisiert fehlendes Vertrauen, doch eine Beziehung ohne Vertrauen kann gar nicht funktionieren. Vertrauen ist ein wichtiges Grundbedürfnis, dessen Verletzung sich auf die Beziehung negativ auswirkt. Eifersucht in ihren milderen Formen wird meist nicht eingestanden, weil sie schambesetzt ist. „Eifersucht? Ich doch nicht!" ist ein häufiges Stereotyp in der Therapie. Doch jede als ungerecht empfundene Eifersucht ist eher Beziehungsgift als Beziehungswächter, schon im Sinne der selbsterfüllenden Prophezeiung. Wie sagte mir zuletzt ein Mann, der sich über die grundlose Eifersucht seiner Partnerin beklagte: „Wissen Sie, Herr Doktor, wenn ich zu Hause schon so behandelt werde, als würde ich fremdgehen, dann frage ich mich, warum ich es nicht wirklich tue." Um gleich mal klarzustellen: Dies ist kein seltenes Verhaltungsmuster, dennoch ist nicht legitim.

Die Therapie krankhaft eifersüchtiger Menschen, ganz egal ob Mann oder Frau, ist nicht einfach. Für den Therapeuten ist es ratsam, die Dimension Eifersucht immer in die Beurteilung eines Paares einzubeziehen. Die Technik dazu muss dabei sehr variabel gewählt sein, denn so wie keine Beziehung der anderen gleicht, so verläuft auch das Phänomen der Eifersucht sehr unterschiedlich.

Sollte Eifersucht in Ihrer Beziehung ein Problem darstellen, rate ich Ihnen, es zu verbalisieren. Sollte dies in konstruktiver Weise nicht möglich sein („Das bildest du dir ein ...!") wäre der nächste Schritt die Sexualtherapie. Suchen Sie sich einen Sexualmediziner und besprechen Sie das Problem. Meist wird es auch erforderlich sein, den Partner mitzubringen. Wie das am besten zu bewerkstelligen ist, sagt Ihnen Ihr Arzt.

Kapitel 3
Was unsere Sexualität ausmacht

Überraschung! Oder: Wissen Sie, was Ihr Partner im Bett wirklich will?

Gezeichnet von den Ereignissen der letzten Tage saß Edith auf der großen weißen Couch im Behandlungsraum. Viel hatte sie nicht geschlafen in der letzten Nacht, man konnte es ihr ansehen. Sie war allein in die Praxis gekommen. Der Grund für ihre Konsultation war eine herbe Enttäuschung, die ihr jener Mann zugefügt hatte, den sie vor wenigen Tagen noch als den Glücksgriff ihres Lebens bezeichnet hätte. Heute würde sie das wohl nicht mehr sagen: von wegen Glücksgriff! Ein Desaster war das, so etwas musste einem mal passieren! Am liebsten hätte sie noch gestern alles hingeschmissen, aber so einfach ging das gar nicht. Obwohl die beiden erst seit zwei Jahren zusammen waren, hatten sich ihre Leben schon fest ineinander verschlungen, sodass eine Trennung nicht so einfach zu vollziehen war. Es gab so viele gemeinsame Dinge, nicht nur ideelle, auch die neue Wohnung, in die sie erst vor wenigen Wochen eingezogen waren, gehörte beiden je zur Hälfte. Wie kann sich eine Frau so sehr täuschen lassen? Gibt es sie wirklich, die rosarote Brille der Liebenden, oder hat er sie vielleicht sogar ganz bewusst hinters Licht geführt, um seine „Neigungen“

zu vertuschen? War sie etwa benützt worden und gar nicht geliebt? „Nicht geliebt zu sein", das war der quälendste Gedanke dieser Frau, betrogen worden zu sein um ihre Gefühle und um ihre Liebe zu diesem Mann.

René ist ein hochgewachsener, feingliedriger Mann. Er verkörpert von seinem Äußeren her alle jene Attribute, die Edith sofort ins Auge gestochen waren, als sie vor zwei Jahren in einer Diskothek zum ersten Mal ihre Blicke auf ihn geworfen hatte. Er war der Mann, auf den sie „stand". Er ist, auch heute noch, sexy, schlank gebaut mit breiten Schultern, hat ein schön gezeichnetes, kantiges Gesicht und – das schönste an ihm – wunderschöne blaue Augen. „Der Typus, den René verkörpert, ist vom Aussehen her mein Traummann. Das ist schon immer so gewesen und wird auch immer so sein", ist sich Edith sicher, „ob er es auch vom Charakter her ist, wage ich nicht mehr zu beurteilen."

Was hatte zu diesem Meinungsumschwung geführt? Was war passiert?

Es war ein ganz normaler Dienstag, an dem Edith um drei Uhr nachmittags ihre Sachen gepackt hatte, um ihren Arbeitsplatz zu verlassen und nach Hause zu gehen. Sie arbeitete in der Stadtverwaltung ihrer Heimatgemeinde, einer mittelgroßen Stadt in Hessen. Dienstag ist dort „kurzer" Tag, da ist schon um drei Uhr Schluss, ein willkommener Ausgleich für den „langen" Montag. Von Anfang an hatte Edith an Dienstagen „Soloprogramm", René war dann immer mit seinen Kumpels unterwegs oder besuchte seine Eltern. Renés Eltern sind nicht mehr die jüngsten, und der Vater hatte im letzten Jahr einen kleinen Schlaganfall erlitten, der ihn viel von seiner Energie gekostet hatte. Renés Hilfe war daher sehr willkommen, zumal das kleine Wochenendhaus auf einem umso größeren Grundstück lag, das sogar einen kleinen Wald umfasste. Zu tun gab es also mehr als genug. René half bei der Gartenarbeit, bei der Pflege des Waldes, hackte Holz oder ging auch nur mal einkaufen. Edith kannte dieses Anwesen, war aber nur selten dort gewesen, allenfalls hatte sie René dorthin begleitet, wenn er seine Eltern abgeholt oder ihnen etwas gebracht hatte. Irgendwie, so war ihr Eindruck, hatte René gar kein Interesse, sie dorthin mitzunehmen. Er wäre dann bei der Arbeit gestört, brächte nichts weiter, so etwa lauteten die Begründungen, um sie fernzuhalten. Dieser Landsitz war tabu – freilich mit fadenscheinigen Erklärungen. In der Stadt allerdings – Renés Eltern besitzen auch im Stadtzentrum eine respektable Wohnung, in der sie den Winter zu verbringen pflegen – war das alles ganz anders. Da gab es ein sehr enges Verhältnis zu den Schwiegereltern, es war durchaus üblich, dass Edith mal kurz auf einen Kaffee vorbeikam oder ihnen ganz einfach einen Besuch abstattete. „Natürlich hat mich das beschäftigt", antwortete Edith auf die Frage ihres Arztes, „ich wusste aber keine Antwort. Warum war mein Verhältnis zu den Schwiegereltern davon abhängig, ob sie in der Stadt waren oder am Land? Ich konnte mir dies nicht erklären, wischte die Gedanken einfach weg."

An diesem Dienstag war die Gelegenheit sehr gut, etwas Licht in diese Sache zu bringen. Denn auch wenn Edith versuchte, Verständnis aufzubringen, so ganz wohl war ihr nicht: Warum sollte sie nicht bei René sein, während er den Eltern half? Dieser Tag war einer der ersten schönen Tage im jungen Frühling, er bot sich förmlich an, um einen Ausflug zu machen und Frühlingsluft zu schnuppern. Schon am Vormittag wurde per SMS vereinbart, dass René wieder zu den Eltern fahren werde. „Bin auf der Ranch", so lautete die kurze Botschaft. „In unserer Beziehung wissen wir eigentlich immer, wo der Partner sich gerade aufhält, das ist so Brauch", erklärte Edith. Im Frühling gibt es jede Menge Arbeit auf so einer Liegenschaft, der Winter hatte seine Spuren hinterlassen. Somit beschloss die junge Frau, ihrem

Schatz einen Besuch abzustatten. In ihrer treusorgenden Art besorgte sie alles, was für eine perfekte Überraschung gut war: Kaffee, Kuchen und ein paar Blümchen für die Mama. Lange wollte sie ja gar nicht stören, und dass ihre Schwiegermutter Kaffee zubereiten sollte, wollte sie ihr gar nicht zumuten. Edith war voller Freude und doch war sie sich ihrer Sache nicht so sicher. Sie wusste, dass sie eine Abmachung missachtete und hatte noch keine Ahnung, ob die Überraschung auch willkommen sein würde. Niemals hatte sie ihre Gedanken ganz wegwischen können, dass es noch andere Gründe dafür geben könnte, dass sie auf der „Ranch" – wie die Familie das Feriendomizil bezeichnete – nicht willkommen war. Edith hatte zwar Verständnis für die Eigenheiten ihres Liebsten, irgendwie fiel ihr aber schon auf, dass er sehr viel Zeit für sich selbst brauchte, mehr als das sonst bei Männern üblich ist. „Wenn ich René mit seinen Vorgängern vergleiche, ist er doch ganz anders." Aber so war es eben, ist nicht Vertrauen eines der wichtigsten Grundbedürfnisse einer Beziehung? Vertrauen wollte sie haben, zumal René es rechtfertigte und keinen Anlass zu Misstrauen gab.

Gesagt getan, Edith wollte es nun wissen. Kennen Sie dieses Gefühl, das man hat, wenn man aus einem Lebensbereich ausgeschlossen wird? Wenn man sich abgefertigt fühlt – mit durchaus plausiblen Argumenten, die aber dann doch noch viele Fragen offenlassen? In genau so einer Situation befand sich Edith. Allein schon der Gedanke, hier könnte etwas nicht mit rechten Dingen zugehen, stimmte sie traurig. Doch dann wieder kam sie sich schäbig vor, René zu verdächtigen, er könnte etwas tun, was ihrer Liebe schaden würde. Wer brauchte schon ein Domizil für sich allein, an dem er ungestört war? Genau dieser Eindruck war es, der sich ihr unterbewusst aufzwang. Jemand, der eine Zweitbeziehung unterhielt? Unvorstellbar?! Oder was sonst sollte sich dahinter wohl verbergen? Edith hoffte darauf, René bei der Gartenarbeit vorzufinden, sie erwartete, dass ihr die Überraschung glückte und sie freudig in Empfang genommen würde. Leider kam es anders – ganz anders!

Nach dem Einkauf stieg Edith in ihr Auto und machte sich auf den Weg. Zunächst war das kein Problem, die ungefähre Richtung wusste sie ja, nach der letzten Ampel musste sie überlegen, wie es weiterging. So ist das eben, wenn man an einem Ort noch nicht so oft gewesen ist und wenn man – vor allem – dabei noch nie selbst am Steuer gesessen hatte. Und außerdem: Dieses Grundstück war nicht leicht zu finden, es war abgelegen, niemals würde sie dort wohnen wollen. Andererseits, das war auch sein Reiz. Man war für sich allein, es bot sich förmlich an, aus dem Arbeitstrubel auszubrechen und einzutauchen in eine Art Urlaubsstimmung. Der Tag war schön, der Himmel blitzblau und die Natur begann zu sprießen, das hätte wohl reichen können, um aus diesem Ausflug ein unvergessliches Erlebnis zu machen, was er dann auch wurde, leider aus ganz anderen Gründen.

Die letzte Ampel auf dem Weg aus der Stadt, dann links, dann rechts und wieder links, es folgte ein paar Kilometer lang ein sehr schmales Stückchen Straße, bis man mit dem Auto nicht mehr weiterkonnte. Die letzten hundert Meter musste man hier zu Fuß gehen. Edith stellte das Auto neben Renés, holte den Korb aus dem Kofferraum mit den Jausenutensilien und machte sich auf den Weg.

Das Anwesen war von einem Zaun umgeben, dessen Türe offen stand. Edith öffnete sie, ging hindurch und schloss sie wieder. Sie hatte ein mulmiges Gefühl im Bauch, wusste nicht, was sie erwartete. Wo befand sich René? Zunächst war da niemand, ihre Vorstellung, sie würde ihn schon von Weitem bei der Gartenarbeit erkennen, ihm zurufen und voller Freude in die Arme geschlossen werden, erfüllte sich nicht. Stattdessen musste sie sich auf die Suche machen, und während sie noch weiter in den Garten vordrang, richteten sich ihre Blicke auf die pergolaumbaute Laube. Dort saß: eine Frau! „Also doch!“, schoss es Edith durch den Kopf, war *sie* der Grund für diese Geheimnistuerei? Edith beschleunigte ihre Schritte, schien noch nicht einmal bemerkt worden zu sein. Die fremde Frau war anscheinend sehr beschäftigt. Sie saß beim Tisch, als würde sie sich schminken, hielt einen Spiegel in der Hand. „Hallo“, rief Edith forsch aus einiger Entfernung. Die Frau zuckte zusammen, drehte sich flüchtig um, stieß einen Schrei des Entsetzens aus, packte hastig die paar Sachen in ein Täschchen und rannte, nein, *flüchtete* in Richtung Haus. Edith war sprachlos. Sie fühlte sich in ihrer Annahme bestätigt: Hier ging etwas nicht mit rechten Dingen zu – welchen Grund könne es denn sonst noch geben für dieses eigenartige Benehmen?

Edith nahm die Verfolgung auf, sie hatte das bessere Schuhwerk an – ihre Kontrahentin trug High Heels –, und als sie dann vor dieser Fremden stand, wurde ihr klar, warum René nicht „da war“, ja nicht da sein konnte: Es *war* René – als Frau verkleidet. Perfekt geschminkt, mit Perücke und High Heels in einem roten, knielangen Kleid und doch nicht unkenntlich für seine Partnerin. „Ich muss ihn wohl mit riesigen Augen angesehen haben, dann drehte ich mich um, lief so schnell ich konnte durch den Garten hinaus zu meinem Auto, drehte den Zündschlüssel und fuhr davon.“

„Das alles war gestern?“, fragte der Arzt. „Ja, seither habe ich René nicht mehr gesehen.“ „Gab es irgendwelche anderen Kontakte?“ „Nein, keinen Anruf, keine SMS, keine E-Mail. Er ist wie vom Erdboden verschluckt, meldet sich ganz einfach nicht mehr.“

Dies war der Beginn einer Sexualtherapie. In ihrer Not, enttäuscht worden zu sein, betrogen um ihre Liebe und missbraucht als Alibi, wandte sich Edith an einen Fachmann, und das war gut so. Es war nicht nur gut so, es war die einzige Art, möglichst schnell wieder Boden unter die Füßen zu bekommen und klar zu sehen. Nur der Fachmann ist in der Lage, so eine Situation richtig zu deuten. Zuerst einmal ging es aber darum, voreilige Schlüsse zu unterbinden und die Panik beizulegen. Der Therapeut erkannte die Dramatik jener Situation, in der sich diese Frau befand. Binnen weniger Minuten war sie aus dem Märchen einer glücklichen Beziehung herausgerissen und in eine traurige Realität versetzt worden: René führte ein Doppelleben, und dafür benützte er den Landsitz seiner Eltern. Das war klar, doch was hatte es zu bedeuten? Wie sollte Edith sich verhalten? Was war zu tun?

Die Antwort auf diese Fragen war alles andere als einfach. Sie bedurfte einer genauen Erforschung von Renés Sexualität. Es war erforderlich herauszufinden, was dahinter lag. War es einfach Spaß, sich als Frau zu verkleiden, oder steckte vielleicht mehr dahinter, etwa ein schlummernder Transsexualismus? Zu diesem Zeitpunkt wussten wir gar nichts, außer dass auch René schwer traumatisiert zu sein schien, schließlich hatte er sich seit dem Vortag nicht gemeldet. Für Edith war das alles von großer Bedeutung, denn es ging um den Fortbestand ihrer Beziehung.

Worauf stehst du? – Die sexuelle Präferenz

„Die sexuelle Präferenz – der Fachausdruck für das, worauf man ‚steht' – hat sehr viele Gesichter, mit den meisten kann man sehr gut leben, mit manchen aber nicht", erklärte der Arzt der verzweifelten Frau. „Jetzt suchen Sie René einmal und bringen Sie ihn her."

Wie schon hinlänglich bekannt, „spielt" sich die Sexualität des Menschen im Gehirn ab. Im ursprünglichen Sinne der Evolution diente sie der Fortpflanzung. Neues Leben entsteht durch die Verschmelzung einer Samen- mit der Eizelle, der die Paarung einer Frau und eines Mannes vorauszugehen hat. Das könnte sich ja in der Realität ganz einfach gestalten, etwa zwischen jedem x-beliebigen Mann und jeder x-beliebigen Frau, wenn Mutter Natur da nicht ein paar Hürden eingebaut hätte, die alles schrecklich kompliziert machen. Ganz abgesehen natürlich von jenen Reglements, die der Mensch noch frei dazuerfunden hat, je nach Laune und Gutdünken, manchmal auch schnell wechselnd, wie es der Politik halt beliebt.

Während die Regeln der Gesellschaft nur kurzlebig sind, sich schnell verändern können und kaum Einfluss auf die – real – gelebte Sexualität haben, sind die Regeln der Natur unwiderruflich und unveränderbar. Sie verfolgen das Ziel, die Art zu erhalten, zu vermehren und die Evolution voranzutreiben. Kurz und gut: Es paart sich nicht jeder mit jedem, sondern ganz bestimmte Frauen mit ganz bestimmten Männern. Manchmal mag dies natürlich auch gesellschaftlich motiviert sein, etwa durch Zwangsverheiratung aus verschiedensten Motiven, das war vor allem früher so, heutzutage aber steht meistens die sexuelle Präferenz dahinter, zu Deutsch: die sexuelle Vorliebe.

Die sexuelle Vorliebe beschreibt, worauf man „steht“. Dies gilt für Frauen und für Männer, obwohl der Ausdruck auf „etwas zu stehen“ sicherlich von der Erektion des Mannes abgeleitet wurde. Zweifelsohne ist sie das sichtbarste Zeichen für eines Mannes sexuelle Vorliebe, Frauen lassen sich da nicht so einfach in die Karten sehen. Jeder Mensch hat seine ganz persönlichen sexuellen Vorlieben, die erfüllt sein müssen, um Sexualfunktionen in Gang zu bringen und möglich zu machen. Bei der Frau geht es hier um das konkrete sexuelle Verlangen nach einem bestimmten Partner (Fachausdruck: Arousal), um die Befeuchtung der Scheide (Fachausdruck: Lubrifikation) und die Orgasmusfähigkeit, bei den Männern auch um das Verlangen, um die Verhärtung ihres Penis (Erektion) und die Fähigkeit zum Samenerguss (Ejakulation).

Sexualität wird umso erfolgreicher sein, je umfassender die sexuellen Vorlieben erfüllt sind. Sind sie es nicht, kann es zu sexuellen Störungen kommen. Somit können sexuelle Störungen ein Hinweis sein auf die Nichterfüllung der sexuellen Präferenzen, deren Erforschung daher ein zwingender Bestandteil einer Sexualtherapie ist. Diese Zusammenhänge zu kennen ist eine Voraussetzung für das Verständnis des oben geschilderten Falles von Edith und René. Sie im Einzelfall zu herauszufinden ist Sache des Fachmannes.

Der Sitz der sexuellen Vorliebe ist das Gehirn, wie ja dieses Gehirn ganz generell der Sitz der Sexualität ist. Das wurde bereits beschrieben, muss aber – der Wichtigkeit halber – immer ins Gedächtnis zurückgeholt werden, auch deswegen, weil es leicht in Vergessenheit gerät. Auch die Auswahl eines Sexualpartners erfolgt daher im Gehirn. Sie unterliegt sehr vielen Einflüssen – biologischen, psychologischen und gesellschaftlichen. Die bestimmende Kraft in der Sexualität bleibt aber – jetzt und für alle Zeiten – die Biologie, das ist das genetische Erbe, moduliert durch die Wirkung der Hormone.

Sicherlich wäre es ein großer Fehler, den Einfluss von Erziehung und Erfahrung auf die Sexualität zu unterschätzen. Das darf und soll auch nicht passieren, diese beiden Größen verändern aber eher das sexuelle Verhalten als die sexuelle Vorliebe. Sie verändern das, was Menschen *machen* und nicht das, was Menschen machen *möchten*. Sie verändern eher das Tun und nicht das Denken!

Das Verständnis, dass Tun und Denken unterschiedliche Dimensionen sind, ist von allergrößter Wichtigkeit. Denn nur das Tun lässt sich verändern und eben nicht das Denken.

Wir schließen daraus, dass sich aus der gelebten Sexualität die sexuelle Vorliebe nicht (immer) erkennen lässt, hier kann es Diskrepanzen geben, die manchmal marginal sind, manchmal aber nicht. Wenn eine Frau, die auf schlanke Männer „steht", mit einem übergewichtigen Mann schläft, dann entspricht die gelebte Sexualität nicht der sexuellen Vorliebe. Dies kommt wahrscheinlich häufig vor und ist nebensächlich. Tja, nebensächlich, solange sich ihr nicht ein schlanker Mann anbietet – dann nämlich könnte es gefährlich für den Übergewichtigen werden. (Sehr häufig ist ein Seitensprung die Folge nicht erfüllter sexueller Präferenzen!)

Haben Sie, liebe Leserinnen, liebe Leser, sich schon mal Gedanken über *Ihre* ganz persönlichen sexuellen Vorlieben gemacht? „Worauf stehen Sie denn so?" – Diese Frage ist eine Standardfrage bei der Erforschung der Sexualität eines Menschen. Ihre Beantwortung fällt nicht jedem Menschen gleichermaßen leicht. Auffällig ist auch ein deutlicher Unterschied zwischen Männern und Frauen. Wer, Männer oder Frauen, antwortet, ohne lange nachzudenken, mit klaren Angaben, und wer muss „erst darüber nachdenken"? Dies ist wahrscheinlich nicht sehr schwierig zu erraten: Es sind die Männer, die wissen, „was" sie wollen und „wie" sie es wollen. Das passt sehr gut zu ihrer Sexualität, die lustbezogen ist. Ganz anders bei den Frauen: Manche zieren sich nicht nur bei der Beantwortung der Frage, sie versuchen auch glaubhaft zu machen, sie wüssten über ihre eigene Vorlieben nicht mal Bescheid. Gewiss, weibliche Sexualität ist ganz anders ausgerichtet, ihre primäre Dimension ist die Reproduktion, dennoch sind derlei Ausflüchte unglaubwürdig. Mit größter Wahrscheinlichkeit sind sie die Folge fehlgeleiteter Sexualerziehung, die – zum Unglück der Betroffenen – die Lust dämonisiert. Schon das Eingeständnis „Lust zu haben" macht vielen Frauen größere Probleme als den

Männern, über den Inhalt ihrer Fantasien zu reden scheint manchmal ganz und gar unmöglich.

Dies ist wahrscheinlich auch der Grund, warum wir über die sexuellen Vorlieben der Frauen sehr wenig wissen. Denn erstens reden die Frauen nicht darüber, und zweitens sind sie meist sehr wenig spektakulär, ganz im Gegensatz zu jenen der Männer. Bei den Frauen geht es tatsächlich um Liebe, Partnerschaft, Familie und Nachwuchs. „Ich liebe es, ganz einfach fest gedrückt zu werden und dabei zu spüren, wie sehr mein Mann mich liebt und auch begehrt. In meinen Gedanken stelle ich mir vor, wie wir gemeinsam alt werden, unsere Kinder großziehen und einfach glücklich sind", erzählte Anette über das, was sie beschäftigt. „Solche Gedanken gibt es nicht bei jedem Mann, er muss mir sehr wohl gefallen, das bessere Wort wäre *imponieren*, sonst stellen sich diese Fantasien gar nicht erst ein".

Die lustbetonte Sexualität der Männer ist wesentlich facettenreicher. Man kann daher auch mehr darüber schreiben, was aber nicht ein Desinteresse an der weiblichen Sexualität bedeutet. Die Rolle der Frau dabei ist, sie zu verstehen, zu tolerieren oder besser noch zu akzeptieren, was so viel heißt wie mitzumachen – das wäre wohl die beste Version. Nicht immer kann das funktionieren und es gibt auch keinen Zwang dazu, doch lehrt die Praxis dass die Ablehnung männlicher Vorlieben durch die Frauen sehr häufig auf Missverständnissen beruht. Manche Inhalte männlicher Sexualität werden von den Partnerinnen sehr häufig als egoistisch und abnorm wahrgenommen: „Worum geht es dabei eigentlich? Um mich, um uns oder um deine perversen Spielchen?" Die Geschichte von Edith und René ist deshalb so aufschlussreich, weil – wie meistens – auch Edith nicht wusste, wie sie die Neigung Renés werten solle. War es das Ende der Beziehung oder ganz bedeutungslos? Wie schon gesagt: Was war zu tun?

Die männlichen sexuellen Fantasien sind geprägt durch das Männerhormon Testosteron, das mit Energie, Unternehmungslust und Forscherdrang in Zusammenhang gebracht wird. Es ist daher nicht verwunderlich, dass auch die Sexualität der Männer sehr häufig durch diese Attribute gekennzeichnet ist und Frauen damit manchmal überfordert sind – wie sie ja auch mit anderen männlichen Vorlieben meist sehr wenig anfangen können, zum Beispiel mit dem Fußball oder dem Motorrad. In Anlehnung an das „Normale" gibt es daher bei Männern im deutlich größeren Ausmaß als bei den Frauen „Besonderheiten der sexuellen Erregung", die – (nur) im Falle von Missbrauch – in der Sexualmedizin als *Störungen der sexuellen Präferenz (Paraphilien)* abgehandelt werden. Wohl gemerkt: „Paraphil (gegen die Liebe gerichtet)" werden sie erst dann, wenn damit Missbrauch betrieben wird, ob sie als „normal" oder „abnormal" empfunden werden, ist nicht weiter wichtig, denn das hängt sehr stark vom Blickwinkel ab, aus dem sie betrachtet werden.

Zu den Paraphilien gehören zunächst einmal die Fetischismen. Das sind jene sexuellen Vorlieben, die auf nicht menschliche Objekte oder Körperteile abzielen, ohne die fetischistische Männer nur schlecht zum Höhepunkt kommen können. Das beste Beispiel ist der Fußfetischismus oder die Vorliebe für Lack und Leder und vieles andere mehr (Strümpfe, Schuhe, Büstenhalter). Solche Fetischismen sind in der Realität sehr häufig, angeblich hat ein Viertel aller Männer heimliche Fetischismen, die aber im Beisein ihrer Frauen meist nicht gelebt werden und somit gar nicht wahrgenommen werden. Fetischistisch veranlagte Männer haben Angst, ihre Frauen zu verstören oder zu erschrecken, sie leben ihren Fetischismus daher als Masturbationsfantasien aus – oder in Clubs, die in diesem Zusammenhang wertvolle Arbeit leisten. Auch das Tragen von Frauenkleidern ist ein Fetischismus, dem 2,5 Prozent der Männer verfallen sind.

Eigentlich hat er für die Beziehung und die Liebe zu einer Frau gar keine Bedeutung, vorausgesetzt die Partnerin weiß über Fetischismen Bescheid und kann sie richtig deuten. Solche Männer sind nicht „pervers", denn von Perversionen darf nur gesprochen werden, wenn jemand dadurch zu Schaden kommt. Ein Fetischismus schadet primär niemandem, vorausgesetzt das Recht auf Konsensualität (Freiwilligkeit) wird dabei nicht verletzt. Der Idealfall wäre, wenn fetischistisch geneigte Männer ihre Vorlieben zu Hause mit der Partnerin ausleben dürften, was allerdings aus einem gewissen Unverständnis heraus meist nicht möglich ist.

Paraphile Erregungsmuster können auch auf Leiden oder Demütigung, Schmerz oder Erniedrigung eines Partners oder seiner selbst (Masochismus, Sadismus) gerichtet sein. Auch Sadismus und Masochismus sind nicht seltene paraphile Erregungsmuster, die selbstverständlich nicht von vornherein pervers sind. Sie gelten als normal, solange niemand dabei zu Schaden kommt und das Prinzip der Freiwilligkeit nicht verletzt wird. Das Genre des Sadismus birgt allerdings Gefahren, weil die Grenzen zur Gefährdung des devoten (masochistisch veranlagten) Partners sehr häufig überschritten werden, vor allem dann, wenn Drogen mit im Spiel sind. Weil auch hier sehr viel mehr Männer als Frauen betroffen sind, sind solche Erregungsmuster häufiger in der homosexuellen Szene anzutreffen als im „Heterobereich". Viele einschlägige Klubs bieten dafür eigens eingerichtete „Studios" an. Da gibt es Fesseln, Handschellen, Ketten und viele andere Foltergeräte. Die „Atemkontrolle" (Asphyxophilie) ist eine Besonderheit, und zwar eine sehr gefährliche. Erst 2012 ist in meiner Heimatstadt ein Mann bei derartigen Praktiken ums Leben gekommen.

Masochismus und Sadismus sind bei Frauen sehr selten, der Masochismus kommt bei Frauen etwa zwanzigmal seltener vor als bei Männern, von der Geschlechterverteilung des

Sadismus sind mir keine Daten bekannt. Doch eines steht fest: Es gibt auch sadistisch veranlagte Frauen. Einen ganz konkreten Fall hatte ich bereits in meinem ersten Buch beschrieben (*Männer – die ganze Wahrheit*), wo sich eine Frau aus Scham über ihre Fantasien der Sexualität enthielt und dabei ihre Beziehung gefährdete. Eine andere Frau stellte es geschickter an: Sie suchte sich einen masochistisch veranlagten Mann. Dieses nach außen hin absolut unauffällige Paar lebte seinen Sadomasochismus sehr erfolgreich „7/24“, das heißt rund um die Uhr, eben 24 Stunden an sieben Tagen. Wie immer ist das Finden eines geeigneten Partners ein Lottosechser, in solchen Fällen ganz besonders, denn die Lizenz zum Ausleben außergewöhnlicher Neigungen ist daran gebunden.

Aus dem Bewusstsein heraus, dass es Paraphilien gibt, sollte Sexualität daher nicht erst nach der Eheschließung erprobt werden, sondern tunlichst davor. Und es empfiehlt sich auch, ehrlich zu sein. Reden Sie mit Ihrem Partner über Ihre ganz geheimen Wünsche, mit wem wollen Sie denn sonst reden, wenn nicht mit ihm? Nur dann kann man sicher sein, dass ein Paar auch in diesem so wichtigen Bestandteil einer Ehe zusammenpasst. Es könnte wichtig sein für den Bestand der Ehe und das Gelingen der Beziehung!

Paraphile Erregungsmuster können sich auch gegen Kinder richten. Die Pädophilie bedeutet die sexuelle Präferenz für kindliche, präpubertäre Körper, sie ist nur so lange erlaubt, als sie nicht ausgeübt wird und ausschließlich zum Inhalt sexueller Fantasien wird. Die praktizierte, in die Tat umgesetzte Pädophilie ist in jedem Fall „pervers“ und verboten. Sie stellt ein wirklich trauriges Kapitel menschlicher Sexualität dar, weil dabei immer Kinderseelen zerstört werden. Die Erwähnung hier erfolgte lediglich der Vollständigkeit wegen, näher darauf eingehen möchte ich hier nicht.

All diese Ausführungen könnten den Eindruck erwecken,

dass Männer zur Abartigkeit neigen und Frauen nicht. Wer dies geglaubt hat, irrt und muss enttäuscht werden. Auch weibliche Sexualität verfügt über ganz aufsehenerregende Schattenseiten, die aus Unkenntnis der Materie nicht der Sexualität angelastet werden, weil sie nicht zwischen Mann und Frau stattfinden, sondern – (!) – zwischen Müttern und ihren Kindern.

Wenn sich eine defizitär verlaufende Persönlichkeitsentwicklung bei Männern als Perversion äußert, wie – so lautet nun die Frage – wird sich dann die defizitäre Persönlichkeitsentwicklung bei Frauen, die es analog zu den Männern auch geben muss, äußern? Diese Frage ist nicht schwer zu beantworten, wenn man weiß, dass die weibliche Sexualität reproduktionsbezogen – auf die Fortpflanzung gerichtet – ist. Richtig, das Analogon zur männlichen *Perversion* ist die weibliche *Reproversion*; sie richtet sich nicht gegen die Lust, sondern gegen die Fortpflanzung.

Eine gestörte Persönlichkeitsentwicklung führt zu einer Störung der Sexualität in der durch das jeweilige Geschlecht favorisierten sexuellen Dimension. So „reparieren" Männer ihre defiziente Persönlichkeit im Bereich der Lustdimension, Frauen im Bereich der reproduktiven Dimension.

Die Erscheinungsbilder reproversiven Verhaltens sind mannigfaltig, sie betreffen aber nicht die Sexualität zwischen Mann und Frau und sind daher nicht – oder kaum – Thema in der sexualmedizinischen Sprechstunde. Es wäre aber für das bessere Verständnis wichtig zu verstehen, was darunter gemeint sein kann. „Reproversiv" ist, wenn die Mutter-Kind-Beziehung das Kind nicht fördert, sondern ihm schadet oder es in seiner soziokulturellen Entwicklung behindert. Das ist zum Beispiel der Fall, wenn Kinder von Frauen (seltener auch von Männern) zur Selbststabilisierung verwendet werden. Diese Art von reproversivem Verhalten ist sehr häufig, jede allzu enge Mutter-Kind-Beziehung fällt hier hinein. Sehr viel schlimmer werden jene Fälle wahrgenommen, in denen die Mütter ihre Kinder vernachlässigen, misshandeln oder sogar töten. Solche Delikte werden in der Öffentlichkeit als kriminell wahrgenommen. Kaum jemand ist sich bewusst, dass die Grundlage eine defizitäre Entwicklung der Sexualität sein könnte. Freilich, dieses Wissen ändert nichts am kriminellen Charakter solcher Handlungen, es ist aber für das Verständnis von Sexualität von sehr großer Bedeutung und für die Erkenntnis, wo denn die Unterschiede liegen zwischen Männern und Frauen.

Um die sexuelle Präferenz erforschen zu können, muss man wissen, wie sie sich manifestiert. In der Wissenschaft unterscheidet man drei Ebenen:

1. *Das sexuelle Selbstbild.* Es beschreibt, wie ein Mensch sich selbst sieht oder besser: sehen möchte. Es ist eine rein subjektive Größe und entbehrt objektiver Standards. Daher entsprechen die per Befragung eruierten Daten meistens nicht der Wahrheit, wobei es – naturgemäß – einen Zusammenhang gibt zwischen dem Wahrheitsgehalt der Antworten und der Gesellschaftsverträglichkeit der jeweiligen Vorliebe. (Dieser Zusammenhang ist natürlich verkehrt proportional.)

Ein Beispiel: Nehmen wir an, ein 26-jähriger Mann unterzieht sich einer Befragung nach seiner sexuellen Präferenz. Notwendig ist dies geworden, weil er seit Jahren an einer sexuellen Funktionsstörung leidet, deren Ursache es zu erforschen gilt. Der Therapeut fragt: „Stehen Sie auf blonde oder dunkelhaarige Frauen?“ Ohne lange nachzudenken, kommt auch gleich die Antwort: „Auf blonde!“ Hier gibt es keinen Grund zu lügen, mit großer Sicherheit wird diese Antwort auch der tatsächlichen Vorliebe entsprechen. Wenn also dieser Mann die Auswahl zwischen einer blonden und einer dunkelhaarigen Frau hätte, würde er sich für die blonde entscheiden, nicht mehr und nicht weniger heißt dies. Nehmen wir nun an, dieser 26-jährige junge Mann ist ein Moslem, der in einem streng religiösen Umfeld aufwächst. Der Arzt fragt: „Stehen Sie auf Männer oder Frauen?" Die Antwort wird sein: „Auf Frauen, was sonst?!" Diese Frage nach einer möglichen Homosexualität ist sehr viel heikler als die Frage zuvor, vor allem bei *diesem* sozialen Umfeld. Die Antwort kann daher wahrheitsgetreu sein oder aber nicht. Das Eingeständnis kompromittierender Fragen fällt eben manchmal immer noch sehr schwer, dazu gehört mit Sicherheit die Frage nach der sexuellen Orientierung. Tatsächlich gibt es Männer, die durch Jahre hindurch ausschließlich mit Männern Sex haben, sich aber immer noch als „hetero" bezeichnen. Ein weiterer Beweis, wie wenig das „Selbstbild" sich eignet, die reale sexuelle Präferenz zum Ausdruck zu bringen.

2. *Das sexuelle Verhalten.* Dieses entspricht den tatsächlich in der Praxis geübten sexuellen Handlungen, also dem, was einer *tut.*

Auch hier ein Beispiel: Ein anderer 26-jähriger junger Mann sollte über seine sexuellen Vorlieben befragt werden, weil er durch Jahre hindurch nicht in der Lage gewesen war, eine gedeihliche Beziehung aufzubauen, obwohl er keinen Mangel an potenziellen Partnerinnen hatte. Er selbst begab sich in die Sprechstunde des Sexualmediziners, weil es ihn belastete. „Es ist zwar so, dass immer ich es bin, der eine Beziehung beendet, dennoch beginne ich darunter zu leiden. Mir fällt auf, dass ich nach wenigen Wochen das Interesse an jenen Mädchen verliere, die sich mit mir einlassen, und das macht mir langsam Sorgen." Auch in solchen Fällen kann sich die Erforschung der sexuellen Vorlieben als aufschlussreich erweisen, weil deren Nichterfüllung eine Beziehung naturgemäß destabilisiert. Es könnte ja sein, dass außergewöhnliche Vorlieben dieses Verhaltenmuster bedingen, vor allem dann, wenn sie nicht gesellschaftsfähig sind oder zu sein scheinen. Wie schon oben beschrieben, ist eine bloße Befragung die schlechteste Methode, die Wahrheit ans Tageslicht zu bringen, denn der Wahrheitsgehalt der Antworten sinkt proportional mit der Angst, als „abnormal" wahrgenommen zu werden. Diesmal befragten wir den Patienten nicht nach seinem Selbstbild, sondern nach seinem sexuellen Verhalten. Etwa so: „Was läuft denn so bei Ihnen im Bett?" Darauf der Patient: „Eigentlich ganz normale Praktiken, nichts Besonderes ... was man halt so macht im Bett!" Selbst wenn es gelingen sollte, den Wahrheitsgehalt zu untermauern, etwa durch subtilere Befragung oder auch durch die Einbeziehung einer seiner Expartnerinnen, kann der gewonnene Eindruck meilenweit entfernt sein von der Wahrheit. Stellen Sie sich vor, dieser junge Mann „steht" auf Sadomasochismus, hat ihn – zu Hause – aber niemals ausgelebt, vielleicht aus Angst, in die Ecke der „Perversion" gerückt zu werden, vielleicht aus Angst vor der Zurückweisung, vielleicht auch ganz einfach deswegen, weil man ihn gelehrt hat, dass „man so etwas einfach nicht tut".

Man sieht also, die sexuelle Praktik (das sexuelle Verhalten) muss nicht dem entsprechen, worauf man Lust hat. Tut man aber nicht, worauf man Lust hat, führt dies zu sexuellen Störungen wie in diesem Fall. Denn die mangelnde Fähigkeit, stabile Beziehungen aufzubauen, ist sehr wohl auch eine sexuelle Störung, eine soziosexuelle. Bei diesem Mann war die Auflösung des Problems so wie vorhin schon vermutet: Er stand auf sadomasochistische Rollenspiele, nahm dort eher die Rolle des devoten Mannes ein, liebte es, gefesselt und geohrfeigt zu werden, alles als Spiel selbstverständlich; und er war regelmäßig Gast in einem Club mit „Dominas". Zu Hause mimte er den Durchschnittslover – das turnte ihn aber nicht an und das war auch der Grund für den Verlust des Interesses an den Mädchen. Im Bordell aber wurden seine Vorlieben erfüllt, das machte ihm Spaß!

Nach dem Selbstbild ist also auch das sexuelle Verhalten ein schlechter Parameter für die sexuelle Realität.

Es bleibt:

3. *Die sexuelle Fantasie.* Nichts entspricht so sehr der realen sexuellen Präferenz wie jene Gedanken, die Männer und Frauen haben, während sie sexuell aktiv sind. „Gedanken sind frei“, sagt man, und das stimmt – noch. „Noch“ deswegen, weil die Wissenschaft ihnen bereits auf der Spur ist. Es wird nicht mehr lange dauern, und die biochemischen Vorgänge des Denkens sind so weit erforscht, dass es im wahrsten Sinne des Wortes möglich sein wird, Gedanken zu lesen.

Die sexuelle Vorliebe manifestiert sich in Form der sexuellen Fantasie, und das ist Segen und Fluch zugleich. Segen deswegen, weil Fantasien jenes Refugium sind, in dem alles möglich ist, ohne dabei ertappt zu werden, selbst dann, wenn diese Gedanken „schmutzig“ oder sogar paraphil (pervers) sind. Vielleicht sind die Fantasien eines Menschen sogar das letzte Refugium des Menschen in dieser Welt der totalen Information und Überwachung.

Fluch deswegen, weil sie unveränderbar sind. Man kann die sexuelle Präferenz nicht verändern und daher auch nicht jene Erregungsmuster, die der Sexualität eines Menschen zugrunde liegen. Sie sind durch biologische, aber auch psychosoziale Einflüsse derart in das Gehirn eines Menschen hineingebrannt, dass man sie nicht wieder herausbringt, mit keiner Methode dieser Welt, auch nicht mithilfe der Psychologie. Dieser Hinweis ist nicht feindselig gemeint, er ist erforderlich, weil oft das Gegenteil geglaubt und auch behauptet wird. Die Psychologie ändert nicht die sexuelle Präferenz, sie ändert allenfalls das sexuelle Verhalten, daraus ergibt sich auch ihre Legitimation, aber auch die hohe Rückfallsquote sexueller Straftäter.

Die sexuelle Fantasie entspricht dem, was Männer und Frauen beim Sex denken. Sie zwingt sich förmlich auf, man entkommt ihr nicht. Das Gelingen der Sexualfunktionen – bei den Männern die Erektion, bei den Frauen die Befeuchtung der Scheide (Lubrifikation) – ist an die Bedienung jener Erregungsmuster gebunden, die der sexuellen Präferenz entsprechen.

Dass sich Sexualwissenschafter für die Erforschung der sexuellen Vorlieben ihrer Patienten interessieren, hat verschiedene Gründe: Zum einen dient dies natürlich der Erforschung der Sexualität (wie viele Männer oder Frauen haben welche Vorlieben?), zum anderen hat es Bedeutung für die Beurteilung von Sexualstraftätern, konkret für die Wahrscheinlichkeit von Rückfällen in ein überwunden geglaubtes Tätermuster. Die Frage ist: „Wie wahrscheinlich ist es, dass ein Sexualstraftäter wieder straffällig wird?"

In der Praxis des – forensisch nicht tätigen – Sexualmediziners gibt es aber noch ein weiteres, sehr viel praktikableres Motiv, die sexuelle Fantasie einer Patientin oder eines Patienten zu erforschen: Die Nichterfüllung sexueller Vorlieben kann nämlich sexuelle Störungen bedingen, deren Behandlung das tägliche Brot des Sexualmediziners ist. „Worauf stehen Sie denn?" – Mit dieser Frage versucht der Mediziner, die sexuellen Präferenzen von Patienten zu erforschen.

Diese Frage ist zwar schnell gestellt, manchmal auch schnell beantwortet, sehr häufig entbehrt die Antwort aber jeden Bezugs zur Realität – vor allem dann, wenn ihr Inhalt gesellschaftlich nicht akzeptiert ist. Die Unwahrheit ist das Schicksal jeder Befragung über „heikle" Themen. Eine der am weitesten verbreiteten Strategien zur Bewältigung sexueller Konflikte (mit sich selbst) ist nämlich die Verleugnung. Das heißt, dass Erregungsmuster zwar ablaufen – anders könnte Sexualität ja gar nicht stattfinden –, dass diese Erregungsmuster aber nach dem Orgasmus und der darauffolgenden Ernüchterung ganz einfach zunächst ausgeblendet und dann verleugnet werden. Weil nicht sein kann, was nicht sein darf!

Die geheimen Fantasien – wer traut sich, darüber zu reden?

So wichtig die Erforschung sexueller Präferenzen auch ist, so schwierig gestaltet sie sich. Wie beschrieben, ist die hohe Wissenschaft, konkret die Gehirnforschung, bereits in der Lage, Gedanken mittels komplizierter Apparaturen sichtbar zu machen. Ganz abgesehen davon, dass einer solchen Entwicklung grundsätzlich mit Skepsis begegnet werden muss, hat sie für die tägliche Arbeit des praktizierenden Sexualmediziners (noch?) keine Bedeutung. Das ist auch gut so, denn das Sichtbarmachen von Gedanken beraubt den Menschen seiner allerletzten Intimität und man kann vor solchen Entwicklungen nur warnen. Wie aber – das ist hier die Frage – kann ein Mediziner die Erregungsmuster eines Patienten eruieren?

Letztendlich bleibt wiederum nur die Befragung. Das Hauptwerkzeug der Sexualmedizin ist ja das Reden. Sexualtherapie ist eine Gesprächstherapie, wenngleich zwischen Reden und Reden natürlich große Unterschiede sein können. Wenn einem überraschten Passanten auf einer Einkaufsstraße plötzlich ein Mikrofon vors Gesicht gehalten wird, sind die Chancen auf wahrheitsgetreue Antworten naturgemäß sehr klein. Auf diese Weise entstehen jene verblüffenden „Daten“, die dann – quotenträchtig aufbereitet – veröffentlicht werden, von ums Überleben kämpfenden Radiosendern und Boulevardblättern. Sie machen ihr Geschäft mit der Unwahrheit, denn die Wahrheit ist ja wesentlich weniger spektakulär, bringt weniger Quote. Auf diese Weise entstehen Mythen, zum Beispiel dass Deutsche oder Österreicher jeden zweiten Tag Sex haben oder dass 78 Prozent der Österreicher „regelmäßig" in die Berge gehen oder dass 74 Prozent der deutschen Männer „regelmäßig" Sport betreiben. Es liegt auf der Hand, dass derart eruierte „Daten" schlichtweg falsch sind, eigentlich könnten sie einem auch egal sein, wenn sie nicht von großen Teilen der Bevölkerung geglaubt würden – und wenn sie nicht Standards schaffen würden, die Druck erzeugen. Gerade die Sexualität ist anfällig für solche Halbwahrheiten, auf diese Weise wird jener Leistungsdruck aufgebaut, der die Grundlage für das Gefühl der Unterdurchschnittlichkeit und der Mangelhaftigkeit sein kann. Am Schluss steht die sexuelle Störung, hervorgerufen durch Leistungsdruck bei falschen Vorstellungen und Erwartungen.

Die Vorgangsweise des Sexualmediziners muss daher ganz anders sein. Nur durch die behutsame Erarbeitung des Themas kommt die Wahrheit wie von selbst ans Tageslicht. Man muss sich Zeit lassen, Ungeduld ist in der Sexualmedizin nicht nur nicht angebracht, sondern absolut kontraproduktiv. Manchmal sitzt man da und wartet einfach, man wartet darauf, dass der Patient etwas sagt. Erst unlängst war ein junger Mann in der Sprechstunde, der 250 Kilometer zurücklegt hatte, um „einige Fragen zu stellen". Schon diese lange Anreise rechtfertigte Vermutungen, er hätte „Peinliches" zu fragen, dem war dann auch so, nicht aber bei der ersten Konsultation. Da sprach er von seiner Freund*in* und die Fragen waren nicht besonders aufregend. Offenbar gelang es dem Arzt, sein Vertrauen zu erlangen, denn es dauerte nicht lange und er kam wieder. An diesem Tag schien der Bann gebrochen zu sein. Noch etwas nervös berichtete er, dass er „auch“ mit Männern Sex hätte, also bisexuell wäre, dies schien ihm – noch? – ziemlich Probleme zu machen. Nachdem er ausgelotet hatte, dass das kein Problem war, mit Gelassenheit zur Kenntnis genommen wurde, bedurfte es eines weiteren Termins um mit der vollen Wahrheit herauszukommen: Freimütig gestand er ein, nicht „bisexuell“ zu sein, sondern schlicht und einfach „schwul“, die Wahrheit war, dass er über reichlich Erfahrung in der Sexualität mit Männern verfügte, Frauen würden ihn „gar nicht interessieren, wenigstens nicht fürs Bett“.

Um die sexuellen Präferenzen eines Patienten zu erfahren, ist es erforderlich, zuerst Vertrauen aufzubauen. Diese Thematik ist äußerst heikel, dringt in die intimsten Tiefen einer Seele und wird dann besonders schwierig, wenn sie in Bereiche vordringt, die in der Gesellschaft tabuisiert sind: das sind (noch immer) die Homosexualität, aber auch andere geheime „Neigungen“ wie zum Beispiel Fetischismen. Unser eingangs geschilderter Fall ist ein Fetisch. René „steht“ darauf, sich als Frau zu verkleiden, das ist in der Gesellschaft nicht akzeptiert – er schämte sich also dafür, deshalb führte er dieses Doppelleben im Landhaus der Eltern. Fetische bei Frauen sind mir trotz jahrelanger Beratung beiderlei Geschlechtern nur selten bekannt geworden (siehe oben). Ich erinnere mich an eine Frau, deren Partner völlig nackt (wie man halt ist beim Sex) Cowboystiefel tragen musste. Sie wollte auch „angesprungen“ werden, so in der Art einer gespielten Vergewaltigung. Das erinnert ein wenig an den Masochismus, einer Paraphilie, die auch bei Frauen beschrieben wird, wie schon erwähnt, zwar wesentlich seltener als bei den Männern, aber immerhin. (Das Verhältnis von männlichem zu weiblichem Masochismus beträgt 20:1.) Frauen sind beim Sex viel häufiger die Subjekte, an oder mit denen Männer ihre Fetische erfüllen. Das kann das Tragen von Strapsen sein oder auch von Büstenhaltern.

Die sexuelle Fantasie manifestiert sich in Erregungsmustern, die während der Sexualität bedient werden müssen, um eben diese Sexualität zu ermöglichen. Dabei ist „klassische“ Sexualität gekennzeichnet durch die Interaktion mit einem Partner, das kann auch die sexuelle Fantasie verändern. Was anderes bleibt also übrig für die unverfälschte Wiedergabe der sexuellen Präferenz? In welcher Situation sind Frauen und Männer nur sich selbst überlassen, nicht abgelenkt durch die Bedürfnisse anderer? In welcher Situation fühlen sie sich ungestört, müssen niemandem Rechenschaft leisten über das, was sie tun, noch weniger über das, was sie denken? Ja, bei der Masturbation, meist vor Pornos, die aus dem Internet in beliebiger Qualität und Quantität zur Verfügung stehen.

Um die sexuellen Vorlieben zu eruieren, befragt man deshalb den Patienten am besten nach seinen Masturbationsfantasien. Dies klingt einfach – gefragt ist ja schnell –, in der Realität ist das aber eine heikle Aufgabe. Vor allem dann, wenn man sich reale Ergebnisse erwartet. Wie wäre es denn, wenn Sie ganz einfach den Nächstbesten nach seinen Masturbationsfantasien befragen würden? Zum einen würden Sie sich das gar nicht trauen, allenfalls getarnt als Faschingsscherz, zum anderen könnte die Reaktion je nach Temperament des Befragten sehr unterschiedlich sein, vom Kopfschütteln bis zur Ohrfeige, schlimmstenfalls auch bis zur Strafanzeige wegen sexueller Übergriffigkeit. Selbst Ärzte klammern die Sexualität häufig aus ihrer Behandlung aus, weil sie Angst haben, jemanden zu nahe zu treten. Distanz ist übrigens immer ein Zeichen für Angst.

Nur der Sexualmediziner besitzt eine Art Bonus, wenn es darum geht, die Regeln des guten Tons zu überschreiten, denn zu ihm geht man ja gerade deswegen, das impliziert schon die Berufsbezeichnung. Der Sexualmediziner ist der Ansprechpartner bei sexuellen Störungen, dort kann man sich erwarten, dass über Sex geredet wird, und zwar in angebrachter Form, aber doch tabulos und sehr direkt. Dies beweist das positive Echo nach Behandlungen. Ein „Vielen Dank für das offene Gespräch!" beweist dem Therapeuten, dass er seine Sache gut gemacht hat. Die Erwartungen, dass Sexualität ins Zentrum der Sprechstunde gerückt werde, wurden also erfüllt.

Die Frage nach der Masturbationsfantasie muss natürlich fachlich motiviert und auch gerechtfertigt sein. Wenn derlei intimes Wissen für das Weiterkommen nicht vonnöten ist, darf man auch nicht fragen. Sollte sie aber doch vonnöten sein, *muss* man danach fragen, ansonsten ist die Arbeit lückenhaft und unprofessionell. Wie schon vorhin erwähnt, geht solchen Fragen auch der Prozess der Vertrauensbildung voraus. Dieses Thema eignet sich daher nicht für das Erstgespräch.

Ist die Frage dann einmal gestellt, sind die Reaktionen sehr unterschiedlich. Manche geben sich gelassen, manche belustigt, andere überfordert. Weil das sehr individuell ist, kann man daraus seine Schlüsse ziehen über die Einstellung zum Sex und die Wertigkeit der Sexualität an sich. Vielleicht auch darüber, ob man der richtige Therapeut für diesen Patienten ist. Erst neulich fragte ich einen Patienten nach seinen sexuellen Vorlieben. Die Antwort war nicht sehr hilfreich und überraschend negativ. „Mit *Ihnen* würde ich solche Dinge ganz zuletzt besprechen, dessen können Sie sich sicher sein", tönte es trotzig zurück. So eine Reaktion ist äußerst selten, sie stellt die Sinnhaftigkeit einer Therapie in Frage. Tatsächlich wurde dieser Patient aufgeklärt, dass es natürlich sein gutes Recht sei, sich zu verweigern, dass dann aber eine Therapie nicht möglich ist. Es wurde ihm nahegelegt, sich einen Therapeuten zu suchen, zu dem das Vertrauen größer war als zu mir. Ganz ähnlich ging es mir mit einer jungen Frau, die zwar mit *mir* über ihre sexuellen Fantasien reden wollte, nicht aber im Beiseinsein ihres Gatten. Auch dies ist ganz einfach nicht möglich. Man kann doch nicht den Sexualpartner aus einer Sexualtherapie ausklammern, wie soll das denn funktionieren?

Über Sex zu sprechen ist ein Teil der Therapie, nicht darüber sprechen zu können wäre ein Grund, am Therapieerfolg zu zweifeln. Wie sollte man Sex *machen* können, wenn es nicht möglich ist, darüber zu *reden*? In der Reaktion auf intime Fragen gibt es natürlich Trends: Jüngere Männer sind gelassener als ältere Frauen. Beim Alter spielt die Sozialisation (Erziehung) eine Rolle, beim Geschlecht das sexuelle Erleben. Einmal mehr geht es um Lust versus Emotion, und dass Lust eher extrovertiert sein muss und Emotion weniger, steht außer Zweifel.

Manche Frauen behaupten, nicht zu wissen, worauf sie „stehen". Die Verleugnung ist eine weitere Option, auf unangenehme Fragen zu antworten, in diesem Fall eine typisch weibliche – jedenfalls hat noch kein Mann von sich behauptet, er wüsste nicht, worauf er „steht". Es klingt eher nach Selbstschutz als nach der Wahrheit. Gehören Sie auch zu jenen Frauen, die vorgeben, im reifen Alter ihre sexuellen Vorlieben nicht zu kennen? Und wenn dem auch so wäre, wäre es kein Grund zur Resignation, sondern eher für die Erforschung. Denken Sie darüber nach, schreiben Sie Ihre Gedanken auf Papier, damit sie nicht wieder verloren gehen. Genauso wird das auch in der Sexualtherapie gemacht.

Die Sexualmedizin ist eine Wissenschaft. Sie darf sich nicht nach sozialen Vorgaben richten, nicht nach gesellschaftlichen Trends, die gepusht werden von leicht durchschaubaren Motiven – meist pekuniärer Art. Geschäftemacherei bestimmt das Leben bis hinein in die Betten der Bürger. Wissenschaft hat erkenntnisorientiert zu arbeiten – „evidence based" heißt das auf medizinisch –, und das wird nicht immer von jedem akzeptiert. Jede Wissenschaft, die diesen Pfad verlässt, ist keine Wissenschaft mehr.

Kein Thema ist so sehr dem Zeitgeist unterlegen wie Sexualität. Die Generation der über Fünfzigjährigen hat den Wandel von der Freizügigkeit der Siebzigerjahre zu den sexuellen Ideen des Feminismus bereits selbst miterlebt. Wie hat sich doch – als simples Beispiel – der Umgang mit der Nacktheit gewandelt: Damals, noch vor dreißig Jahren, boomte FKK, die Darstellung nackter Menschen in Zeitungen war kein Thema mehr, in Kommunen wurde die freie Sexualität geprobt. Das alles wurde als die Befreiung des Menschen gefeiert, wenigstens als ein Teil von ihr, und niemand hätte damals auch nur im Entferntesten daran gedacht, wie sehr sich diese Freiheit ins Gegenteil verwandeln würde.

Das Zeitalter des Feminismus hat alles verändert. Plötzlich war Nacktheit verpönt. Die nackte Frau gilt heute als ein Objekt des Sexismus, der Gedanke, sie könnte die Blicke der Männer auf sich ziehen, als unannehmbar. Noch viel schlechter ergeht es heute dem nackten Männerkörper, der, als hässlich diffamiert, seine Gesellschaftsfähigkeit vollends verloren hat. Die Darstellung männlicher Genitalien ist heute kaum mehr möglich, nicht einmal in Kunstwerken, wie ganz konkrete „Skandale" der letzten Jahre beweisen.

Ganz aktuell gibt es in Wien eine Ausstellung, die zu heftigen Protesten geführt hat. „Der nackte Mann" wurde mithilfe von Plakaten beworben, auf dem drei nackte Fußballspieler unterschiedlicher ethnischer Herkunft zu sehen sind, schlicht und einfach so, wie Gott sie schuf. Tatsächlich hat dieses Plakat zu heftigen Protesten geführt. Das Positive an diesem Skandal ist, dass diesen Protesten *nicht* nachgegeben wurde, die Plakate gibt es immer noch! (Dieser Prüderie rund um den nackten Mann steht übrigens die homophile Szene entgegen. Das sind jene zehn bis fünfzehn Prozent an

Männern, die das eigene Geschlecht beim Sex bevorzugen und es auch als das schönere empfinden.)

Auch in der Frage rund um die sexuelle Präferenz darf die Wissenschaft nicht verlassen werden. Auch hier geht es nicht darum, ob etwas als gut oder schlecht empfunden wird, sondern lediglich darum, wie es ist. Worauf Männer und Frauen „stehen", wovon sie sich „sexuell angezogen fühlen" sind die Themen und nichts anderes.

Mann oder Frau? – Die sexuelle Orientierung

Die sexuelle Orientierung beschreibt die sexuelle Attraktion durch eines der beiden Geschlechter.

Die Heteronormativität (die allgemeine Vorgabe, dass Heterosexualität „normal" ist) impliziert zwar, dass Männer auf Frauen und Frauen auf Männer stehen, doch so einfach ist es nicht. Etwas angriffiger formuliert: Es ist schlichtweg falsch! Es ist eben nicht so, dass Männer auf Frauen und Frauen auf Männer „stehen", es ist vielmehr so, dass Männer und Frauen auf Männer und Frauen stehen können, und zwar in einem Verhältnis von 90:10 zugunsten des „anderen" Geschlechtes. Dies ist übrigens der markanteste Unterschied zwischen den beiden Geschlechtern, in keiner anderen Eigenschaft unterscheiden sich Männer und Frauen mehr voneinander: Männer „stehen" zu 90% auf Frauen, Frauen aber nur zu 10%, und Frauen stehen zu 90% auf Männer, Männer aber nur zu 10%.

Attraktion und Alter – die sexuelle Ausrichtung

Die sexuelle Ausrichtung beschreibt die sexuelle Attraktion (Anziehung) durch ein gewisses Alter eines potenziellen Sexualpartners. Jeder Mann und jede Frau kennt seine sexuelle Ausrichtung, sie bedeutet nicht, dass es mit älteren oder weniger alten Partnern nicht doch Sex geben könnte.

Auf ein gewisses Alter ausgerichtet zu sein bedeutet, dass auf dieses Alter zurückgegriffen wird, wenn man vor die Wahl gestellt wird. Insbesondere darf die sexuelle Ausrichtung nicht dafür benützt werden, um den „Umstieg" älterer Männer auf jüngere Frauen zu rechtfertigen. Das ist nämlich eine gänzlich andere Geschichte. Meist wird damit lediglich versucht, die in die Jahre gekommene Sexualität zu therapieren. Zum besseren Verständnis: Diese Männer leben in der Hoffnung, dass „frisches Blut" im Bett sie von ihrer sexuellen Störung heilt. (Es ist auch eine ganz andere Geschichte, wenn Frauen sich „Toyboys" halten, nämlich die der Selbstdarstellung.)

Besonderheiten der sexuellen Ausrichtung sind die Pädophilie (Ausrichtung auf kindliche Körper bis zum Eintritt der Pubertät), das Begehren von sehr jungen Frauen (Parthenophilie) oder Männern (Ephebophilie) und schließlich von sehr alten Partnern (Gerontophilie). Die Pädophilie gilt als abartig, und weil dabei immer Kinder zu Schaden kommen, ist sie auch bei Strafe verboten.

Die Ausrichtung auf ein gewisses Alter unterliegt gesellschaftlichen Zwängen. Akzeptiert sind nur geringe Altersunterschiede zwischen zwei Partnern, so etwa bis zu zehn Jahren. Alles andere fällt auf: Ist der Altersunterschied größer, wird nach dem Geschlecht differenziert. Der Mann mit der sehr viel jüngeren Frau wird zum „Lustmolch" degradiert. Deswegen mussten sogar schon Politiker auf ihre Karriere verzichten. Die Frau mit dem sehr viel jüngeren Mann kann – wenn sie Glück hat – als Befreierin von althergebrachten Traditionen gefeiert werden (siehe Madonna: „Endlich mal 'ne Frau, die weiß, was sie will!“) oder auch verdammt von jenen Frauen, die die wahren Motive dafür erkennen: Selbstdarstellung. Tatsächlich sind solche Beziehungen meist von kurzer Dauer, üblicherweise werden Toyboys gewechselt wie die Hemden, der Aufbau tragfähiger Beziehungen ist dann meist gar nicht gewünscht.

Dass Frauen meistens jünger sind als ihre Männer, wenigstens um ein paar Jahre, hat – natürlich – mit der ursprünglichen Bedeutung der Sexualität zu tun und untermauert die Geschlechtsrollen in eindrucksvoller Weise. Der Mann ist älter, weil er später erwachsen wird und weil für die Aufgabe des Familienerhalters die Etablierung in der Gesellschaft von Vorteil ist. Die Frau ist jünger als ihr Mann, weil ihre Fruchtbarkeit mit zunehmendem Alter dramatisch abnimmt. Immer wieder geht es um die Fortpflanzung bei der Sexualität, dieser Trieb zur Paarung ist in uns allen fest verankert, auch die sexuelle Präferenz ist darauf getrimmt. Männer stehen auf jüngere Frauen, weil sie ihnen besser gefallen, und sie gefallen ihnen besser, weil Jugend Fruchtbarkeit signalisiert. Darauf beruhe auch der Gender-Gap in der Sexualität, sagt Alice Schwarzer. Obwohl Frauen mit zunehmendem Alter immer größere Lust auf Sexualität haben, bekommen sie immer weniger. Die Begründung dafür ist sehr einfach: Junge Männer schlafen mit jungen Frauen, ältere Männer schlafen mit jungen Frauen und alte Männer auch (Zitat: Alice Schwarzer).

Freilich reduziert das vorhin Geschriebene Sexualität auf ihre biologistische Bedeutung. Es erklärt das naturalistisch-instinktive Verhalten ohne Rücksicht auf Psychologie und Sozialisation. Doch da gibt es noch etwas, worauf man niemals vergessen sollte: die Liebe! Grundsätzlich gilt: Wo die Liebe hinfällt, ist's in Ordnung. Nicht in Ordnung sind Beziehungen, die auf Abhängigkeiten beruhen, in welcher

Form auch immer. Dies zu unterscheiden ist – zugegeben – nicht immer ganz einfach.

Das ist es! – Die sexuelle Neigung

Zum besseren Verständnis eine kurze Wiederholung. Die sexuelle Präferenz manifestiert sich auf drei Ebenen: dem sexuellen Selbstbild, dem sexuellen Verhalten und der sexuellen Fantasie. Sie setzt sich zusammen aus drei Achsen: der sexuellen Orientierung, der sexuellen Ausrichtung und der sexuelle Neigung (nach Diplompsychologe Dr. Christoph Ahlers, Berlin).

Die sexuelle Neigung ist also die dritte Achse, aus der sich die sexuelle Präferenz zusammensetzt: Man ist zu bestimmten Typen potenzieller Sexualpartner geneigt sowie zu einer bestimmten Art und Weise sexueller Betätigung. Nach dem Geschlecht (sexuelle Orientierung), dem Alter (sexuelle Ausrichtung) bestimmt also die Neigung alles andere, was im Bett wichtig ist: Soll der Partner dick, dünn, groß, blond oder dunkelhaarig sein? Sie bestimmt aber nicht nur das (begehrte) Aussehen des Partners, sondern auch das, was im Bett passiert und wie es passiert. Was im Bett passiert und wie es passieren *sollte*, müsste man besser schreiben, denn die Erfüllung der sexuellen Präferenz in genau dem Umfang ihrer Orientierung, ihrer Ausrichtung und ihrer Neigung bleibt in den meisten Fällen wohl ein frommer Wunsch. Dazu sei nochmals festgeschrieben, dass die sexuelle Vorliebe nicht auf ihrer Erfüllung beharrt. – Es handelt sich *nicht* um eine zwingende Vorgabe, immer dann nämlich, wenn sich das Idealbild eines Sexualpartners nicht auftreiben lässt, tritt „Plan B“ in Kraft, das Szenario der Nebenströmung: Im Notfall geht’s auch anders.

Das Edikt zur Fortpflanzung hat Priorität vor der Auswahl des idealen Partners: Falls der nicht zur Verfügung steht, gibt es noch die Möglichkeit, auf andere zurückzugreifen. Das Optimum aus Orientierung, Ausrichtung und Neigung ist eine Art Idealvorstellung, die auch verlassen werden kann.

Ein Beispiel: Ein auf Männer orientierter Mann (sexuelle Orientierung: androphil – auf Männer orientiert) bevorzugt in der Auswahl seiner Partner die Altersgruppe der Zwanzig- bis Dreißigjährigen (sexuelle Ausrichtung: 3. Lebensdekade). Diese Männer sollen sehr schlank sein, blond und ein schmales Gesicht haben. Er liebt beim Sex Rollenspiele, in denen er den dominanten Part innehat (sexuelle Neigung: schlanke, blonde, feingliedrige Partner, dominantes, leicht ins sadistische gehendes Rollenspiel). Mit dem Älterwerden wird sein Bedürfnis, eine Familie zu gründen und Kinder zu haben, immer größer. Mit dem Wissen um sein Vorleben heiratet er eine Frau und zeugt zwei Kinder. Bei der unabhängigen Befragung beider Partner geben sie zu Protokoll, sehr glücklich gewesen zu sein. Es „ging ihnen nichts ab", bis – das war auch der Grund für die Konsultation des Sexualmediziners – die Frau ihren Mann mit einem anderen Mann im Bett „erwischte". In der Sexualtherapie ging es um den Sinn oder Unsinn, diese Beziehung weiterzuführen. Die Frau bestand auf die festgelegte Monogamie, der Mann wollte auf seine Familie nicht verzichten, aber auch nicht auf seine Sexualität mit Männern. Er hatte das Gefühl „am Leben vorbeizugehen", flehte seine Frau – die er glaubwürdig liebte, aber eben nicht so sehr begehrte – an, seine gelegentlichen Exkursionen zu verzeihen, weil sie, so seine Argumentation, für das Familienleben keine Rolle spielten. Wie so etwas ausgehen kann, liegt auf der Hand: schlecht! Der Mann verzichtete nicht auf das Ausleben seiner Homosexualität, das Zusammenleben innerhalb der Familie wurde immer schwieriger, die Frau fühlte sich unverstanden, der Mann auch. Zum Schluss kam es zur Trennung. Er ist nun wieder mit einem 25-jährigen Mann liiert, blond, schlank und in seiner Geschlechtsrolle devot. Das Verhältnis der beiden Exehepartner zueinander normalisierte sich, als auch die Frau wieder einen Partner fand.

Dieses Beispiel, das auf einer wahren Geschichte beruht, ist in vielerlei Hinsicht typisch: Die sexuelle Präferenz lässt sich sehr wohl beugen, nicht aber ins Gegenteil verkehren. Eine Beziehung wird umso glücklicher verlaufen, je eher ein Sexualpartner und die geübte Sexualität dem tatsächlichen Begehren (der sexuellen Präferenz) entsprechen. Dieses Paradigma darf niemals vergessen werden, obwohl natürlich jede Paarbeziehung individuell beurteilt werden muss. Manche schaffen, was andere nicht schaffen. Das Wörtchen „schaffen" allerdings lässt nichts Gutes erahnen, eine Beziehung sollte nicht zum „Projekt" ausarten, sie sollte Glück verheißen und nicht das Unmögliche erproben.

An dieser Stelle ist die Frage wohl erlaubt, wie es denn Ihnen, liebe Leserinnen, liebe Leser, in Ihrer Beziehung und ihrem wichtigsten Bestandteil, der Sexualität ergeht? (Sexualität ist insofern der „wichtigste" Bestandteil, als sexuelle Unzufriedenheit die häufigste Ursache für das Scheitern von Beziehungen ist.)

Sind Sie zufrieden, dann herzliche Gratulation!

Sind Sie aber unzufrieden, dann fragen Sie sich doch einfach mal selbst, wodurch diese Unzufriedenheit bedingt ist. Liegt es an der Häufigkeit (etwa: „Bei uns läuft fast gar nichts mehr!") oder an der Art und Weise, wie der Sex gemacht wird (etwa so: „Bei uns gibt es zwar Sex, aber immer nur so nebenbei und zwischendurch!")? Beides führt zu sexueller Unzufriedenheit und bedarf einer Intervention. Sie müssen mit Ihrem Partner reden: nicht zwischen Tür und Angel und auch nicht „dabei", also nicht während des Sex.

Das eine ginge ins Leere, das andere schafft Animositäten. Am besten warten Sie einen geeigneten Zeitpunkt ab – ganz ohne Stress –, nehmen ihn oder sie bei der Hand und sagen: „Du Schatz, wir müssen reden." Bei einem gemütlichen Gläschen Wein kann man dann versuchen, die Dinge anzusprechen – ohne zu beleidigen oder Vorwürfe zu machen. Sollten Sie bemerken, dass das Gespräch abdriftet oder zum Streit ausartet, brechen Sie ab. „Du Schatz, ich liebe dich viel zu sehr, als dass ich jetzt mit dir streiten würde, wir werden unseren Disput vertagen." Dann suchen Sie einen Sexualtherapeuten und gehen gemeinsam hin.

Das wäre die beste Vorgangsweise. Sollte Ihr Partner nicht bereit sein, sich den Problemen zu stellen, nützt alles Reden nichts und auch der Therapeut kann Ihnen dann nicht weiterhelfen. Sie selbst müssen dann entscheiden, wie weiter vorzugehen ist.

Geliebt zu werden ist das Allerwichtigste

Zurück zu unserem Pärchen Edith und René (aus dem ersten Kapitel): Die Neigung Renés zu Frauenkleidern entspricht einem Fetisch, der in der Fachsprache als transvestitischer Fetischismus bezeichnet wird. Das hat nichts zu tun mit Transsexualität. Renés sexuelle Orientierung war gynäphil, er stand also auf Frauen, und Edith ist ja eine Frau. Seine sexuelle Ausrichtung war auf junge Frauen gerichtet, Edith war genau im richtigen Alter. Seine Neigung bestand unter anderem aus dem Fetisch, beim Sex sehr gerne Frauenkleider zu tragen. Es war für ihn besonders aufregend, Mann und Frau in einer Person zu sein.

Wie solche Fetischismen entstehen, weiß man nicht genau, ganz sicher ist, dass sie erworben und nicht vererbt sind. Und das Allerwichtigste: Sie sind jedenfalls nicht bewusst „angeeignet". Ein Mann mit einem Fetischismus hat sich ihn nicht selbst ausgesucht, kann also dafür nicht „verantwortlich gemacht werden" – solange bei seiner Ausübung niemand zu Schaden kommt. Dieser Grundsatz trifft aber für Sexualität ganz allgemein zu, nicht nur für diesen speziellen Fall. Renés „Schuld" bestand darin, mit seiner Freundin darüber nicht gesprochen zu haben. Er war der fixen Meinung, Edith würde ihn nicht verstehen, er hatte Angst, deswegen von ihr verlassen zu werden.

Dieser Mann irrte. Seine Freundin hatte durchaus Verständnis für den Fetisch ihres Lovers. Ganz im Gegenteil, man hatte das Gefühl, sie fand das alles sehr aufregend. „Was ist schon so schlimm dran, den Fetisch seines Freundes mitzumachen, gegenüber dem Gefühl, enttäuscht und missbraucht worden zu sein. Geliebt zu sein ist das Allerwichtigste, mit oder ohne Frauenkleider, ist mir egal." So „cool" reagierte Edith auf die Neigung Ihres Freundes, das war ihr kein Problem. „Problem" war ihr aber umso mehr, belogen worden zu sein. „Warum hast du das nicht gleich gesagt?", wollte sie wissen. „Weil ... na, weil ich Angst hatte, dich zu verlieren." „So ein Quatsch", sagte Edith und nahm René in ihre Arme.

Die fehlende Bereitschaft, über sexuelle Vorlieben zu reden, ist ein häufiges Problem innerhalb von Partnerschaften. Aber mit wem sonst sollte man darüber reden, wenn nicht mit dem eigenen Sexualpartner? Die Ansichten der Gesellschaft über „Normalität" und die Angst, sich außerhalb dieses Spannungsbogens zu befinden, lässt sehr viele Männer schweigen. „Ich weiß ja nicht, wie Edith damit umgeht, und wer möchte schon pervers sein?", präzisierte René seine Ängste. Tatsächlich scheint unsere Gesellschaft der Sexualität ihrer Bürger besonders enge Fesseln auferlegen zu wollen, eine Tendenz, die mit Vehemenz aus den USA auf Europa überschwappt. Sexuelle Andersartigkeit scheint ein ganz besonders schlimmes Vergehen zu sein, selbst dann, wenn damit niemand zu Schaden kommt. Die Angst, nicht akzeptiert zu sein, von der Gesellschaft bloßgestellt und verstoßen zu werden, ist daher nicht unbegründet.

Die sexuelle Präferenz ist ganz grundsätzlich eines der intimsten Geheimnisse eines Menschen. Der fehlenden Bereitschaft, darüber zu reden, muss daher großes Verständnis entgegengebracht werden. Jeder muss frei entscheiden, ob ein offenes Gespräch von Vorteil ist, eine allgemeine Empfehlung dazu kann es daher nicht geben. Der Fall von Edith und René ist gut ausgegangen, das kann man aber im Vorhinein nicht wissen. Wie eine Frau oder ein Mann auf die versteckten Wünsche des Partners reagiert, ist nicht immer vorhersehbar. Schon beim leisesten Zweifel an der Toleranz des Partners muss die Inanspruchnahme professioneller Hilfe angeraten werden.

Es gibt keine eheliche Pflicht oder auch sonst keine Pflicht zu einer wie auch immer gearteten sexuellen Handlung. In der Sexualität gilt das Gebot der Konsensualität (Freiwilligkeit und Gemeinsamkeit). Es heißt: Alles, was passiert, muss freiwillig passieren, ohne jeden Zwang oder Nötigung. Nicht jeder Mensch ist zur Konsensualität fähig, mit nicht zur Konsensualität fähigen – etwa Kindern oder abhängigen Personen – darf man keinen Sex haben. Um sicher zu sein, dass Freiwilligkeit im Handeln und Tun besteht, darf daher Sexualität nur zwischen „gleich starken Personen“ stattfinden, unter „gleich stark“ meint man natürlich nicht die Muskelkraft, sondern die Fähigkeit, Entscheidungen zu treffen. Daher darf es nicht Sex geben zwischen Erwachsenen und Kindern, Lehrern und Schülern, Ärzten und Patienten, selbst dann nicht, wenn sie die Zustimmung erteilt haben.

Ganz grundsätzlich entscheiden Sie selbst, was im Bett

passiert, und es ist die Aufgabe eines jeden Menschen, ganz egal ob Mann oder Frau, den für ihn „richtigen“ Partner zu finden. Je ausgefallener die sexuellen Wünsche sind, desto schwieriger wird das sein, desto wichtiger ist es aber, diese Wünsche schon bei der Beziehungsanbahnung in aller Deutlichkeit zu artikulieren. Er: „Du, ich stehe auf Fesseln und Knebeln, was hältst du davon?“ Sie lacht: „Da halte ich gar nichts davon, turnt mich nicht an!“ Oder aber: „Glück gehabt, ich finde das auch toll!“

Kapitel 4
Sexualität zwischen Lust und Frust

Euphorische Zustände, Schmetterlinge im Bauch, keine Lust auf Essen und Gedanken nur mehr an *die* eine (oder *den* einen): Das ist Verliebtheit, jener Zustand, der einen Menschen in Alarmbereitschaft versetzt, der aber dennoch mit dem, was man „Liebe" nennt, nicht viel zu tun hat! Was für ein – vermeintlich (?) – herrliches Gefühl!

Es ist ein Cocktail an Hormonen und Neurotransmittern, der vornehmlich im Gehirn seine Wirkung tut. „Verliebtheit" aktiviert – im Gegensatz zur Liebe – auch die Stresshormone des Körpers und führt zu einem Serotoninmangel in den Nervenschaltzentralen, sie ähnelt also dem Zustand einer neurotischen Depression. Ja! – Nüchtern betrachtet ist Verliebtsein eine Krankheit und geht ganz gehörig auf die Substanz von Körper und Seele. Verliebtsein, das ist auch jene Liebe, die im sprichwörtlichen Sinne blind macht, und selbst dafür gibt es ein biologisches Korrelat: Manche Hormone deaktivieren ganz gezielt das Kritikzentrum im Frontalhirn. Das ist ein echter Ausnahmezustand für einen Menschen – lange kann das gar nicht gut gehen, doch immerhin lange genug, um ein Kind zu zeugen, und genau das ist der Sinne der ganzen Prozedur. Die Evolution inszeniert ein Feuerwerk der Gefühle und versetzt den Körper in einen Ausnahmezustand, um ihr Recht zu erzwingen, sie schaltet jede Rationalität aus, bis hin zur Selbstaufgabe, einem Zustand, der ausschließlich ihrem primären Begehren dient, der Fortpflanzung, und zwar ohne Rücksicht auf Verluste und um jeden Preis! Dann aber – schneller, als man glaubt – ebbt dieses Feuerwerk ab und hinterlässt sehr häufig Leere und Enttäuschung, eben Frust. Außer: Es ist gelungen, den neurotischen Zustand der Verliebtheit vorher schon in den stabilen Zustand der Liebe zu überführen, nur dann hat Verliebtheit eine Chance.

Wo kein Kuss, ist auch bald keine Liebe mehr

Um aber das Strohfeuer des Verliebtseins zur wahren Liebe mutieren zu lassen, bedarf es großer Anstrengungen. Das kann gelingen oder auch nicht. Wer, wenn nicht der Sexualmediziner, sollte wissen, wie nah beieinander Lust und Frust zu finden sind? Die Scheidungsrichter vielleicht, die aber arbeiten auf einer ganz anderen Ebene, nämlich dort, wo nichts mehr zu machen ist. Und sie arbeiten an der Sache vorbei, die Versöhnung ist nicht mehr vorrangiges Ziel, eher schon der möglichst geordnete Rückzug. Dort geht es ums Geld und andere Dinge, die für den Verlauf einer Beziehung nur von geringer Bedeutung sind, über das, was wirklich entscheiden hätte können, über Gelingen oder Scheitern, wird (meist) kein Wort verloren. Der Sexualmediziner jedoch hat noch die Chance zu retten, was zu retten ist: Das ist das schöne an dieser Profession, man freut sich über jedes Happy End.

Mit dem Ende der Verliebtheit kehrt wieder Normalität in die Biochemie des Gehirns ein. Wenn es schlecht läuft, folgen Depression und Schmerz, der Frust der Trennung. Wenn die Verliebten ihre Chance genützt haben, gehen sie weiter in Richtung stabile Zweisamkeit. Dazu bedarf es des Willens beider Partner und der passenden Chemie. Der Lohn aber ist unbezahlbar: Lebensglück!

Kein Mensch ist vor dem Ende der Liebe gefeit, es kann jederzeit kommen – auch unverhofft, und wehe dem, der die Zeichen der Zeit übersieht.

Die Zeichen der Zeit zu übersehen kann man sich nirgends leisten, nicht im Beruf, auch nicht in der Beziehung. Meist haben sie mit Sexualität zu tun, nicht so sehr mit dem Geschlechtsverkehr, sondern eher mit der (fehlenden) liebevollen Umarmung, dem (fehlenden) zärtlichen Klaps auf den Po und dem (fehlenden) – ein klein wenig – leidenschaftlichen Begrüßungsküsschen beim Nachhausekommen von der Arbeit. Wie ist das denn bei Ihnen? Gibt es ihn überhaupt noch, den Begrüßungskuss? Wenn ja, in welcher Intensität?

Gleich vorweg: Das Küsschen auf die Wange ist schlechter als gar kein Kuss, es ist heutzutage ganz einfach ein schickes, aber nichtssagendes Ritual. Sie sollten sich damit nicht abspeisen lassen. Der Kuss auf den Mund ist der Beginn der Sexualität, sein Wegfall das Ende. Er ist höchst intim und bleibt dem Partner vorbehalten. Die Lippe ist versorgt mit Millionen hochsensibler Nervenendigungen, das der mimischen Mundmuskulatur zugeordnete Hirnareal wird direkt den Sexualzentren zugeordnet. Sie haben es sich verdient, auf den Mund geküsst zu werden, mit einem kurzen Moment des Innehaltens – vielleicht nur für ein oder zwei Sekunden, die aber reichen, um zu sagen: „Ich liebe nur (!) dich!“ Übrigens: Die eigenen Kinder küsst man nicht auf den Mund, Freunde auch nicht.

Die Zeichen der Zeit sind jene Kleinigkeiten, deren Fehlen Ihnen auffallen sollte, bevor es zu spät ist. Weil es eben „Kleinigkeiten“ sind, fallen sie den Frauen viel eher auf als den Männern. Tatsächlich gibt es mehr Männer als Frauen, die vom Ende der eigenen Beziehung überrascht werden, weil die Partnerin „genug“ hat und möglicherweise schon einen anderen. Man darf das Ausbleiben jener kleinen Rituale nicht „übersehen", das den Anfang vom Ende einer Beziehung markiert, ganz unabhängig davon, ob sie in eine Trennung mündet oder „lediglich" in die Zerrüttung.

„Es geht schon ganz schön auf die Nerven", sagte erst neulich ein Mann, 43 Jahre, schlank, tüchtig im Beruf, „wenn's zu Hause nicht in Ordnung ist." Seit über acht Monaten gibt es in dieser Partnerschaft keine Sexualität mehr, zuletzt wurde nicht mal mehr gekuschelt. Lukas hieß dieser Mann. Er wusste, dass es so nicht mehr weitergehen konnte. „Dabei sehen wir auf neun schöne Jahre zurück", erzählte er, „letztes Jahr schien alles noch in bester Ordnung zu sein." Dann plötzlich kam es zu einer Veränderung des Klimas innerhalb dieser Beziehung, anstatt Liebe gab es Vorwürfe, Forderungen und Sarkasmus. Wenn einem das Wort im Munde umgedreht wird, wenn man zu Hause darauf achten muss, was man erzählt, damit es nicht ins Gegenteil verkehrt wird, wenn jede Kleinigkeit, die man getan hat, aufgewogen wird, ist das einfach nicht mehr lustig. Und dann liegt man zwar im selben Bett, es passiert aber – nichts. Kein liebevolles Über-den-Kopf-Streicheln, kein Kuscheln, nicht mal „zufällige" Berührungen, ganz im Gegenteil: Beide liegen am äußersten Rand des Doppelbetts, um nur ja den anderen nicht zu berühren. Das ist Krieg, eine Art Guerillakrieg innerhalb der Partnerschaft. Man schießt aus dem Hinterhalt, lässt den anderen emotional verhungern.

Der Arzt hörte sich alles an und schwieg. Das ist immer gut, man soll den Patienten nicht unterbrechen, wenn er bereit ist zu reden. Dieser Mann war bereit zu reden, obwohl er sich selbst als „schweigsamen Wolf" bezeichnete. „Vielleicht ist das auch mein primäres Problem", räumte er ein, „Betty hat das Reden immer eingemahnt, aber – Sie verstehen mich sicher – was soll man denn schon reden in einer so langen

Beziehung?“, erklärte er sich selbst und lieferte die Entschuldigung gleich mit.

Wie so häufig mangelt es auch hier an der Kommunikation. Doch, wie lehrt die Erfahrung, wenn es am Reden mangelt, ist auch meist im Bett nichts los – und so war es. Sexualität war in dieser Beziehung ein ewiger Zankapfel, in diesem Fall aber wollte sie mehr als er, und das obwohl er hätte „können“. Er litt nicht an Erektionsstörungen, ganz und gar nicht! „Vom Anfang an war ihr mein Sex zu wenig.“ Wenn dann etwas „lief“ war sie hochzufrieden, es ging also bloß um die Häufigkeit, nicht um das „Wie“, erklärte dieser Mann dem Arzt.

Wie in jedem ähnlich gelagerten Fall bedurfte es auch hier der Beiziehung der Partnerin. „Bringen Sie doch einfach mal Ihre Frau mit“, sagte der Arzt ganz beiläufig. Wohlgemerkt, er sagte es mit dem Tonfall der Beiläufigkeit, meinte es aber ganz anders. Sehr genau beobachtet er die Reaktion dieses Mannes, und siehe da: Am Anfang war ihm das gar nicht recht. „Verstehen Sie mich nicht falsch“, versuchte er sich rauszureden, „so etwas ist doch Männersache. Ich komme ja nicht umsonst gerade zu Ihnen, weil ich denke, mit Frauen sollte man das nicht besprechen.“ „Sie sollen es ja auch nicht mit Frauen besprechen, sondern nur mit Ihrer eigenen Frau!“, fiel ihm der Arzt ins Wort, „das aber ist unvermeidlich. Überlegen Sie es sich, andernfalls fürchte ich, kann ich Ihnen nicht helfen.“

Üblicherweise stellt es weder für Frauen noch für Männer ein Problem dar, ihre Partner zur Therapie mitzubringen. Manchmal ist es peinlich, „darüber“ sprechen zu müssen, schließlich weiß man nicht, wie der Partner ein solches Gespräch aufnehmen wird: als Erlösung, als eine längst fällige Maßnahme zur Rettung der Beziehung oder aber als willkommene Gelegenheit, den Partner zu desavouieren und in seine Schranken zu weisen. „Jetzt haben wir so lange nichts geredet, es macht auch keinen Sinn, heute zu reden." Hier wird die Bereitwilligkeit zu reden als Mittel missbraucht, den Partner mit den eigenen Waffen zu schlagen, das tut weh, kein Wunder, ist doch das Kommunikationsdefizit sehr häufig die Wurzel allen Übels. „Darüber reden zu können" muss häufig erst erlernt werden, und genau das ist das Ziel einer Sexualtherapie.

Lukas „fürchtete" sich zu Recht vor der Situation der Paartherapie. Nicht etwa weil seine Frau so furchterregend wäre, nein, nein, ganz einfach, weil er selbst nicht bei der Wahrheit geblieben war. Er hatte auch nicht gelogen, er hatte aber einiges verschwiegen, eigentlich das Wesentliche.

Betty, seine Frau, war von Beruf Krankenschwester. Sie hatte sich durch eigenen Fleiß die Jahre hindurch in der Krankenhaushierarchie nach oben gearbeitet und saß nun gleich neben dem Chef ganz oben in der Direktoriumsetage als Leiterin des Pflegedienstes eines großen Krankenhauses im Nordwesten Deutschlands. Sie war perfekt gestylt, redegewandt und zielsicher – ganz einfach das, was man als professionell bezeichnen könnte. Sie war es auch, die das Gespräch eröffnete und ganz ohne Aufforderung zu erzählen begann. „Herr Doktor", kam sie ohne Umschweife zur Sache, „ich bin Ihnen dankbar, hierher eingeladen worden zu sein. Ganz ehrlich, ich habe nicht nur damit gerechnet, ich habe es erwartet, denn – so weit reicht auch mein Sachverständnis – zur Therapie einer schieflaufenden Partnerschaft gehören eben zwei. Ich bin es gewöhnt, wenn es um Sex geht, von meinem Mann unfair behandelt zu werden, eigentlich", – sie zögerte und fuhr dann fort, „auch verleumdet zu werden. Er versucht den Eindruck zu vermitteln, mit einem sexsüchtigen Monster verheiratet zu sein, scheut sich auch nicht, mich sogar in der Öffentlichkeit, etwa gegenüber gemeinsamen Freunden oder Bekannten, zu denunzieren und mich als männermordendes Ungeheuer darzustellen, das ich ganz und gar nicht bin. Die Realität sieht ganz anders aus: Bei uns zu Hause läuft seit Jahren so gut wie gar nichts mehr. Es ist aber nicht so, dass er nicht ‚könnte', glauben Sie mir, das kann ich beurteilen, und dafür hätte ich sogar Verständnis, wenn ‚es' nicht geht, dann geht's eben nicht. Lukas aber hat sehr gute Erektionen und auch Bedürfnisse, das merkt man daran, dass er sehr rege masturbiert. Dabei sitzt er vor Pornos aus dem Internet, manchmal mitten in der Nacht, manchmal tagsüber, durchaus mehrmals täglich."

Betty war nicht zu stoppen. Sie erzählte alles, was sich in ihr durch Jahre hindurch aufgestaut hatte, zum Teil wirklich tiefgehende Details. „Eines Abends hatten wir wieder mal Streit. Nach langer Zeit, sicherlich nach ein paar Monaten der Untätigkeit, hatte ich versucht, Lukas zu verführen. Er hatte – wieder einmal – keine Lust. ‚Nicht jetzt, vielleicht morgen …!', so etwa wurde ich vom einen auf das andere Mal vertröstet, ohne die geringste Hoffnung, dass am nächsten Tag dann wirklich etwas lief. Die Missstimmung des Abends trugen wir bis hinein ins Ehebett, ohne Kuscheln und ohne Gutenachtkuss drehten wir uns um, um einzuschlafen. Ihm mag das ja gelingen, ich aber kann in solchen Situationen mit Sicherheit nicht schlafen. Ich grüble dann darüber nach, wie es weitergehen soll und was ich noch alles unternehmen könnte, um diese Beziehung doch zu retten. Während ich so dalag und an die Decke starrte, stand Lukas – wahrscheinlich in Fehleinschätzung der Tiefe meines Schlafes – auf und verließ das Schlafzimmer. Zunächst dachte ich, er würde wohl auf die Toilette müssen. Als er dann aber nicht wieder zurück ins Bett kam, beschloss ich nachzusehen. Wo war er nur? – Hoffentlich ist nichts passiert, so werde ich wohl gedacht haben, als ich mich auf leisen Sohlen auf den Weg machte. Der Anblick, der sich mir dann bot, war ernüchternd. Da saß mein Mann vor seinem PC und war damit beschäftigt, in leidenschaftlicher Form zu masturbieren. Er bemerkte mich nicht mal. Ich beschloss, mich gar nicht bemerkbar zu machen, schlich zurück ins Ehebett und war ganz einfach außer mir. Ich weinte in meinen Polster und beschloss, mich zu trennen."

Betty war zutiefst verletzt. Noch am Abend hatte sie versucht, mit Lukas intim zu werden, wurde aber mit fadenscheinigen Argumenten zurückgewiesen. Erst in der Nacht – anlässlich dieses Vorfalls – wurde ihr bewusst, dass ihr Mann mit ihr ganz einfach nicht schlafen *wollte*. Lieber masturbierte er mitten in der Nacht vor dem PC, als ihren Wünschen zu entsprechen, das war das eigentlich Verletzende. „Doch nicht der Umstand, dass er masturbiert", bemühte sich Betty, ihre Argumentation ins rechte Licht zu rücken, „ich bin doch nicht von vorgestern, natürlich akzeptiere ich Masturbation, auch innerhalb von Beziehungen, aber doch nicht dann, wenn seit Monaten nichts mehr gelaufen ist und wenn ich erst einige Stunden zuvor zurückgewiesen wurde. Es beweist, dass er könnte, aber nicht will. Das ist es und nichts anderes!"

Betty brachte es auf den Punkt. Die sexuelle Verweigerung dieses Mannes ihr gegenüber bei erhaltener Lust und Erektion ist ein Akt der Zurückweisung und nicht das Zeichen eines körperlichen Defizits. Es verletzt und wird von Frauen meist mit fehlender Liebe gleichgesetzt. Doch Vorsicht: Das muss nicht stimmen. Dieser Mann beteuerte das glatte Gegenteil, er beschwor die Liebe zu seiner Frau, der Beweis hierfür mag in der Bereitschaft liegen, mit ihr eine Sexualtherapie zu besuchen.

Seine sexuelle Verweigerung Betty gegenüber war nicht das Zeichen eines körperlichen Defizits, seine Erektionen hatte er und das konnte er auch Betty gegenüber nicht leugnen. Die weitere Aufarbeitung dieses „Falles" bewies aber, dass es sich bei seinem Verhalten sehr wohl um die Folge eines Defizits handelte, zwar nicht um die eines biologischen, sondern eines psychosozialen. Was auch nicht besser ist, ganz im Gegenteil!

Selbstverständlich gibt es für jedes Verhalten eine Erklärung. Wenn ein Mann mit seiner Frau – trotz einwandfreier Sexualfunktionen – nicht schläft, dann bedeutet dies, *mit ihr nicht schlafen „zu wollen"*, umgekehrt natürlich ebenso. Diese Wahrheit zu erkennen ist nicht immer einfach und manchmal ernüchternd.

Zum besseren Verständnis: Das Ziel „normaler" Sexualität innerhalb einer Beziehung ist die sexuelle Zufriedenheit beider Partner. Die war hier einfach nicht gegeben. Der Grund für die sexuelle Unzufriedenheit der Frau war, dass sich das Pärchen monatelang aus dem Wege gegangen war, doch: Selbst das muss noch immer nicht abnormal sein. Wenn *beide* Partner keinen Sex wünschen, wäre das in Ordnung, dann aber wären die beiden wohl nicht in die Sprechstunde gekommen. Es ist wieder einmal dem Auftrag zur Fortpflanzung zuzurechnen, dass Sexualität am Beginn einer Beziehung sehr viel breiteren Raum einnimmt als später. Die primäre Triebfeder für Sexualität ist mit Sicherheit ihre biologisch-naturalistische Dimension, und da geht es nicht nur um die Verteilung der Gene, sondern auch um deren Durchmischung mit möglichst vielen Partnern.

Doch wie Sie wissen, besitzt Sexualität noch andere Dimensionen als nur die biologische, nämlich das Psychosoziale. Der Mensch ist ein denkendes Wesen, er hat der Sexualität weitere Aufgaben verliehen als nur die der Fortpflanzung, nämlich die der Lustentfaltung und der Kommunikation. Die Fortpflanzung sorgt für jene überbordende Lust am Beginn jeder Beziehung, die wir alle kennen, der Wunsch zur Kommunikation sorgt für den Erhalt der Sexualität durch die Jahre hindurch. Dabei verändern sich aber auch die Vorgaben. Der Geschlechtsverkehr, der für die Zeugung eines Kindes unerlässlich ist, tritt in den Hintergrund, die Zärtlichkeit in den Vordergrund. Sexuelle Zufriedenheit hat dann weniger zu tun mit der Häufigkeit, sondern mit der Qualität der Sexualität. Denn die Kommunikation bedarf nicht unbedingt des Samentransfers, sondern ganz primär der intimen Handlung, die umso inniger wahrgenommen wird, je mehr Sinnesorgane involviert sind. Deswegen zählt der Kuss mehr als der Orgasmus.

Sex? Schon lange nicht mehr!

Warum aber war es so weit gekommen? Die ersten Jahre dieser Beziehung verliefen in Harmonie und sexueller Zufriedenheit. Dies bestätigten beide Partner.

Noch einmal fragte der Arzt Lukas: „Sie lieben diese Frau und schlafen nicht mit ihr. Versuchen Sie mir, das Motiv zu erklären, was ist der Grund dafür?"

In der Realität kommt das nicht so selten vor. Aus der Erfahrung der praktischen Tätigkeit als Sexualmediziner ist man immer wieder überrascht, wie wenig in langfristigen Beziehungen „läuft". „Sex? – Schon lange nicht mehr!" So oder ähnlich lauten die Antworten, dabei unterliegen die meisten Pärchen dem Irrtum, dass dies nach ein paar Jahren ganz normal sei, und sie unternehmen noch nicht mal etwas dafür, es zu verändern.

Solange die sexuelle Zufriedenheit gewährleistet ist, mag das ja gut gehen, wehe dem aber, der – wie schon eingangs erwähnt – die Zeichen der Zeit nicht erkennt oder falsch interpretiert. Wissen Sie eigentlich über die sexuelle Zufriedenheit ihres Partners (Ihrer Partnerin) Bescheid? Sie in Erfahrung zu bringen wäre eine wichtige Geste für die Stabilisierung Ihrer Beziehung, denn auch die Reue ist das alltägliche Brot in der Sexualmedizin. Die Reue über die eigene Untätigkeit, denn so „ganz im Inneren spürt es doch jeder, dass hier was fehlt". Solche Eingeständnisse können das Versäumte nicht wieder gut machen. Bedenken Sie das!

Lukas saß da und dachte nach. Man hatte nicht den Eindruck, dass ihm das alles egal wäre, das hatte er ja schon mehrfach bewiesen. Er dachte nach mit besorgtem Gesichtsausdruck und bemühte sich, eine Antwort zu finden. Doch irgendwie schien es nicht zu klappen. „Ich kann es Ihnen nicht sagen, nicht mal, wenn ich darüber nachdenke", resignierte er und legte ein wenig trotzig das Kinn in seine Hände.

„Was war passiert?", wiederholte der Arzt seine Frage. „Es muss sich ja etwas verändert haben!?"

„Es hat sich viel verändert ...!", sagte er. Und: „Es ist nicht mehr so, wie es mal war!"

„Na endlich!", triumphierte der Arzt, die investierte Zeit war nicht umsonst! Das war ein guter Beginn für das weitere Gespräch. „Es hat sich viel verändert! – Die Frage ist nun, was sich denn verändert hat?"

Betty hatte nun für längere Zeit geschwiegen, jetzt aber brach sie das Schweigen und kam ihrem Lukas zu Hilfe. „Sie müssen wissen, mein Mann hatte mal eine schwere Zeit, und wenn man es so recht überlegt, hat er sich bis heute nicht richtig erholt. Lukas arbeitete durch lange Jahre in einem Baumarkt als Abteilungsleiter. Er legte seinen ganzen Ehrgeiz in diesen Job, opferte sich förmlich auf und fiel umso tiefer, als er unerwartet gekündigt wurde. Der Arbeitgeber begründete diese Maßnahme mit wirtschaftlichen Schwierigkeiten, von denen man aber in der Firma nichts erkennen konnte. Wahrscheinlich war diese Kündigung die Folge einer Intrige. Lukas nahm sich das sehr zu Herzen, stürzte in eine tiefe Depression, so sehr, dass er sich in ärztliche Behandlung begeben musste, die übrigens bis heute nicht abgeschlossen ist. Ich weiß nicht, ob Lukas erwähnte, dass er Psychopharmaka zu nehmen hat. Als Krankenschwester weiß ich, dass diese Medikamente in der Lage sind, die Psyche zu verändern und auch Einfluss auf die Sexualität eines Menschen nehmen." „Das ist bekannt, aber: nein, wusste ich nicht", streute der Arzt ein und ärgerte sich insgeheim, anfangs – gleich zu Beginn der Behandlung – nicht danach gefragt zu haben. Eigentlich machte er das sonst immer ...!

„Seither ist Lukas auf der Suche nach erfüllender Arbeit, die er – leider – noch nicht gefunden hat. Nebenbei geht er fünfmal die Woche zur Schule, immer von acht Uhr abends bis um zehn, lernt am Wochenende und bereitet sich auf Prüfungen vor. Seine Leidenschaft am Sport hat merklich nachgelassen, früher war das eine Art Lebenselixier für ihn, heute macht er so gut wie gar nichts. Das alles fällt zusammen mit dem Beginn meiner steilen Karriere. Ich hatte einflussreiche Fürsprecher im Krankenhaus, meinem Arbeitsplatz, machte binnen zweier Jahre einen schönen Karrieresprung und bin – eigentlich – seither die Erhalterin der Familie. Lukas' Geld reicht wohl aus zur Abdeckung seiner persönlichen Bedürfnisse, zu mehr aber reicht es nicht. Sein Pech und mein Glück, so etwa könnte man die Lage unserer Beziehung beschreiben, ein Zustand, der für einen Mann wohl sehr belastend sein muss", führte Betty weiter aus.

Das also war es. Betty hatte die Antwort, die Lukas nicht geben konnte. Wohl wusste er über die Dynamik der Ereignisse Bescheid und – sicherlich – konnte er auch eine Beziehung zu jener Störung der Sexualität herstellen, wegen der die beiden nun hier saßen. Darüber reden aber konnte er nicht. Dafür war er viel zu sehr „Mann".

Es liegt in der Natur der Männer, dominant zu sein. Natürlich gibt es auch Männer, die das nicht sein wollen, sie aber sind die Ausnahme von der Regel, die eben diese Regel bestätigt und sie nicht widerlegt. Männer wollen Helden sein und nicht Patienten. Das befiehlt ihnen ihr evolutionärer Auftrag, den sie seit Millionen von Jahren in ihren Gehirnen gespeichert haben. Die Erfahrung gibt den Männern recht. Frauen lieben selbstbewusste Männer, das beweisen Dutzende Studien, ist ja auch recht so, denn welche „Power-Frau" möchte schon einen „Loser-Mann"? Wehe aber dem Mann, der ins Wanken kommt, denn diese Männer fallen meistens tiefer, als sie fallen müssten. Die angebotene Hilfe durch ihre erfolgreichen Frauen wird zwar angenommen, in der Tiefe des Herzens aber eher als Schmach empfunden denn als Erleichterung. „Sich nicht helfen lassen zu wollen" ist auch „typisch Mann". Dies verändern zu wollen ist ein legitimer Wunsch gutmeinender Menschen, ob das aber je gelingen wird, ist eine Frage, deren Antwort ich nicht kenne.

Lukas litt an einer Störung der sexuellen Identität und – er stand unter Psychopharmaka. Die Psychopharmaka, zwei gebräuchliche Antidepressiva, hatte er von seinem Nervenarzt erhalten, der es sicher gut mit ihm meinte. Er verordnete dieses Medikament, um seinem Patienten zu helfen, und ahnte wohl nicht, dass er damit eine Verschlimmerung seiner sexuellen Probleme heraufbeschwor, die wiederum der Depression neuen Schwung verlieh – ein Teufelskreis im wahrsten Sinne dieses Wortes. Viele Psychopharmaka besitzen eine starke Wirkung auf den Sexualtrieb, manche vermindern ihn, manche verstärken ihn. Man muss darauf hinarbeiten, dass dies bei der Verordnung solcher Medikamente im größeren Umfang bedacht wird. (Niemals dürfen Psychopharmaka von einem Patienten selbst abgesetzt werden oder auch nur in ihrer Dosis verändert werden! Wenn Sie den Eindruck haben sollten, werte Leserinnen und Leser, dass ein Medikament Ihre Sexualität beeinträchtigt, sollten Sie mit dem behandelnden Arzt darüber reden.)

Das Wesentliche aber an dieser Geschichte waren nicht die Psychopharmaka. Sie sind nicht die Verursacher des Dilemmas, sondern dessen Therapie. Nochmals konkreter ausgedrückt: Die Depression war zuerst, dann erst folgte die Therapie.

Dieses Pärchen kam noch mehrere Male in die Sprechstunde. „Es tut uns gut, vor allem natürlich Lukas. Endlich werden Dinge besprochen, die mir schon lange auf der Zunge liegen, die ich aber – als Partnerin – nicht ansprechen konnte", resümierte Betty und brachte die Sache damit auf den Punkt: Eine Partnerin ist nicht die Therapeutin.

Sie sollte sich auch davor hüten, diese Rolle einnehmen zu wollen oder gar in sie gedrängt zu werden. Davor kann nicht eindringlich genug gewarnt werden, die Veränderung einer primär erotischen Beziehung in eine Patienten-Therapeuten-Beziehung könnte zu einer neuerlichen Belastung für ein Paar werden.

Die langen Gespräche mit diesem Pärchen zeichneten folgendes Bild: Lukas stammte aus einer Familie, in der eine gewisse Neigung zur depressiven Verstimmung festzustellen ist. Der Vater, die Mutter und auch der Bruder waren und sind allesamt deswegen in ärztlicher Behandlung. Er selbst, Lukas, spielte in dieser Familie seit seiner Jugend die Rolle des „Belastbaren", des „stabilen Unverwundbaren". Auf ihn – so die Diktion der Mutter – konnte man sich verlassen. Das Mutter-Sohn-Verhältnis war übrigens besonders innig, für die Mutter war Lukas immer der „Beschützer". „Sie müssen wissen", ergänzte Lukas, um den Eindruck der bewussten Überforderung zu lindern, „dass ich eine sehr schöne Kindheit hatte und mir nichts abgegangen ist. Die mir zugedachte Rolle innerhalb der Familie mag bei näherer Betrachtung aber tatsächlich Auswirkungen auf mein späteres Leben gehabt haben, positive und negative."

Positiv war, dass Lukas sehr früh eine gewisse Selbstständigkeit erlangt und auch handwerkliches Geschick erworben hatte. Er war ein „Problemlöser“ und davon profitierte er. Die Rollenzuteilung des Beschützers der gesamten Familie, vor allem aber der seiner Mutter, mag allerdings dazu geführt haben, dass festgestellte Defizite oder gar Versagen besonders schlimm empfunden wurden, ganz besonders dann, wenn die Partnerin erfolgreich war.

Der Erfolg der Partnerin war dabei nicht das Wesentliche, sondern der Eindruck, mit ihr nicht mithalten zu können. Haben Männer Probleme mit starken Frauen? Nein! – So kann man das nicht sagen, das geht am Kern der Sache vorbei. Sie haben nicht Probleme mit starken Frauen, sondern mit solchen, die *stärker sind als sie*. Das ist der springende Punkt! Und somit kann die Karriere einer Frau oder auch der eigene Abstieg sehr wohl Auswirkungen auf die Befindlichkeit des Mannes und auch auf die Beziehung zueinander haben. Er fühlt sich dann als Verlierer, als ein Mann, der mit seiner Frau nicht mithalten kann. Die allermeisten Männer wollen eine solche Rolle ganz einfach nicht spielen. Es ist nicht Neid, nicht Missgunst, keinesfalls! Es passt ganz einfach nicht zu seiner Sexualität, die – typisch männlich – dominant ist. Beim Sex ist der Mann „oben“ (je nach Stellung kann das natürlich auch anders sein, doch immer wird *er* sie penetrieren und nicht umgekehrt). Das ist in der Natur so vorgesehen und wird sich nicht verändern.

Diese Zusammenhänge wurden mir bei der Arbeit mit heterosexuellen devoten Männern bewusst. Das sind Männer, die im täglichen Leben die Vormacht der Frau akzeptieren und auch wünschen und auch im Bett die passive Rolle einnehmen. Manchmal wollen sie sogar penetriert werden (obwohl sie nicht schwul sind). Solche Männer gibt es nicht sehr häufig, aber es gibt sie, ich hatte einige in meiner

Sprechstunde. Einen dieser Fälle habe ich ausführlich bereits in meinem ersten Buch publiziert (*Männer – Die ganze Wahrheit*).

Es ist nichts mehr so, wie es war

Sexuelle Verhaltensmuster werden ganz allgemein in der Jugend und somit in der Familie geprägt und im Zuge der pubertärer Sexualisierung auf die Partnerin umgelegt. Es ist richtig, dass Sexualpartner sich mit jenen Verhaltensmustern konfrontiert sehen, die innerhalb der Familien noch vor der Pubertät geprägt wurden. (Das ist ein für Männer und Frauen gültiges Prinzip.)

Lukas war der Beschützer der Mutter, das wird er auch ein Leben lang bleiben, seit dem Erwachen der Sexualität überträgt er diese Rolle auch auf die Partnerin. Er hielt es für seine Pflicht, Betty zu beschützen, wozu er seit dem Verlust des Arbeitsplatzes nicht mehr in der Lage war. Ganz im Gegenteil, er musste akzeptieren, von Betty ernährt zu werden – es kam also zum Rollentausch.

Die Beziehung zwischen diesen beiden ging so lange gut, als sich Lukas mit dem ihm zugedachten Rollenbild identifizieren konnte. Leider folgte eine Reihe von Veränderungen, die er mit den Worten „es ist nichts mehr so, wie es war" kommentierte. Der Karrieresprung Bettys wäre – wahrscheinlich – kein Problem geworden, wäre er nicht zeitlich mit dem Abstieg von Lukas zusammengefallen.

Wollen Sie mit jemandem Sex machen, müssen Sie ihn begehren. Das Ausmaß des Begehrens nennt man das sexuelle Arousal. Es beschreibt den Grad der Aktivierung der Sexualzentren, das, was man umgangssprachlich „Geilheit" nennt. Das sexuelle Rollenbild ist Teil der sexuellen Präferenz. So kann es passieren, dass die Veränderung der „Machtverhältnisse“ – Karriere bedeutet sozialen Status – das Rollenbild verändert und somit das Interesse an der Partnerin. „Ich möchte meine Frau beschützen, hier aber gibt es nichts zu beschützen, daher verlor ich das Interesse an dieser Frau“, so etwa lief es zwischen Lukas und Betty.

Nochmals: Es ist nicht richtig, dass Männer mit starken Frauen keine „Freude“ hätten, ganz im Gegenteil, für den gefestigten Mann stellen sie eine ganz besondere Herausforderung dar, die den Jagdtrieb beflügelt. Es ist allemal befriedigender, eine Frau mit eigenem Willen zu „knacken“ – das ist der Inbegriff der Jagd – als eine willenlose. Dies gilt, solange die Männer selbst nicht in die Defensive geraten. Denn das vertragen Männerseelen gar nicht, da stehen sie sich selbst im Weg. Zweifelsohne ist dieses männliche Verhaltensmuster teils angeboren, das ist der dominante Trieb zur Jagd, teils anerzogen.

Doch wer erzieht denn unsere Jungen? Frauen! In den Kinderkrippen, Kindergärten, Schulen und zu Hause. Jungen werden von Frauen erzogen und Mütter erziehen ihre Söhne so, wie sie ihre Partner gerne hätten. Und somit schließt sich der Kreis, ganz ohne Aussicht auf Veränderung. Jeder Glaube an eine Lösung des Problems durch eine Paradigmenänderung ist nicht berechtigt – zumal eine Paradigmenänderung meist nicht auf Gleichberechtigung abzielt, sondern auf Rollentausch. Es wäre daher besser, auf bestehende Probleme aufmerksam zu machen und geschlechter-(gender-)gerechte Lösungen anzubieten, als eines der beiden Geschlechter verändern zu wollen. Denn auch das macht krank, und kranke Männer sind nicht die Wunschpartner der Frauen.

Der Fall von Lukas nahm eine nicht überraschende Wendung. Mit der Therapie ging es ihm zwar besser, nicht aber seiner Beziehung zu Betty. „Sie haben mir die Kraft gegeben, wieder normal denken zu können, das war der eigentliche Benefit Ihrer Behandlung." Sein großes Glück fand er schließlich in einer neuen Partnerschaft. Dasselbe gilt für Betty. Sie heiratete einen Abteilungsleiter und hatte somit jenen „starken" Mann, der ihr Lukas nicht mehr sein konnte (weil er das Interesse an ihr verloren hatte). „Ihre Therapie war Klasse", sagte sie, „hat uns beiden sehr geholfen, doch glücklich konnten wir gemeinsam dennoch nicht mehr werden. So, wie es jetzt ist, ist es am besten", lachte sie und wandte sich wieder ihrer Begleitung zu. Tja, auch das Ende einer Beziehung ist eine mögliche Option zur Erlangung des Lebensglücks. Auch dafür bedarf es zweier starker Menschen.

Grundsätzlich ist das Ende einer Beziehung in der Therapie nicht die primäre Option. Es kann aber zur Option werden, wenn sich im Verlauf des Gesprächs herausstellen sollte, dass die Zuneigung, die wichtigste Voraussetzung für Sexualität, nicht mehr da ist oder auch der Wille fehlt, an ihr zu arbeiten. Das Ende einer Beziehung bietet die Chancen, mit einem anderen Partner glücklich zu werden, eine Chance, die man ergreifen sollte, wenn nichts mehr zu machen ist.

Völlige Verweigerung – kann das gut gehen?

Ganz anders lag der Fall bei Arif und Ezire. Die beiden waren schon seit langer Zeit ein Paar, kannten sich „ewig", doch erst jetzt nach jahrelanger Beziehung hatten die beiden sich getraut. Arif kam mit einem ganz besonderen Anliegen in die Sprechstunde: Er wollte sich über die Möglichkeiten künstlicher Befruchtung beraten lassen. Was musste man tun? Was war erlaubt? Was nicht?

„Warum brauchen Sie künstliche Befruchtung?", wollte der Arzt wissen. Es war sein Recht, dies zu erfahren, und außerdem gab es ja mehrere Arten der künstlichen Befruchtung und die Entscheidung, welche hier in Frage kam, bedurfte näherer Erläuterung. Arif sah das aber anders. Er hielt diese Frage für eine blanke Zumutung, eine Unverforenheit und brüllte den Arzt an: „Was, bitte, geht Sie das an? Ich möchte eine Auskunft und dafür bezahle ich. Die Hintergründe dafür haben Ihnen gleichgültig zu sein. Was kann ich tun, um über künstliche Befruchtung Vater zu werden?"

„Sehr geehrter Herr", so förmlich wurde dieser Arzt üblicherweise nur bei einem verfehlten Umgangston zwischen ihm und einem Patienten, „es mag schon sein, dass Sie eine Auskunft wollen und auch dafür bezahlen. Die Medizin, die Sexualmedizin im Besonderen, basiert auf dem, was man Vertrauen nennt, und hat außerdem auch eine ethische Komponente. Daher sind meine Fragen wohl erlaubt. Es ist Ihr gutes Recht zu schweigen, dann aber fürchte ich, dass wir beide nicht zusammenarbeiten können. Ich rate Ihnen, sich einen anderen Arzt zu suchen." Damit schien dieses Thema beendet, der Arzt war sich sicher, von diesem Patienten nie wieder etwas zu hören. Doch weit gefehlt.

Arif meldete sich noch am selben Tag, er wollte sogleich wiederkommen. „Die Sache ist für mich sehr wichtig! Sie müssen wissen, meine Familie stammt aus der Türkei, Kinderlosigkeit ist eine große Schmach für mich und meine Frau." Dieser Mann schien richtig Stress zu haben. Die Fortpflanzung ist nicht in allen deutschen Familien nur eine ganz persönliche Angelegenheit eines Pärchens, besonders nicht bei Paaren, die aus dem Südosten Europas stammen. Für die Jugend von heute mag das sonderbar klingen, dabei sei daran erinnert, dass auch die Generation ihrer Großeltern oder – je nach Alter – der Urgroßeltern in Mitteleuropa bis vor ein paar Jahrzehnten ähnliche Vorgaben hatte: die Vermehrung der Sippe zum Wohl der Familie.

Im späteren Gespräch stellte sich heraus, dass Arif schon

in mehreren Institutionen vorgesprochen hatte. Und auch dort auf Granit gebissen hatte, also mit seinem Anliegen nicht erfolgreich gewesen war. Und außerdem: Wo war denn die Frau dieses Mannes? Jede künstliche Befruchtung bedarf einer Eizelle und einer Mutter, die bereit ist, ein Kind in sich heranwachsen zu lassen, um es schließlich zu gebären und aufzuziehen. „Ich habe ja eine Frau, Ezire!“, beeilte sich der Mann zu erklären, um auf die Legitimation seines Begehrens hinzuweisen. „Und was sagt sie dazu?“, war die nächste Frage. „Auch sie will Kinder, aber eben ohne Sex!“

Nur war es heraußen, schneller als gedacht: Die beiden Ehepartner führten eine Ehe ohne Sex. Ja, Sie haben richtig gehört, werte Leserinnen und Leser, zwischen diesen beiden Menschen gab es keine Sexualität, nicht einmal im weitesten Sinne dieses Begriffes, keinen Geschlechtsverkehr, aber auch kein Streicheln, kein Kuscheln, nichts, gar nichts! „Ich werde mit diesem Mann niemals das Bett teilen, schon gar nicht intim werden“, mit diesem Ausspruch, hart und fest entschlossen vorgetragen, war alles klar: Auf natürliche Weise konnte hier kein Kind entstehen.

Ezire war bereits in Deutschland geboren. Ihre Eltern waren lange vor ihrer Geburt nach Berlin gekommen, wo sie auch behütet aufgewachsen war. Sie war ein geliebtes Kind, konnte nicht behaupten, dass sie als Mädchen gegenüber ihren Brüdern benachteiligt worden war, durfte – was für viele Mädchen noch immer nicht üblich ist – ein Gymnasium besuchen und ging dann sogar noch auf die Uni. Heute ist sie eine selbstbewusste Frau, die allerdings, und das war das Problem zwischen diesem Mann und ihr, nicht aus Liebe geheiratet hatte, sondern verheiratet worden war. „Nach alter Sitte wurde ich bereits als Kind einem Mann versprochen, den ich dann auch widerwillig heiratete.“ Sie tat dies, um sich ihren Eltern als dankbares Kind zu erweisen, wohl vor dem Hintergrund einer ansonsten intakten Eltern-Kind-Beziehung. „Es ging mir gut“, betonte sie, „die Nichtbefolgung des Heiratsgebots hätte ich nicht durchgestanden. Ich willigte in die Ehe ein, zumal mir Arif immer ein sympathischer Freund gewesen war. Ich könnte nicht einmal behaupten, ihn nicht attraktiv zu finden. Doch Sex wird es trotzdem nicht geben, niemals! Nicht mit einem Mann, zu dem ich gezwungen wurde.“

Dies ist ein kurioser Fall von Kinderlosigkeit innerhalb einer Beziehung, der so selten nicht zu sein scheint. In den letzten beiden Jahren hatte derselbe Arzt noch zwei weitere ähnlich gelagerte Fälle, für die eine Elternschaft nicht möglich war, weil die Frau sich ihrem Manne verweigerte, wenngleich aus unterschiedlichen Motiven.

Die sexuelle Verweigerung von Frauen hat immer ganz klare Gründe. Hier war es die Zwangsverehelichung, die Ezire einfach nicht akzeptieren konnte, in anderen Fällen sind es wiederholte Seitensprünge oder etwa eheliche Gewalt. Der Vorwurf, dass Frauen ihre Sexualität als Druckmittel zur Disziplinierung der Männer missbrauchen, kann leicht entkräftet werden. Richtig ist vielmehr, dass bei Frauen zuerst die (intakte) Beziehung kommt, dann erst Sexualität (wie schon mehrfach erwähnt, ergibt sich bei den Männern die Beziehung aus der Sexualität, bei Frauen die Sexualität aus der Beziehung). Für eine Frau ist Sexualität ein primär emotionales Ereignis, für das eine liebevolle Beziehung erforderlich ist. Und ja! – Es gibt auch hier wieder eine ganz einfache Erklärung aus der Evolution: Frauen möchten keine Kinder mit Männern, die gewalttätig oder untreu sind, vielleicht um die Kinder vor einem solchen Vater zu schützen oder aus Angst vor dessen Unzuverlässigkeit oder davor, dass er seiner Versorgungspflicht nicht nachkommen könnte, weil er noch weitere Kinder mit anderen Frauen zu versorgen hätte.

Bei Arif und Ezire gab es noch ein anderes pikantes Detail: Die Eltern stellten zwar fest, dass sich kein Nachwuchs einstellen wollte, durften aber die Hintergründe nicht erfahren. Sie verdächtigten Arif, seiner Sache nicht gewachsen zu sein, und fuhren mit ihm in die Türkei, um ihn dort in vertrauter Umgebung und mit dem Verständnis eines türkischen Arztes einer für ihn, wie er sagte, entwürdigenden Untersuchung zu unterziehen. Ezire musste ihrem Mann versprechen, die Wahrheit niemals preiszugeben. Ein Mann, dem sich seine Frau verweigerte und die er nicht gefügig machen konnte, war entehrt und bloßgestellt bis auf die Knochen. So weit war Ezire noch pragmatisch und loyal. „Ich habe kein Interesse, unser Problem an die Öffentlichkeit zu bringen“, erklärte sie mit dem Gleichmut der Juristin, „das nützt doch niemanden und zerstört mehr, als es bringen würde.“

Nachdem die Wahrheit auf dem Tisch lag, war die Situation entspannt. Die sexuelle Verweigerung der Frau war die Antwort auf die erzwungene Ehe, und das sah sogar Arif ein. Er liebte seine Frau, das konnte man daran erkennen, dass er Verständnis für sie hatte, sogar dafür, dass sie den Sex verweigerte. „Wie dem auch sei, jetzt wissen Sie alles, wie kommen wir nun zu einem Kind?“ Der Arzt erbat sich Bedenkzeit. Dies war notwenig, weil er sich selbst von der Sachlage ein Bild machen musste. Hier ging es um Ethik, aber auch um die Verantwortung für Frau und Kind. Kann unter solchen Umständen eine Frau eine glückliche Mutter werden und kann das Wohl des Kindes ebenso garantiert werden?

Es ist ganz zweifelsohne eine Störung, wenn es innerhalb einer Ehe keinen Sex gibt, vor allem dann, wenn dabei die Grundbedürfnisse auch nur eines der Partner auf der Strecke bleiben. Eine Ausnahme ist, wenn er von beiden nicht gewünscht wird, das war aber bei Arif und Ezire nicht der

Fall. (Wie schon gesagt, es geht um die sexuelle Zufriedenheit *beider* Partner!)

Nochmals zum besseren Verständnis: Es ist legitim, wenn ein Mann und eine Frau zusammenleben wie Bruder und Schwester, wenn – und *nur* dann! – das der Wille beider Partner ist. Man liebt sich und zeigt es auf andere Art und Weise als durch Sexualität, zum Beispiel durch liebevollen Umgang, gegenseitige Fürsorge oder auch Geschenke. Sollte aber einer der beiden Partner „mehr" wollen, wird es zum Problem, weil dessen sexuelle Zufriedenheit nicht mehr gewährleistet ist.

Die Gründe für jede sexuelle Verweigerung, ganz egal ob von Mann oder Frau, liegen so gut wie immer im psychosozialen Bereich, in diesem hier geschilderten Fall primär im sozialen, aus der Beziehung heraus. Psychische Motive stammen etwa aus der Erziehung, also aus einem gestörten sexuellen Selbstwert, oder sind die Folge anerzogener Hemmungen. Die Lösung solcher Probleme gelingt nur mithilfe einer Sexualtherapie, das ist eine auf Sexualität zentrierte Psychotherapie. Medikamente, das wäre die Alternative zur Sexualtherapie, gibt es jedenfalls nicht. Dies zu erwähnen ist sehr wichtig, nicht um den Sexualmedizinern Arbeit zu verschaffen, sondern um den Weg zu einer wirkungsvollen Hilfe aufzuzeigen. Die meisten Menschen wissen nämlich gar nicht, an wen Sie sich mit ihren Problemen wenden sollen. Es ist die Aufgabe dieses Buchs, Defizite überhaupt mal erkennen zu helfen, dann aber auch Lösungsmöglichkeiten anzubieten.

Arif hatte erzählt, dass er bei jenen Ärzten, die er schon zuvor aufgesucht hatte, die unterschiedlichsten Hilfestellungen angeboten bekommen hatte. Niemals aber war er genauer befragt worden. „Das ist auch der Grund, warum ich wiederkam", erklärte er dem Arzt, „ich habe mich zwar über Ihre Hartnäckigkeit geärgert, aber dennoch dachte ich, dass wir bei Ihnen in den besten Händen sein werden. Sie waren der erste Arzt, der sich für unser Problem auch wirklich interessierte!" Die meisten der Kollegen vermuteten offenbar eine Erektionsstörung als Ursache des Problems – vielleicht auch aus den nicht objektiven Informationen vonseiten des Patienten –, jedenfalls bekam er mehrmals potenzfördernde Mittelchen angeboten. Dass die hier nicht helfen können, liegt wohl auf der Hand. Es ist die Aufgabe eines Arztes, einer Störung auf den Grund zu gehen. Wie immer gilt: Zuerst die Diagnose, dann die Therapie. Dieses Konzept wird leider nicht immer eingehalten, anstatt einer Krankheit werden Symptome behandelt. Leider ist das meistens nicht erfolgreich und hilft nur vordergründig.

Migräne oder: Wenn Sex Schmerzen bereitet

Die sexuelle Verweigerung ist eine gravierende Störung der Sexualität innerhalb einer Beziehung (vorausgesetzt, dass zumindest einer der beiden Partner Lust auf Sex hätte!). Nicht jede Frau, auch nicht jeder Mann, fühlt sich jedoch in der Lage, eine so schwerwiegende Maßnahme wie die ausgesprochene Verweigerung durchzusetzen, weil sie etwa fürchtet, damit ihre Beziehung zu belasten. Sehr viel häufiger kommt es zu einer Transformation sexueller Aversion aus der Psyche in den biologischen Bereich. Das ist dann der klassische Fall einer psychosomatischen Störung.

Bei den Frauen ist die häufigste psychosomatische Störung die *Dyspareunie*, was so viel heißt wie „Schmerzen beim Sex". Sicherlich gibt es auch biologische Ursachen dafür, zum Beispiel Entzündungen der Scheide oder ganz allgemein an den Genitalien, Infektionen oder manch anderes mehr. Daher sollte jede Frau mit Schmerzen beim Verkehr zunächst einen Gynäkologen oder eine Gynäkologin aufsuchen. Er oder sie wird die Frau sorgfältig untersuchen und eine Diagnose stellen. Gibt es tatsächlich ein Problem aus dem Bereich der Biologie, wird der Frauenarzt nicht zögern, eine entsprechende Therapie einzuleiten. Nach erfolgreicher Therapie müssen die Beschwerden weg sein, ansonsten war die Diagnose falsch.

Viele Frauen leiden unter Schmerzen beim Verkehr und der Frauenarzt findet – nichts! „Sie sind gesund!“, erklärt der Arzt der Frau mit einem freundlichen, wohlmeinenden Lächeln. Das ist doch eine gute Botschaft, mag er sich denken, wer möchte nicht gesund sein? Leider geht dieses Statement meistens an der Realität vorbei. „Wie kann es sein, dass ich gesund bin, wenn ‚es‘ doch beim Verkehr weh tut?!“ Richtiger wäre, die Frau darüber aufzuklären, dass keine biologischen Ursachen für die Beschwerden gefunden werden konnten. Etwa so: „Ich konnte keine körperliche Ursache für Ihre Beschwerden finden. Das heißt aber keineswegs, dass Sie sich die Schmerzen ‚einbilden‘ oder dass Sie gar die Unwahrheit sprechen oder ich Ihnen nicht glauben würde. Schmerzen beim Verkehr sind meistens psychosomatisch bedingt, was bedeutet, dass ein seelisches Problem auf den Körper projiziert wird. Ich rate Ihnen daher, einen Sexualmediziner aufzusuchen.“ So etwa klingt der optimale Fall einer Patientenaufklärung.

Auch der *Vaginismus* ist in den allermeisten Fällen eine psychosomatische Störung. Dabei handelt sich um eine unwillkürliche Verkrampfung des äußeren Drittels der Scheide und der Beckenmuskulatur bei normaler, gesunder Anatomie. Es ist eine Voraussetzung für die Diagnose des Vaginismus, dass keine biologische Krankheit vorliegt. Immer dann, wenn man versucht, etwas in die Scheide einzuführen, etwa einen Finger, ein Spekulum (das ist ein Instrument des Frauenarztes) oder auch den Penis, kommt es zu einer Verkrampfung, diese macht den Verkehr unmöglich.

Es ist leicht verständlich, dass es sich dabei um eine Abwehrreaktion handelt, die die sexuell motivierte Penetration (das Eindringen in die Scheide) verhindern soll. Nicht immer muss der Vaginismus mit dem aktuellen Partner zu tun haben, das heißt, er muss am Zustandekommen dieser psychosomatischen Reaktion keinerlei „Schuld" tragen. Grundsätzlich ist ein Vaginismus die Folge einer psychischen Verletzung, die aber schon in der psychosexuellen Entwicklung eines Kindes erfolgt sein kann (psychische Ursache) oder aber später aus sexuellen Erfahrungen heraus (soziale Ursache).

Immer ist der Vaginismus eine schwere Belastung für die betroffene Frau und in weiterer Folge auch für ihre Beziehung. Er bedarf daher einer Therapie, die primär – um biologische Ursachen auszuschließen – aus einer frauenärztlichen Untersuchung bestehen muss und dann, wenn erwartungsgemäß nichts gefunden wurde, aus einer Sexualtherapie, wenn möglich unter Einbeziehung des Partners.

Die Behandlung eines Vaginismus bedarf großer Geduld vonseiten der Patientin und des Therapeuten, dabei ist mit Sicherheit die biologische Untersuchung durch den Frauenarzt der weniger zeitaufwendige Part. Der Sexualmediziner hingegen sollte sehr viel Zeit einplanen, es ist seine Aufgabe, die gesamte Sexualität der Frau von der Kindheit bis hinauf zur aktuellen Beziehung zu explorieren, um Traumatisierungen zu erkennen und therapieren zu können. Die Behandlungsaussichten sind gut, wenn der Arzt genug Geduld hat und die Patientin auch. Die Geduld ist erforderlich, um den Ursachen auf die Spur zu kommen. Wie schon erwähnt, muss in solchen Fällen das gesamte Leben durchleuchtet werden, denn psychosomatische Störungen stammen nicht selten bereits aus der Kindheit.

Es gibt noch eine ganze Reihe anderer Störungen, durch die Sexualität verhindert werden kann, obwohl sie die Genitalien gar nicht betreffen. Zum Beispiel die vielzitierte Migräne. Ganz abgesehen davon, dass Migräne auch durch die zyklusbedingten hormonellen Schwankungen einer Frau verursacht werden kann, kann es sich auch um eine psychosomatische Abwehrreaktion handeln. Die Botschaft ist: „Ich kann jetzt nicht mit dir schlafen, ich habe Kopfschmerzen." Die Kopfschmerzen sind das biologische Symptom, ausgelöst durch einen psychischen Leidensdruck. Die Frage ist: „Warum möchte diese Frau keinen Sex?" und nicht: „Warum hat sie Kopfschmerzen?" Desgleichen verbietet sich auch eine rein symptomatische Therapie: Die Tablette behandelt zwar das Symptom, die Kopfschmerzen eben, nicht aber die Ursache.

Zu früh oder gar nicht – Symptome für Störungen

Selbstverständlich gibt es auch bei Männern Störungen der Sexualität mit psychosomatischen Ursachen. Sie belasten, ähnlich wie bei den Frauen, zunächst den Mann selbst und dann dessen Beziehung. Sehr häufig verhindern sie sogar die Beziehungsanbahnung, Singledasein bis ins reife Erwachsenenalter ist häufig durch sexuelle Störungen bedingt. Dabei sehnen sich auch Männer nach Beziehungen. Beziehungslosigkeit kann bei Männern ebenso zu schweren Defiziten führen, zu Depression und Krankheit.

Weil Sexualität grundsätzlich aus Biologie, Psyche und Sozialisation besteht (zu Deutsch: aus dem Körperlichen, dem Seelischen und der Beziehung), können auch sexuelle

Störungen durch jede dieser drei Dimensionen verursacht werden.

Männer können sich der Sexualität grundsätzlich genauso verweigern wie Frauen. Davon handelte der Fall von Lukas und Betty, der weiter oben nachgelesen werden kann. Neben der kompletten Verweigerung der Sexualität gibt es aber auch bei Männern noch andere Störungen mit überwiegend psychosomatischem Hintergrund. Was für die Frauen der Vaginismus und die Dyspareunie, ist bei den Männern die erektile Dysfunktion (die nicht ausreichende Verhärtung des Penis) und die Ejaculatio praecox (der vorzeitige Orgasmus).

Vor allem für die erektile Dysfunktion gibt es – auch – biologische Ursachen, die allerdings meist in den Altersgruppen jenseits der Fünfzig zum Tragen kommen. Das Spektrum hierfür ist groß, es reicht von Erkrankungen der Gefäße (etwa durch Bluthochdruck und Zuckerkrankheit) bis zu Defekten an den Nervenbahnen (bei Rückenmarkserkrankungen oder peripheren Nervenbeschädigungen wie etwa bei Radfahrern). Auch die Einnahme von Medikamenten (wie Blutdrucksenkern oder Glückspillen) kann die Potenz negativ beeinflussen, all das muss der Arzt sorgfältig in Erfahrung bringen.

Die Erektionsstörung ist keine Diagnose, auch keine Krankheit, sie ist immer nur das Symptom einer Krankheit. Dies bedeutet, dass sich hinter einer Erektionsstörung eine noch unentdeckte Krankheit verbirgt (wenn nicht eine biologische, dann eben eine psychische!). So weiß man, dass die Gruppe der über fünfzigjährigen Männer mit Erektionsstörungen sehr viel häufiger Herzinfarkte erleidet als jene mit intakter Potenz.

Die Ursachen sind mannigfaltig, sie alle müssen vom Arzt bedacht werden, um nicht gefährliche Erkrankungen, als deren Symptom die Erektionsstörungen aufgetreten sein könnten, zu übersehen. In den allermeisten Fällen sind aber auch Erektionsstörungen psychosomatischer Natur.

Man kann davon ausgehen, dass in der Gruppe der unter vierzigjährigen Männer mehr als 90 Prozent der erektilen Dysfunktionen psychosomatischer Natur sind. Da werden seelische oder soziale Probleme (Beziehungsprobleme) auf die Somatik (den Körper) übertragen und führen dort zu einer Störung der Erektion. Diese ist nämlich, wie jeder Mann, aber keineswegs jede Frau weiß, ein Reflex, der im Parasympathikus abläuft, der wiederum jener Teil des vegetativen Nervensystems ist, der Entspannung vermittelt oder im Zustand der Entspannung den Körper regelt.

Dies zu wissen ist sehr wichtig. Die meisten Erektionsstörungen sind nämlich die Folge von selbst auferlegtem Leistungsdruck. Leistungsdruck aber ist Stress, er blockiert den Parasympathikus und aktiviert seinen Gegenspieler, den Sympathikus, und schon wird der Penis nicht mehr größer oder härter, sondern klein und unscheinbar.

„Herr Doktor, ich sage Ihnen, bei mir ist das eine Katastrophe! Der wird nicht nur nicht größer, sondern sogar kleiner, der schrumpft richtig dahin, wenn ich ihn brauchen würde!" Besser als dieser junge Mann kann man eine durch Stress bedingte Erektionsstörung nicht beschreiben. Der Stress verhindert die Erektion und bewirkt das Gegenteil. „Eine Blamage ist das", ergänzte der Junge noch eindringlich und flehte den Arzt an, ihm zu helfen.

Erektionstörungen sind schwerwiegende Beeinträchtigungen der männlichen Sexualität, die ernst zu nehmen sind. Sie führen zu einer Verminderung der sexuellen Identität (dem sexuellen Selbstwert), zu Versagensangst und zu Vermeidungsverhalten. Innerhalb von Beziehungen wird der Sex vermieden, Singlemänner hingegen trauen sich sehr häufig nicht mal die Anbahnung von Beziehungen zu, bleiben also sehr häufig ungewollt allein.

Der beste Ansprechpartner für einen Mann mit Erektionsstörungen ist einmal mehr der Sexualmediziner. Dies garantiert, dass auch die seltenen biologischen Ursachen für diese Störung abgeklärt und therapiert werden können. Sollte, wie in den allermeisten Fällen, keine biologische Ursache evaluierbar sein, wird eine Sexualtherapie unter Einbeziehung der Partnerin beginnen. Selbstverständlich ist auch die medikamentöse Therapie durch Potenzpillen eine Option, aber sicher nicht die allererste. Der seriöse Mediziner behandelt nicht unreflektiert Symptome. Es gilt, zuerst ihre Ursache zu finden, eine Diagnose zu stellen und dann die geeignete Therapie zu beginnen. Potenzmittel sind eine wertvolle Unterstützung dabei.

Die Männer beschäftigt auch noch der vorzeitige Orgasmus, der unkorrekterweise als vorzeitiger Samenerguss bezeichnet wird.

Diese – in der Diktion einer Pharmafirma, die ein Medikament entwickelt hat – „häufigste sexuelle Störung" beeinträchtigt in besonderer Weise den sexuellen Selbstwert der Männer, weil die Zeitspanne bis zum Orgasmus auch die Dauer der Erektion begrenzt, die umso länger anhält, je später ein Mann zum Höhepunkt kommt. Umgekehrt, zum besseren Verständnis: Der Orgasmus führt zum unverzüglichen Ende der Erektion, das ist ein ehernes Gesetz. Manche Männer behaupten das Gegenteil und rühmen sich besonderer Steherqualitäten, das mögen dann – aus dem Blickwinkel des Wohlwollens – wieder jene Ausnahmen von der Regel sein, die diese bestätigen. Außerdem: Der Verlauf der Erektion lässt sich sehr gut mit Potenzpillen verändern. Der Wille der Evolution ist aber mit Sicherheit ein ganz anderer: Kaum hat ein Mann seinen Samen platziert, werden die Sexualzentren ausgeschaltet und der Alltag zieht wieder in das Gehirn der Männer ein.

Weil die möglichst lange Dauer des Geschlechtsverkehrs „narzisstisch“ besetzt ist, beschäftigt diese sexuelle Störung die Männer im ganz besonders großen Umfang. Männer lieben es, möglichst lange zu „können“; sie glauben, damit den Frauen eine ganz besondere Freude zu bereiten. In Wirklichkeit machen sie sich selbst die Freude! Die Frauen ziehen dann nicht selten die Notbremse und täuschen ihren Orgasmus vor, um dem (grausamen?) Spiel ein Ende zu bereiten, durchaus ein würdiges (sie täuschen den Orgasmus ja ihren Männern zuliebe vor!), aber doch ein Ende.

„Grausam“ ist das Spiel immer dann, wenn Männer von dem nicht beherrschbaren Zwang besessen sind, ihre Partnerin unbedingt zum Orgasmus bringen zu wollen. Dazu muss man wissen, dass nicht alle Frauen durch genitale Reizung zum Orgasmus kommen können – angeblich sind das maximal 40 Prozent aller Frauen. Der weibliche Orgasmus hat eine andere Bedeutung als jener des Mannes, Frauen stehen ihm meist mit großer Gelassenheit gegenüber.

„Wissen Sie“, sagte mir unlängst eine Frau, „ich würde den Sex mit meinem Mann ja schön finden, wenn der sich nicht immer so abkämpfen würde, um mich zum Orgasmus zu bringen. Er bemüht sich so sehr, dass man ihn bemitleiden müsste, mit hochrotem Kopf und Schweißsausbrüchen macht er so lange, bis mir alles weh tut. Dann täusche ich einen Orgasmus vor, um ihn zu belohnen und mich zu befreien von diesem Zwang, ‚kommen‘ zu müssen.“

Auch die Dauer des Geschlechtsverkehrs verleitet zu Spekulationen, vor allem dann, wenn man die Stammtischprahlerei mit der Realität vergleicht. Studien zufolge dauert er nämlich kurze zweieinhalb Minuten, während die Männer sagenhafte Zahlen kolportieren, die die Realität um das Zigfache übertreffen. Der – selbst auferlegte – Leistungsdruck führt zum Schluss auch noch dazu, dass (Selbst-)Diagnosen gestellt werden, wo keine Krankheiten sind. Das passiert auch in anderen Kapiteln der Sexualmedizin, nirgends aber ist es so einfach durchschaubar wie hier, beim vorzeitigen Orgasmus. Das klingt dann etwa so: „Herr Doktor“, beginnt ein Mann um die Vierzig zu erzählen, „früher, als ich noch jünger war, konnte ich stundenlang Sex machen ... heute aber komme ich schon nach dreißig Minuten.“ Ein in der Sexualmedizin tätiger Arzt kennt solche Geschichten zur Genüge: Er lehnt sich zurück und fragt mit naivem Unterton: „Und warum, mein werter Herr, sind Sie dann überhaupt gekommen? Sie sind spitze! Vor allem wenn man bedenkt, dass der durchschnittliche Verkehr nicht länger dauert als zwei Minuten und dreißig Sekunden.“

Wahrscheinlich lassen sich die meisten Männer mit diesen detaillierten Wahrheiten nicht zufriedenstellen, man versucht dann auch, die Männer davon zu überzeugen, dass die Dauer des Geschlechtsverkehrs ein nur schlechtes Maß für die Qualitäten eines Liebhabers ist. Jedenfalls ist der vorzeitige Orgasmus ein Paradebeispiel für eine psychosomatisch bedingte sexuelle Störung, die Ursache liegt in der Psychologie, konkret im selbst auferlegten Leistungsdruck.

Ein Mann, der länger als sechzig Sekunden Sex machen kann, leidet nicht unter einem vorzeitigen Orgasmus. Ganz im Gegenteil, er ist kerngesund und funktioniert normal, auch dann, wenn er die Frau damit nicht zum Orgasmus bringt. Das ist die praktikable, wissenschaftliche Definition, nach der ein seriöser Mediziner sich zu richten hat. Es ist nicht die Aufgabe des Arztes, Mythen zu festigen oder gar neue zu schaffen, der bloße Wunsch, länger können zu wollen, rechtfertigt eine Therapie jedenfalls nicht.

Zum besseren Verständnis: Die Fähigkeit eines Mannes, seine Partnerin zum Orgasmus zu bringen, ist nicht Bestandteil der Definition des vorzeitigen Orgasmus. Das spielt in Wirklichkeit gar keine Rolle, denn es ist genauso wenig die

Aufgabe des Mannes, seine Frau zum Orgasmus zu bringen, wie es jene der Frau ist, den Mann zu befriedigen. Sexualität ist nämlich egozentrisch. (Das ist etwas anderes als egoistisch! Egozentrik bedeutet, die eigenen Bedürfnisse in das Zentrum der Aktivitäten zu stellen, Egoismus wäre die Vernachlässigung des Partners. Beides hat nichts miteinander zu tun. Sexualität ist egozentrisch, aber nicht egoistisch!) Es bedeutet, dass die eigenen Bedürfnisse, das eigene Empfinden im Zentrum sexueller Aktivitäten liegen müssen. Alles andere wäre ja Stress pur, reine Akrobatik: Wie hättest du's denn gerne? Diese ewigen Befürchtungen, es dem anderen nicht recht zu machen lähmen Männer und Frauen. Anstatt sich auf das eigene Befinden zu konzentrieren, wird permanent der Partner beobachtet. Jedes Lächeln, jeder Atemzug, jede Bewegung wird taxiert, alles immer im Bemühen, es ihm oder ihr recht zu machen. Nein, liebe Männer, liebe Frauen, so geht das gar nicht. Machen Sie doch einfach, worauf Sie Lust haben, machen Sie sich Ihren eigenen Orgasmus *mithilfe* des Partners, das ist wahre Lust, alles andere ist nur Theater.

Nur wenn Männer weniger als sechzig Sekunden brauchen, um zum Orgasmus zu gelangen oder vielleicht gar schon vor dem Eindringen (ante portas) „kommen", verdienen sie die Bezeichnung „Patient". Nur dann ist die Diagnose des „vorzeitigen" Orgasmus gerechtfertigt, und nur dann ist eine Therapie angezeigt.

Weil der vorzeitige Orgasmus das Symptom einer psychosomatischen Erkrankung ist, besteht die Behandlung – auch hier – aus einer Sexualtherapie. Man redet, wenn möglich unter Einbeziehung der Partnerin, und versucht auf diese Weise, Leistungsdruck zu nehmen, Selbstwert aufzubauen, die Wertehierarchie innerhalb der Sexualität zu verändern.

Worum geht's denn überhaupt beim Sex? Die Ihnen, werte Leser, längst schon geläufige Antwort auf diese Frage wäre: Es geht um sexuelle Zufriedenheit, die weniger durch einen Orgasmus zu erreichen ist als durch die Vermittlung dessen, was man Liebe nennt! Der vorzeitige Orgasmus ist genau jenes Produkt vergeblichen Bemühens, es der Partnerin recht zu machen (siehe oben!). Das macht Leistungsdruck, unter dem es zum Versagen kommt, weil beim Stress Hormone freigesetzt werden, die den Intentionen der Sexualität entgegenstehen. Es kommt zur Anspannung anstatt zur Entspannung. Und schon geht nichts mehr. Wirklich nichts!

Eine Sexualtherapie dient nicht so sehr der Verlängerung des Geschlechtsverkehrs (was sehr wohl auch gelingen kann!), sondern der Herstellung der sexuellen Zufriedenheit. Die sexuelle Zufriedenheit ist immer das Ziel der Therapie.

Ach ja! Medikamente gibt's auch gegen den vorzeitigen Samenerguss. Das sind Psychopharmaka, die ähnlich wie Alkohol die Sexualzentren hemmen. Sie heilen also nicht die Krankheit, sondern lindern lediglich ihre Symptome. Eine gute Option ist das sicher nicht. Medikamente werden daher nur unterstützend angewendet.

Kapitel 5
Wenn Ängste mitspielen …

Mehr als 90 Prozent aller sexuellen Störungen sind psychosomatischer Natur. Diese Behauptung bestätigt sich jeden Tag in der ärztlichen Praxis und ist dennoch nicht unumstritten, ganz im Gegenteil. Manche medizinische Disziplinen kommen zu einem ganz anderen Schluss als die Sexualmediziner, sie behaupten ganz einfach das Gegenteil. Demnach hätten 90 Prozent der sexuellen Störungen biologisch-naturalistische Ursachen. Die Erklärung für diese eigentümlich anmutende Diskrepanz – wie können unterschiedliche medizinische Disziplinen so unterschiedliche Meinungen vertreten? – ergibt sich schlicht und einfach aus einer unterschiedlichen Sichtweise und einer anderen Definition von Sexualität.

Aus einer guten Tradition heraus neigt man auch heute noch dazu, Sexualität zur technischen Disziplin zu degradieren. Die ins uns tief verwurzelte Vorstellung von Sexualität als bloßem Mittel zum Zwecke der Fortpflanzung ist noch lange nicht überwunden. Dabei dient die Sexualität – das wurde ja schon mehrmals erwähnt – nur in sehr geringem Umfang der Fortpflanzung, sondern viel eher der Kommunikation und der Lust. Die Lust aber wurde bis zurück ins antike Griechenland als ein des Menschen nicht würdiges Relikt aus der Urzeit gesehen.

Die moderne Sexualmedizin distanziert sich ausdrücklich von dieser Ansicht. Sie erkennt „Lust" als einen wichtigen Bestandteil menschlichen Lebenssinns. Man darf, nein, *soll* Lust haben am Leben, auch an der Sexualität!

Sexualität ist Spiel: Schützen Sie sich vor erotischem Burn-out

Lust funktioniert nur dann, wenn Sexualität nicht mehr als „Leistungssport" gesehen wird. Leistungssport hat ein erklärtes Ziel, ganz egal wie man es definiert, man möchte Sieger sein, jedenfalls vor sich selbst. Ein Marathonläufer möchte gewinnen, also der Schnellste sein, ein anderer möchte sich selbst besiegen. Beiden ist aber gemeinsam, dass eine gewisse Leistung erbracht werden muss. Wird sie nicht erbracht, hat man versagt. Die Angst vor diesem Versagen ist fixer Bestandteil von Leistungssport, das unangenehme Gefühl der öffentlichen Bloßstellung nennt man „Peinlichkeit".

Ganz anders ist es bei einem Spiel: Man lässt sich überraschen, was es so bringt oder bringen könnte, sein Ausgang ist ungewiss. Das fehlende Ziel birgt ungeahnte Möglichkeiten. Es kann sich in die eine Richtung entwickeln oder aber auch in die andere, egal wie es ausgeht, es ist gut. Peinlichkeiten gibt es nicht beim Spiel, denn es gibt gar kein Versagen. Sollte es dennoch eines geben, ist es kein Spiel.

Auch Sexualität ist ein Spiel. Oder besser: Sie sollte ein Spiel sein dürfen. Männer und Frauen sollten sich ihr hingeben können, ohne genaue Vorstellungen, was daraus wird. Ein Quickie? Hemmungsloser Sex oder „nur" Zärtlichkeit? Alles ist recht, alles ist gut. Und: Scheitern ist unmöglich. Das Spiel mit ungewissem Ausgang schafft viel eher die Voraussetzung für prickelnde Erotik als starre Vorgaben. Man sollte sich diese Freiheit gönnen, denn Spiele machen Lust und nicht Stress. Sollte es dennoch Stress geben, ist es kein Spiel (mehr).

Leistungsdruck bedeutet Stress. Durch das von ihm verursachte Gefühl der Überforderung ist er der Motor für sexuelle Unzufriedenheit und erotischen Burn-out. Er ist der eigentliche Lustkiller. Stress wird moduliert durch die Stresshormone Cortisol und Adrenalin. Beide Hormone machen wach, beschleunigen Puls und Atmung und regulieren die Lustzentren nach unten, um Energie zu sparen. Sexualität und Stresshormone passen einfach nicht zusammen, können gemeinsam nicht funktionieren, denn Sexualität – konkret die Sexualfunktionen – läuft überwiegend im Parasympathikus ab. Dies ist jener Teil des vegetativen Nervensystems, der für Entspannung sorgt. Der Parasympathikus ist moduliert durch ein anderes Hormon, das Noradrenal, das auch Herzklopfen und eine Beschleunigung des Pulses verursacht. Es ist aber nicht der Wegbegleiter für Angst und Überforderung, sondern für die Neugier und das Spiel.

Anstatt dem Menschen seine Sexualität zu gonnen, wurde sie dämonisiert, reglementiert, pönalisiert und kriminalisiert. Zu Deutsch: Sie wurde verteufelt, in starre Normen gepresst, bestraft und sogar zum Verbrechen erklärt. Die Strafe war das Schlimmste, was sich ein Christenmensch nur vorstellen konnte: ewige Verdammnis und der Verlust des guten Rufes, kurz gesagt, die Hölle. Es wurde die Terminologie von der ehelichen Pflicht geschaffen, die die Sexualität zum reinen Selbstzweck verkommen ließ, folgend dem Edikt zur „Erhaltung der Art". Natürlich – es ist richtig – im evolutionsbiologischen Sinne dient sie der Erhaltung der Art, doch ist dieser Zweck eingebettet in das wundervolle Spiel der Erotik, das die Intimität zwischen zwei Menschen voraussetzt. Der Erkenntnis, dass Sexualität – beim Menschen wohlgemerkt, das ist einer der ganz wesentlichen Unterschiede zwischen Menschen und Tieren – auch der Kommunikation dient, und zwar der Kommunikation von Liebe, lässt keinen Platz für die „eheliche Pflicht“. (Zur Erläuterung sei noch erwähnt, dass es Affengattungen gibt, deren Sexualität menschliche Züge hat. Die Bonobos etwa haben – ähnlich den Menschen – Sex von Angesicht zu Angesicht, es ist also die vielgeschmähte Missionarsstellung, die die Sexualität „menschlich“ macht.)

Kommunikation führt sich ad absurdum, wenn sie befohlen ist, denn der Befehl beraubt sie der Wahrhaftigkeit. Nicht anders ist das bei der Sexualität. Ihrer Aufgabe, Liebe zu kommunizieren, kann sie nur dann gerecht werden, wenn Freiwilligkeit besteht aus der Motivation der Zuneigung heraus. Jedes andere Motiv, Geld, Macht, Abhängigkeit, beraubt sie dieser Freiwilligkeit und somit auch der kommunikativen Dimension. Das beste Beispiel hierfür ist die Prostitution. Die dort stattfindende Sexualität ist nicht Ausdruck von Zuneigung, sie dient schlicht und einfach dem Broterwerb und der Befriedigung der Lust. Dies soll hier gar nicht kritisiert werden, dieses Beispiel soll lediglich den Unterschied zwischen der Sexualität Liebender und der aus anderen Motiven verständlich machen.

Auch in Zeiten der Empfängnisverhütung haben sich die Paradigmen nicht verändert. Wir wollen zwar kaum mehr Kinder machen, denken aber sehr wohl noch in den alten Bahnen. (Nur vier Prozent der Paare in Westeuropa haben Sex, um Kinder zu zeugen! Dies ist keine Wertung, es genügt zu erwähnen, dass es so ist.) Auch wenn es die eheliche Pflicht in der ursprünglichen Form nicht mehr gibt, hat sich eine Vorstellung von Sexualität erhalten, die so tut, als gäbe es sie noch. Wie sonst ließe sich erklären, dass die Männer ihre Erektion und den Samenerguss derart in das Zentrum des Geschehens stellen? Der „Phallozentrismus“ ist ein fixer Bestandteil männlicher Sexualität, die Fortpflanzung jener der weiblichen Sexualität.

Der vorgetäuschte Orgasmus

Pro Tag wird auf unserem Globus – grob geschätzt – 100 Millionen Mal der Geschlechtsverkehr vollzogen, es werden dabei 356.000 Infektionskrankheiten übertragen und 910.000 Kinder gezeugt. Bei der Geburt dieser Kinder kommen 1.370 Mütter zu Tode, 25.000 Kinder sterben den plötzlichen Kindstod und 150.000 dieser gezeugten Föten werden abgetrieben. Man sieht, die Fortpflanzung fordert ihre Opfer.

Vor allen Dingen die große Anzahl der Abtreibungen, die selbst wieder – weil in manchen Ländern häufig unsachgemäß durchgeführt – zu schwerwiegenden Komplikationen führen kann, sollte zu denken geben. Diese Argumentation spricht dafür, die Entkoppelung von Sexualität und Fortpflanzung als wünschenswertes Ziel zu erkennen. (Diese Daten wurden im November 2012 von Herrn Professor Djerassi, dem „Vater" der Pille, anlässlich eines Vortrages in Salzburg veröffentlicht. Sie beruhen auf Berechnungen.)

An der Entkoppelung der Sexualität von der Fortpflanzung sind mehrere Entwicklungen beteiligt. Zum Ersten die sexuelle Befreiung der Frau als zur Sexualität zustimmungsfähiges (und zustimmungsbedürftiges) Wesen. Frauen „dürfen" – seit ein paar Jahren – auch „Nein" sagen, und sie tun es auch, wenn etwa nicht für verlässliche Verhütung gesorgt ist. Dies fällt natürlich zusammen mit der Verbannung der ehelichen Pflicht aus den Schlafzimmern Europas (wohlgemerkt Europas! – Woanders gibt es die eheliche Pflicht sehr wohl bis in die Gegenwart!). Zum Zweiten die Erfindung der Pille durch Prof. Djerassi. Auch wenn die Pille die Verpflichtung zur Verhütung den Frauen übertragen hat, ist sie ein Meilenstein in der Entwicklung der menschlichen Sexualität: Erstmals ist es möglich geworden, sich der Sexualität ohne jeden Gedanken an eine mögliche Schwangerschaft hinzugeben – lustvoll und entspannt. Diese verlockende Option ist zweifelfrei die Grundlage für den Erfolg der „Pille". Eine Pille für den Mann wird es übrigens längerfristig nicht geben, derzeit wird daran nicht mal geforscht!

Die weitere Entwicklung der menschlichen Fortpflanzung wird durch den Trend bestimmt, dass Frauen den Zeitpunkt fürs Kinderkriegen immer weiter hinausschieben. Zuerst ist *sie* zu jung für ein Kind, dann hat die Ausbildung Vorrang vor der Familiengründung, dann die Karriere. Wenn dann endlich der Entschluss gefasst wird, ein Kind haben zu wollen, ist es nicht mehr so leicht, eines zu empfangen, denn die Fruchtbarkeit der Frauen nimmt mit dem Älterwerden rapide ab. Für eine vierzigjährige Frau ist es kaum mehr möglich, ohne die Erkenntnisse der Reproduktionsmedizin schwanger zu werden (die Reproduktionsmedizin ist daher eine rapide wachsende Branche!). In den Schubladen eben dieser Reproduktionsmediziner gibt es auch dafür bereits Abhilfe. Eizellen sollen nämlich eingefroren werden, um sie dann – je nach Bedarf – mit der ebenfalls eingefrorenen Samenzelle des gewünschten Vaters befruchten zu lassen, zu einem x-beliebigen Zeitpunkt. Auch Männer lassen ihren Samen auf Eis legen, obwohl sie eigentlich ein Leben lang fruchtbar bleiben (wenn auch mit alterungsbedingten Abstrichen). Das Motiv, den Samen einfrieren zu lassen, ist auch bei den Männern die Verhütung: Danach lässt sich der Mann nämlich die Samenleiter durchtrennen, um von nun an Sexualität genießen zu können ohne die Angst, ungewollt Vater zu werden.

Solche Entwicklungen sind teilweise noch Zukunftsmusik, teilweise werden sie aber bereits praktiziert. Es besteht kein Zweifel, dass der Trend in diese Richtung geht.

Die Entkoppelung von Sexualität und Fortpflanzung ist – rein technisch – bereits gelungen, die Befreiung der Sexualität von althergebrachten Denkmodellen aber nicht. Diese Chance wurde bis heute ganz einfach verpasst. Das „Edikt von der Erhaltung der Art“ und die „eheliche Pflicht“ (die trotz ihrer Abschaffung immer noch in den Gehirnen der Männer und Frauen herumgeistert) prägen die Sexualität des Menschen, die der Frauen und der Männer.

Auch wenn gar nicht beabsichtigt ist, ein Kind zu zeugen, wird das Gelingen der Sexualität genau an den für die Fortpflanzung erforderlichen Kriterien gemessen. „Erfolgreicher“ Sex (oder: „guter“ Sex) ist das Aneinanderreihen folgender Ereignisse: Erektion, Penetration, Ejakulation – das ist mal das Wesentliche –, vielleicht folgt dann auch noch der Orgasmus der Frau, optimalerweise gemeinsam mit dem des Mannes. Dies ist die Meinung über guten Sex, die allerdings vor allem von Männern hochgehalten wird. Leider geht sie an den Bedürfnissen der Menschen weit vorbei. Schon das Fehlen nur eines einzelnen Punktes in diesem Programm wird als Scheitern wahrgenommen, nicht umsonst ist das Scheitern so häufig.

Frauen haben zwar eine andere Wertehierarchie – für sie ist Emotionalität sehr viel wichtiger als der Orgasmus („es geht um Liebe und nicht um den Orgasmus“) –, sie scheitern aber ebenso, gemeinsam mit ihren Männern. Wie viele Frauen täuschen einen Orgasmus vor, um ihre Männer zufriedenzustellen und sie als gute Liebhaber dastehen zu lassen? Ganz einfach deshalb, weil es besser ist, einen zufriedenen Mann zu haben als einen unzufriedenen. Der von den Männern generierte Leistungsdruck geht also an den Frauen nicht vorbei, sondern setzt auch sie unter Druck.

Tatsächlich täuschen Frauen den Orgasmus aus zwei sehr verschiedenen Motiven vor: zum einen, um den Geschlechtsverkehr zu beenden. Manche Männer glauben nämlich, dass ihr Sex umso besser ist, je länger er dauert, und das stimmt natürlich nur bedingt. Wie bereits erwähnt, dauert der Geschlechtsverkehr – verlässlichen Daten zufolge – nicht länger als durchschnittlich zweieinhalb Minuten. Diese kurze

Zeitspanne kommt den Männern ewig lange vor, weil „es" ja wirklich anstrengend ist (man verbrennt dabei immerhin zwischen 200 und 400 Kalorien). Für die Frauen kann das manchmal reichen oder aber nicht. „Einige Minuten wären schon noch gut", so erklärte sich mir gegenüber jüngst eine Mittdreißigerin, „wenn es aber allzu lange dauert – zehn Minuten oder mehr – ist es schmerzhaft, und dann mache ich dem Spiel ein Ende." Diese Frau war es gewohnt, den überschießenden Kopulationsdrang ihres Partners durch die Vortäuschung des Orgasmus zu begrenzen, aus Rücksicht auf sich selbst.

Das zweite Motiv ist bedingt durch reine Nächstenliebe. „Ich täusche den Orgasmus vor, weil ich weiß, dass mein Mann da so viel Wert drauf legt. Es ist ein Gewinn für beide: *Er* kommt sich vor wie der beste Liebhaber der Welt, *ich* habe einen gut gelaunten Mann. Und das ist doch wichtig, oder?"

Ist sie frigide, wenn er nicht kann?

Die Sexualität der Männer ist lustbezogen, Männer scheitern somit auch an der Erfüllung der Lust. Schon der Gedanke an Erektions- oder Orgasmusstörungen lässt Männer erzittern.

Die Sexualität der Frauen ist reproduktionsbezogen, somit ist auch ihr Scheitern reproduktionsbezogen. Nicht der fehlende Orgasmus lässt Frauen verzagen, sondern die Angst vor Beziehungs- und Kinderlosigkeit.

Astrid ist eine junge Frau von 23 Jahren. Eigentlich könnte sie glücklich sein, nach langen Jahren der Suche hatte sie vor wenigen Monaten endlich einmal Glück: Sie hat ihren

Traumprinzen gefunden – in der Gestalt von Mark. „Den hat mir der Himmel geschickt, ein anderer hätte mich mit Sicherheit bereits verlassen", schluchzte sie, „denn Sie müssen wissen, ich bin im Bett eine komplette Null, eine Niete!" Der Arzt traute seinen Ohren nicht, eine Niete? Wie kann man so despektierlich von sich selbst sprechen, was musste hier passiert sein, dass eine so junge und hübsche Frau solche Töne von sich gab? Ein schlechtes Erlebnis vielleicht, ein psychisches Trauma?

„Was meinen Sie damit?", fragte er. „Ach wissen Sie", Astrid hatte sich wieder ein wenig beruhigt, „das sagte mir ein Mann, den ich einst liebte und der es eigentlich wissen müsste." Astrid war noch ein sehr junges Mädchen gewesen, als sie an jenen Mann geraten war, der ihr ihre Unschuld „geraubt" hatte. Sie war gerade 17 Jahre alt gewesen, hatte mit ihren Mitschülern die Tanzschule besucht, als sie sich nicht in einen der gleichaltrigen Jungen verliebte, wie man es erwarten konnte, sondern in den mehr als doppelt so alten Tanzlehrer. Der war nicht nur wesentlich älter, sondern auch schon fix vergeben, er hatte Familie und zwei kleine Kinder. Astrid macht gar kein Geheimnis daraus, dass *sie* die treibende Kraft für diese Liaison gewesen war, er sich anfangs sogar geziert hatte. „Das hat doch keine Zukunft", hatte er sie gewarnt und ihr auch gleich mitgeteilt, dass er seine Familie für sie niemals verlassen würde. „So gesehen kann ich mich nicht beklagen, so gesehen war er ja noch fair, ich kann auch gar nichts Schlechtes sagen über ihn", erklärte Astrid ihrem Therapeuten, „außer dass er ganz schön uncool wurde, als diese Liaison zu Ende ging."

Der Tanzlehrer liebte seine Frau und seine Kinder. Trotz einer sich entwickelnden Zuneigung zu Astrid hatte er große Angst vor einem Eklat. Und davor, seine Familie zu verlieren. Warum er sich dennoch auf diese Affäre mit Astrid eingelassen hatte, konnte infolge seiner Abwesenheit nicht recherchiert werden. Wäre er da gewesen, hätte man ihn fragen können. „Aus Eitelkeit“, würde er wohl gesagt haben, „wer kann schon ein so junges Mädchen für sich vereinnahmen?“

Die Beziehung zwischen diesen beiden wurde nicht nur dadurch belastet, dass der Mann gebunden war, sondern auch noch durch ein anderes sehr wichtiges Detail: Er hatte von Anfang an Erektionsprobleme. „Immer dann, wenn es ernst wurde, fiel die Erektion um“, erklärte Astrid dem Therapeuten die Situation, „obwohl vorher alles in bester Ordnung war.“ Der Arzt rekapitulierte: „Dieser Mann hatte also sehr gute Erektionen, die er verlor, wenn er sich anschickte zu penetrieren.“ „Genau“, bestätigte die junge Frau.

Astrid sagte, was die meisten Frauen sagen würden: „Ich habe diesen Mann geliebt, die Erektion war mir nicht so wichtig, viel mehr genoss ich das Zusammensein. Ich zählte die Tage, die Stunden und die Minuten bis zu unserem nächsten Wiedersehen, und wenn es dann endlich so weit war, war ich überglücklich. Ich wusste, es war nur von kurzer Dauer, mehr als ein oder zwei Stunden hatten wir nie, wenn wir zusammen waren. Umso mehr genoss ich jede Minute, jeden Atemzug, jede Berührung. Er allerdings wollte unbedingt Geschlechtsverkehr. Und so oft er es versuchte, so oft versagte er. All meine Bemühungen, ihn zu beruhigen, schlugen fehl. Er war wie besessen, wollte ‚es‘ erzwingen, tobte, fluchte und weinte, was aber ganz und gar nicht hilfreich war.“ „Haben Sie denn überhaupt Erektionen gesehen?“, wollte der Arzt wissen. „Na klar, die waren schon in Ordnung“, wischte Astrid die Zweifel des Arztes hinweg.

Wie ging es weiter? Astrid zögerte und ordnete ihre Gedanken. „Sie müssen wissen, jede Frau beginnt an sich selbst zu zweifeln, wenn der Mann nicht richtig funktioniert.“ Zumal er, denn das war der Fall, immer wieder betonte, wie toll der Sex mit seiner Frau sei. Die Erektion eines Mannes wird ja als sichtbares Zeichen des Begehrens gehandelt, es ist daher nicht verwunderlich, wenn Frauen auch aus der fehlenden Erektion ihre Schlüsse ziehen. „Bin ich nicht schön genug, liebt er mich nicht?" – All diese Fragen schießen einem durch den Kopf. „Oder mache ich gar etwas falsch?" Quälende Unsicherheit raubte ihr die Nachtruhe, und dennoch gab es keine Antwort, die überzeugend war.

„Die Realität aber ist ganz anders", entgegnete der Arzt, „warum glauben Sie denn hatte dieser Mann ein Potenzproblem? Und warum nur bei Ihnen?" Astrid dachte nach und wusste es nicht. „Wenn ich Ihnen das sagen könnte, wäre ich nicht da!" „Es ist ganz simpel, ihn plagte das schlechte Gewissen gegenüber seiner Frau, ein klassischer Fall einer psychosomatischen Verstrickung, die besagt: ‚Ganz im Inneren meiner Seele will ich meine Frau gar nicht betrügen.'" Das Unterbewusstsein siegt über das Kalkül. „Warum soll ich diese Chance verpassen?", fragte sich der Tanzlehrer. Doch hatte nicht Mutter gesagt, so etwas „tut ein braver Junge nicht"? Sein Unterbewusstsein machte ihm einen Strich durch die Rechnung. Leider konnte er diese Zusammenhänge nicht erkennen. Er reagiert panisch, hatte Angst, impotent zu werden, versuchte es immer und immer wieder und scheiterte genauso oft. Zum Schluss suchte er die Schuld bei seiner Partnerin, bei Astrid. „Beim letzten Treffen hatten wir einen furchtbaren Streit. Weil ‚es' wieder einmal nicht klappte, verlor er vollends die Contenance, er beschimpfte mich als Schlampe und gab mir die Schuld an seinem Versagen. Dabei rutschte es aus ihm heraus, dass er noch nie eine so frigide Frau gehabt hätte und dass ich eine sexuelle Null wäre, eine komplette Niete." Das war das Ende dieser unglücklichen Beziehung, ein Ende mit Schrecken, das bei diesem jungen, unerfahrenen Mädchen seine Spuren hinterlassen hatte.

Astrid hatte diesen Mann nie wieder gesehen. Das Ende dieser ersten unglücklich verlaufenden Beziehung stürzte sie in einer Krise, von der sie sich auch Monate später noch nicht erholt hatte. Sie war in ihrer Ehre gekränkt, mehr noch, sie war in der Tiefe ihrer Seele traumatisiert. Das führte zu einer sozialen Isolation, wenigstens gegenüber dem anderen Geschlecht. An Verehrern fehlt es Astrid nicht, in diesem Punkt hatte sie noch nie einen Mangel gehabt. Sie wusste um ihre Reize und ihr gewinnendes Äußeres, doch Sexualität war für sie zunächst tabu. Viele Jungen machten ihr Avancen, luden sie ins Kino ein oder zum Essen, doch dabei wollte es Astrid zunächst auch mal belassen. Ihre Zurückhaltung wurde im Freundeskreis zum Thema, manche Jungen fühlten sich zurückgewiesen, man sagte, Astrid wäre arrogant und unnahbar. Tatsächlich können manche Männer mit Zurückweisungen schlecht umgehen und werten sie als persönliches Versagen oder als Affront. In Wirklichkeit gibt es meist sehr einfache Motive, wie auch hier. Astrid hatte in Wirklichkeit Angst: So etwas wollte sie nicht mehr erleben. Wie sollte sie jemals wieder eine sexuelle Beziehung führen können, wenn sie doch im Bett so schlecht und unerfahren war?

Doch dann kam Mark, jener junge Mann aus dem Fitnessclub, von dem schon am Anfang dieser Geschichte die Rede war. In Astrids Augen war er ihr Traumprinz, ganz einfach deshalb, weil er einfühlsam war und Geduld hatte. Es liegt im Wesen junger Männer allzu schnell das Interesse an einem Mädchen zu verlieren, wenn sie nicht schnell genug zum Ziel kommen. Doch Mark war anders: Er machte keinen Druck, er wartete auf sie, gab ihr die Chance, selbst initiativ zu werden.

Wochen vergingen. Die Beziehung nahm Gestalt an, inzwischen war es üblich, dass sich die beiden täglich trafen. Sie sahen sich in die Augen, hielten sich an den Händen, gingen aus, um schließlich die Nacht getrennt in ihren eigenen Betten zu verbringen. Weder Mark noch Astrid hatte den

Mut, dies zu verändern. Keiner wollte den Anfang machen, vielleicht aus Angst, zurückgewiesen zu werden, vielleicht auch aus Angst, den Partner zu überfordern. Im September hatte Astrid Geburtstag. In ihrer Familie wurden Geburtstage immer gebührend gefeiert, vor allem der Vater wollte das so. Er sah Geburtstage ganz generell als willkommenen Anlass, den Zusammenhalt der Familie zu fördern, indem er großzügige Einladungen aussprach und dafür sorgte, dass „alle zusammenkamen“. Diesmal gab es eine besondere Überraschung, eine Einladung über ein ganzes Wochenende nach Berlin – inklusive Theaterkarten und Übernachtung. Jeder weiß bereits, was nun kommen musste: Es wurden auch Zimmer in einem Hotel gebucht, dabei war es für den Vater offenbar ganz selbstverständlich, dass Mark und Astrid in einem Doppelzimmer schlafen würden.

Man kann sich vorstellen, welche Bedeutung dieses Ereignis in Berlin für Astrid haben musste. Einerseits war es ihr Geburtstag, andererseits aber die erste Nacht mit Mark. Schon Wochen zuvor hatte sie beim Gedanken daran die unterschiedlichsten Gefühle gehabt: Freudige Erwartung wechselte sich mit dem Gefühl der Ohnmacht und der Angst ab. Wie würde das werden, würde sie den Anforderungen Marks gewachsen sein, oder würde diese erste Nacht das Ende der Beziehung sein, weil sie frigide war, wie der Tanzlehrer behauptet hatte?

Astrid überlegte, was zu tun sei, kam aber auf keinen grünen Zweig. Sie würde sich so gern mit jemandem beraten, doch mit wem nur? Mit Mutter? Vater? Bruder? Bester Freundin? Nein, das alles kam nicht in Frage, wenn sie recht überlegte, fehlte Ihr der Gesprächspartner für dieses heikle Thema. Am ehesten käme doch die Mutter dafür in Frage, doch in diesem Falle schied sie aus. Sie konnte gar nicht eingeweiht werden, weil sie die Liaison ihrer Tochter mit einem verheirateten Mann niemals goutieren würde. „Recht geschieht dir!“, würde sie wohl gesagt haben, und darauf hatte Astrid keine Lust. Sie begann zu recherchieren und das Ergebnis der Recherche war dieser Termin bei einem Sexualmediziner, in dessen Sprechstunde sie ja nun saß.

Der Arzt hörte sich die Geschichte an, stellte seine Fragen und erkannte, dass hier eine sehr tiefe Traumatisierung stattgefunden haben musste. Ein sexuell erfahrener Mann – der Tanzlehrer – hatte ein junges Mädchen für seine Eitelkeit missbraucht, ohne ihr jemals die Option auf ein Happy End bieten zu können. Gewiss, er hatte sie davor gewarnt, doch hätte er nicht auch wissen müssen, dass Astrids Unerfahrenheit und der große Altersunterschied eine rationale Entscheidung Astrids gar nicht zugelassen hatten?

Astrid litt an enormem Leistungsdruck, den sie sich durch ein konkretes Ereignis zugezogen hatte. Er war die Folge einer Störung des sexuellen Selbstwerts. Die nächsten Schritte waren Versagensangst und Vermeidungsverhalten. Eine sexuell traumatisierte Frau vermeidet lieber jede Sexualität, als sich in eine Situation bringen zu lassen, der sie sich nicht gewachsen fühlt. Die Vermeidung von Sexualität bedeutet aber in den meisten Fällen auch die Beziehungsunfähigkeit, denn die Sexualität ist ein fixer Bestandteil der meisten Beziehungen.

Astrid hatte Glück. Sie hatte Mark gefunden, einen Jungen, der ihr keinen Druck machte. Das war auch gar nicht erforderlich, denn Astrid machte sich ihren Druck selbst. Sie fühlte sich schlecht, wenn sie an Sex dachte, und ganz im Inneren ihrer Seele war sie verzweifelt. Die Diagnose lautete: „Störung der sexuellen Identität“. Es könnte gelingen, sie zu beheben, vorausgesetzt Astrid war bereit, eine Sexualtherapie auf sich zu nehmen – gemeinsam mit ihrem Freund. „Glauben Sie“, wandte sich der Arzt an seine Patientin, „dass Mark mitkommen würde?“ „Ja!“, war sich Astrid ganz sicher, und sie behielt recht. Mark zögerte nicht eine Minute mit seinem Einverständnis zu einer solchen Therapie. Wie er später zugab, hatte er auf so etwas gewartet. „Ehrlich, irgendwie hat mich die ganze Situation schon sehr belastet. Jawohl, ich habe meine Bedürfnisse und ich begehre Astrid von ganzem Herzen“, erklärte er sich später im Rahmen der Therapie, „meine Geduld mit Astrid war getragen von meiner Liebe zu ihr.“ Leise fügte er hinzu, so als sollte das niemand hören dürfen: „Manchmal überlegte ich schon, Schluss zu machen, denn eine Beziehung ohne Sex ist ganz und gar unmöglich.“ Die Therapie war sehr erfolgreich. Sie zielte darauf, die Sexualität in ihrer wichtigsten Bedeutung zu erleben: als Ausdruck der Liebe. Das „erste Mal mit Mark“ in Berlin war ein „wunderschönes Erlebnis“. Allein schon der Umstand, dass Mark nun endlich über Astrids Ängste Bescheid wusste, gab ihm die Möglichkeit, darauf Rücksicht zu nehmen.

Auf die Größe kommt es an?

Leistungsdruck ist häufig die Folge einer Traumatisierung in jungen Jahren. So wie Astrid geht es auch vielen anderen Frauen und Männern.

Die Verursacher solcher Traumata tragen die Schuld an einer meist lebenslangen neurotischen Entwicklung, die sich in Ängsten, Schuldgefühlen oder falschen Wertvorstellungen äußert. Dabei müssen keine großartigen Dinge passieren, manchmal reichen Unachtsamkeiten, von denen kaum jemand Notiz nimmt, die aber für den Betroffenen von großer Bedeutung sein können.

Walter ist ein 40-jähriger Mann. Er ist von stattlicher Figur, hat ein sympathisches Gesicht und ist Besitzer eines großen

Bauernhofs in den bayerischen Voralpen. Und: Er ist Single. „Es wäre ja nicht so, dass ich nicht schon alles versucht hätte“, erzählte er dem Arzt, „doch so richtig helfen konnte mir noch niemand.“ Es dauerte nicht lange und Walter kam zum Wesentlichen. „Sie müssen wissen, ich habe keine Beziehung, weil ich sexuell nicht aktiv bin ... das ist der eigentliche Grund für mein Alleinsein.“ Der Arzt runzelte die Stirn und stellte die eine – logische – Frage: „Und warum sind Sie sexuell nicht aktiv?“ Walter war auf eben diese Frage vorbereitet. „Wenn Sie das wirklich interessiert, muss ich ein weinig ausholen“, so startete er seine Ausführungen, rückte sich in seinem Sessel zurecht und begann zu erzählen: „Ich kann mich an diese Situation so genau erinnern, als wäre sie erst gestern vorgefallen, dabei ist sie mehr als dreißig Jahre her. Nach der Einschulung war wie in jedem Jahr eine schulärztliche Untersuchung angesagt. Die Ärztin, eine Frau von etwa 40 Jahren, ließ die Jungs sich bis auf die Unterhose ausziehen, horchte sie vorne und hinten ab, und dann kann dieser unvermeidbare Blick in die Unterhose, so als wollte sie sich davon überzeugen, dass in dieser Jungenschule auch wirklich nur Jungen eingeschrieben waren. Da standen wir in Reih und Glied, einer nach dem anderen wurde untersucht, bis dann schließlich auch ich an der Reihe war. Soweit schien alles in Ordnung zu sein, jedenfalls sagte die Ärztin nichts Gegenteiliges, bis sie auch bei mir die Unterhose lüftete, um festzustellen, ob ich denn ein richtiger Junge war. Bei mir ging das aber nicht so reibungslos wie bei meinen Mitschülern. Bei all den anderen schien ein flüchtiger Blick zu genügen, bei mir dauerte es deutlich länger. Während sie also den Hosenbund in ihrer Hand hielt, um freie Sicht auf mein Genital zu kriegen, setzte sie – für alle sichtbar – eine zweifelnde Miene auf und fragte, so dass alle anderen es hören könnten: ‚Sag mal, wie alt bist du eigentlich?‘ ‚Acht‘, sagte ich kleinlaut, so als würde ich nicht zu laut sprechen wollen, um nicht noch mehr Aufmerksamkeit auf mich zu lenken. Leider war es dafür längst zu spät. Meine Antwort ging im Gelächter der Mitschüler unter, die Ärztin musste nochmals fragen. ‚Acht', sagte ich etwas lauter, wohl wissend, dass alles verloren war. In diesem Moment wurde mir klar, was sich später in trauriger Weise bewahrheitete: Von nun an war ich in der Klasse ‚der mit dem kleinen Penis'. Und das tat weh."

Auch Walter war traumatisiert worden. Zwar auf andere Weise wie Astrid, aber dennoch mit demselben Tiefgang. Seit diesem Vorfall war er der fixen Überzeugung, dass er einen zu kleinen Penis hatte. „Einen *viel* zu kleinen", besserte er den Arzt aus, um der Sache Nachdruck zu verleihen. Seine Traumatisierung sollte eine große Bedeutung bekommen für das spätere Leben, nicht nur für seine Sexualität, sondern für sein gesamtes soziales Leben. Noch als Jugendlicher entwickelte er eine Scheu, sich vor anderen Menschen auszuziehen, etwa in Umkleidekabinen oder Saunen. „Ich vermied es konsequent, mich solchen Situationen auszusetzen, duschte mich nicht nach dem Turnunterricht, ging nicht zum Schwimmen und stellte mich nicht ans Pissoir, immer in der Angst, mein Nachbar könnte einen Blick riskieren und ich würde – wieder einmal – der Dumme sein."

Für Männer ist die Größe des Penis narzisstisch besetzt. Sie spielt eine enorme Rolle für die sexuelle Identität – den sexuellen Selbstwert – eines Mannes. Das mag für viele Frauen schwer verständlich sein, doch aufgepasst, natürlich haben auch Frauen ihren „wunden Punkt", nämlich die Körbchengröße. Wie sehr die Angst vor der zu kleinen Brust verbreitet ist und wie weit auch Frauen gehen, um diesem – „ihrem" – sekundären Geschlechtsmerkmal auf die Sprünge zu helfen, erkennt man an der boomenden plastischen Chirurgie. Bis hinein in die tiefste Provinz sieht man immer mehr „Silikonbusen", denn interessanterweise wird ja nicht auf diskrete Art und Weise vorgegangen, sondern derart auffällig, dass man nicht Arzt sein muss, um die Fälschung zu erkennen. Der Busen avanciert zum Statussymbol für die Frau, mehr denn je! Womit wieder einmal bewiesen wäre, dass die Sexualität auch bei Verlust ihrer ursprünglichen Bedeutung – im Gegensatz zum großen Busen ist das Stillen ja aus der Mode gekommen – nach den alten Regeln abläuft: Immer noch geht es um die Symbolik der Fruchtbarkeit, und das wird sich auch nicht ändern. Selbstverständlich hat auch die Penisgröße damit zu tun, der einzige Unterschied zum Busen liegt hier wohl darin, dass sie nicht im selben Ausmaß wie die Brust öffentlich zu Schau gestellt werden kann. Doch wie sagte Walter: „Es schadet ja nicht ‚was Ordentliches' in der Hose zu haben", und – kein Witz – natürlich gibt es Männerslips mit „Vergrößerungseffekt". (Die Firma „aussieBum", ein australisches Unterwäschelabel macht in diesem Geschäftszweig Millionenumsätze auch in Europa.)

Auf einfache Weise konnte Walter nicht geholfen werden: Auch die Vermessung und der Vergleich der eruierten Daten mit den Größentabellen für Penisse konnten ihn nicht davon abbringen, „zu klein" gebaut zu sein, obwohl seine Daten so schlecht nicht waren. Walters bestes Stück befand sich in seinen Abmessungen genau auf der 50. Perzentile des Normkollektivs, lag also genau im Durchschnitt der gleichaltrigen Männer. Im Erwachsenenalter beträgt die flaccide Länge (= Länge im schlaffen Zustand) 8,45 cm mit einer Schwankungsbreite von plus/minus 2,5 cm, die gestreckte Länge (entspricht etwa der Erektionslänge) 12,5 cm plus/minus 1,5 cm.

Obwohl also Walter sehr genau im Durchschnitt dieser Daten lag, konnte man ihm damit nicht helfen. Das ist eben das Wesen einer Neurose: Rationale Argumente helfen nicht. „Lieber Herr Doktor", sagte er mit einem mitleidigen Lächeln, „auf die Idee, meine Werte mit den offiziellen Daten zu vergleichen, bin ich schon viel früher gekommen. Aber erstens glaube ich diese Daten nicht, und zweitens möchte ich mich mit einem Durchschnitt nicht zufriedengeben, denn durchschnittlich zu sein heißt, dass die Hälfte der Männer einen größeren Penis hat als ich. Und das ist nicht ermutigend." Damit hatte er natürlich recht. Doch wie auch immer: Mit rationalen Argumenten kann man eine Neurose nicht beheben, nicht Walters Neurose, auch nicht andere. Flugangst lässt sich auch nicht heilen mit Statistiken, das wurde ebenfalls schon millionenfach versucht, leider erfolglos.

Hätte Walter eine Partnerin, könnte man ihm mit einer Sexualtherapie helfen. Sie zielt darauf ab, Sexualität nicht mehr auf eine technische Disziplin zu reduzieren, sondern als einen Ausdruck von Liebe und Begehren zu erkennen. Wenn man aber liebt – so der Ansatz der Therapie –, wäre die Größe des Penis nicht von Bedeutung. Schließlich ist ja Liebe bedingungslos und das höherwertige Gut. Walter war für diese Argumentation nicht zu haben, er erwies sich als therapieresistent. Letztendlich haben wir uns entschlossen, einen Versuch zur Penisvergrößerung zur starten, mit rein konservativen Methoden, ohne Operation. Zunächst sollte Walter Gewicht abnehmen – das ist eine sehr wichtige Maßnahme, um den Penis größer erscheinen zu lassen. Dann wurde versucht, mittels Vakuumpumpe und Penisstretcher eine Vergrößerung des Penis zu bewirken. Diese Methode beruht auf der Erfahrung, dass sich Gewebe vermehren lassen, wenn darauf langfristig Zug ausgeübt wird. So etwas kann sehr wohl funktionieren, vorausgesetzt der Patient ist konsequent und ausdauernd. „Einige Zentimeter sind da schon drin und vielleicht kann ihnen damit geholfen werden", erklärte der Arzt, „versuchen kann man es ja!"

Sexuelle Zufriedenheit bedeutet Glück

Für die Traumatisierung von Astrid und Walter gibt es konkrete Anlässe, mit denen das spätere sexuelle Versagen ausreichend begründet werden kann. Diese Erlebnisse führten zu Leistungsdruck, dem standzuhalten nicht immer einfach ist. Viele Menschen klinken sich daher ganz einfach aus der Sexualität aus und berauben sich damit jenes Bestandteils des Lebens, der für das Gelingen einer Beziehung von eminenter Bedeutung ist. Beziehungsglück hängt von der sexuellen Zufriedenheit ab, dieser Denkansatz bewahrheitet sich täglich in der Praxis. Die Vermeidung von Sexualität steht also auch dem Wunsch eines jeden Menschen nach Beziehung entgegen, und das ist das eigentliche Dilemma.

„Ich kann keine Beziehung eingehen, weil ich nicht sexuell aktiv sein möchte oder sein kann", das etwa ist die häufigste Antwort langfristiger Singles. Wie viele Männer und Frauen gibt es im besten Alter, die ihre Sehnsucht nach Beziehung, nach Liebe und Geborgenheit, ganz einfach also nach der Erfüllung der psychosozialen Bedürfnisse, negieren, aus Angst, sexuell zu versagen. Diese Leute sind zu bemitleiden, sie gehen am Leben vorbei, obwohl man ihnen helfen könnte. Die Tragik besteht darin, dass die meisten von ihnen nicht wissen, wohin sie sich mit ihren Problemen wenden sollen. Doch es gibt Hilfe: den Sexualmediziner.

Es bedarf nicht immer konkreter Ereignisse, um Leistungsdruck aufzubauen: Unsere Zivilisation macht dies permanent und überall, indem sie Wertvorstellungen vermittelt, die dem Menschen nicht geben können, wonach er auf der Suche ist – dem Lebensglück.

„Glück ist die tiefe, nicht vordergründige Zufriedenheit mit dem Leben." Zugegeben, dafür bedarf es unterschiedlichster Dinge und jeder Mensch mag nach „seiner Facon" glücklich werden, doch eines haben alle Menschen gemeinsam: den Wunsch nach einer glücklichen, weitgehend monogamen Beziehung.

Unsere Zivilisation hat sich von dieser Definition verabschiedet, sie definiert Glück als Unabhängigkeit und Freisein von materiellen Mängeln. Die Politik verweist mit Stolz auf den Wohlstand ihres Volkes, dem es – der Diktion entsprechend – „so gut noch nie gegangen ist". Daneben aber boomt das Geschäft mit Drogen, Alkohol und Psychopharmaka, jenen Betäubungsmitteln, der eine glückliche Gesellschaft nicht bedürfen sollte.

Der durch die Werbeindustrie und die Medien vermittelte Leistungsdruck – wie heißt es sarkastisch: „lieber reich und schön als arm und hässlich" – macht auch vor der Sexualität nicht halt. Schon immer war Sexualität an jugendliche Schönheit gebunden. Vor allem Frauen haben das in ihren Genen, vielleicht getragen durch das Edikt zur Fortpflanzung, das seine Gültigkeit behält, auch wenn an Fortpflanzung gar nicht gedacht ist. Um jeden Preis schön sein zu müssen macht aber Leistungsdruck und geht an den Bedürfnissen des Menschen vorbei, zumal die hier gemeinte „Schönheit" ein von der Industrie diktierter Begriff ist. Die manchmal verzweifelten Bemühungen, den Schönheitsidealen zu entsprechen, können krank machen. Als Beispiel sei hier der Schlankheitswahn erwähnt, der Männer schon erfasst hat. (Wie nicht anders zu erwarten, ist die krankhafte Sucht, schlank zu sein, vor allem bei schwulen Männern zu finden. Die Parallele zum weiblichen Geschlecht erklärt sich aus dem partiell weiblichen Gehirn homosexueller Männer.)

Zweifelsohne ist das äußere Erscheinungsbild für den Erfolg bei der Anbahnung von Sexualkontakten von eminenter Bedeutung. Jugendlichkeit und weibliche Rundungen versprechen Fruchtbarkeit, die Männer im besonderen Maße anspricht, selbst dann, wenn sie gar kein Kind zeugen wollen. Dieses Prinzip, dass die Veränderung der Zielsetzung nicht das instinktive Verhaltensmuster verändert, wurde bereits besprochen. Die Fruchtbarkeitssymbolik behält ihre Wirkung, auch wenn kein Kind gezeugt werden soll. Leider führt die Erkenntnis von der Schlagkraft der äußeren Werte häufig zu Übertreibungen. Noch jünger aussehen, noch schlanker sein, noch teurere Kleidung, das alles sind unübersehbare Trends der modernen Gesellschaft. Doch Vorsicht: Wie schnell wird daraus krankhaftes Verhalten, das immer dann vermutet werden muss, wenn die Energie zur Erreichung von Zielen das sinnvolle Ausmaß überschreitet. Leider sieht man derlei neurotische Entwicklungen sehr häufig: Tendenz steigend!

Ganz besonders wird Leistungsdruck vermittelt durch die Pornoindustrie, zu der, entgegen der Meinung naiver Eltern, jugendliche Kunden großen Zugang haben. Selbst Pubertierende sehen Pornos, Jungs wesentlich öfter als Mädchen. Die Daten sind hier sehr unterschiedlich, tendenziell aber gleichlautend: 7 bis 10 Prozent aller sechzehnjährigen Männer sehen täglich Pornos. Dem gegenüber stehen 0,1 Prozent der Mädchen (obwohl die Mädchen in dieser Altersgruppe ebenso Zugang zum Internet besitzen wie die Jungs). Das ist nicht weiter verwunderlich, denn männliche Sexualität ist lustbezogen, weibliche Sexualität reproduktionsbezogen und in Pornos geht es eher um die Lust als um die Fortpflanzung. Die Jungen sind also der „Botschaft" der Pornoindustrie viel eher ausgesetzt als die Mädchen, sie sind es auch, die in der Sexualität den Leistungsdruck generieren und auf die Mädchen übertragen. Für Männer ist Sex dann gut, wenn er möglichst häufig und möglichst lange stattfindet. Sie fordern die Abarbeitung sämtlicher „Etappenziele" (Erektion, Penetration, Orgasmus der Frau und Orgasmus des Mannes, möglichst in dieser Reihenfolge) und messen an deren Gelingen den Erfolg des „Unternehmens Sex". Das ist Leistungssport pur, keine Rede also vom „Spiel zwischen zwei Liebenden“, als das Sexualität verstanden werden sollte.

Eine Entlastung in dieser Hinsicht ist leider nicht zu erwarten. Ganz im Gegenteil festigt sich eher die Ansicht, dass Sexualität gewissen Kriterien zu folgen hat. Die Ansicht, dass die Erektion ein fester Bestandteil von Sexualität zu sein hat, ist ebenso falsch wie weit verbreitet. Die Praxis zeigt, dass es kaum möglich ist, Männer davon zu überzeugen, dass es auch ohne Erektion befriedigenden Sex geben kann.

Immer wieder kommt es vor, dass die Erektion bei Männern (etwa nach Krankheit) nicht wiederherzustellen ist. Was soll man tun in solchen aussichtslosen Fällen? Den Frauen die Trennung empfehlen („Suchen Sie sich einen anderen, das hier wird nichts mehr!“) oder was ist Ihre Meinung?

Das hier propagierte Verständnis von Beziehung und Sexualität verbietet in solchen Fällen die Option zur Trennung einer Partnerschaft. Ganz im Gegenteil. Sexualität ist definiert als „intimes Zusammensein“, somit ist es selbstredend, dass die Erektion zwar einen (nicht immer) willkommenen Teil der Sexualität darstellt, dass ihr Versagen Sexualität aber weder unmöglich macht, noch verbietet. Der Penis ist nur ein „Tool“, ein Werkzeug, in der Realität gibt es aber weitere Tools, mit denen wesentlich häufiger Orgasmen hervorgerufen werden als mit dem Penis. Richtig geraten: mit den Händen und – angeblich – mit dem Mund!

Die Unverzichtbarkeit der Erektion für Sexualität (und selbst Liebe!) wird indessen von der Pharmaindustrie untermauert, die ihre Potenzpillen mit falschen Argumenten an den Mann bringt. Unter dem Titel „So können Männer wieder lieben“ warb eine der großen Pharmafirmen für ihr Produkt und unterstellte dabei, dass Männer mit Erektionsdefiziten nicht „lieben“ könnten. Das ist aber – leicht durchschaubarer – Unsinn, es ist sogar das Gegenteil der Fall. Erstens hat die Erektion mit Liebe als emotionaler Größe nichts zu tun, und zweitens berichten Frauen, dass ältere Männer die besseren Liebhaber sind. Gerade weil ihre Erektion nicht mehr so standfest ist und sie selbst wesentlich größerer Zuwendung bedürfen, um penetrationsbereit zu werden, „lieben“ sie besser. Ältere Männer lassen sich mehr Zeit beim Sex – leider ist das nicht purer Altruismus, sondern ganz einfach erforderlich. Übrigens: Der schlaue Mann macht hier aus der Not eine Tugend, „sie“ wird es ihm danken.

Leistungsdruck beim Sex hat viele Ursachen. Meistens liegen sie in der öffentlichen Handhabung des Themas „Sex“. Manchmal gibt es ganz konkrete „Vorfälle“ (wie die von Astrid und Walter), die den Leistungsdruck so sehr verstärken, dass sich die Betroffenen aus der Sexualität zurückziehen oder zumindest den Spaß daran verlieren. Beides sind sexualmedizinische Notfälle, die einer Therapie bedürfen, am besten noch bevor ihre desaströsen Auswirkungen auf das Beziehungsleben spürbar werden.

Die Therapie erfolgt im Rahmen einer Sexualtherapie unter Einbeziehung des Partners. Es macht keinen Sinn, nur 50 Prozent einer Partnerschaft zu therapieren, da müssen schon beide kommen. Ziel ist, die Sichtweise auf Sexualität zu verändern, weg vom Leistungssport hin zum „Spiel“.

Spiele folgen dem Prinzip des S.O.K., wie Prof. Gerti Senger, österreichische Sexualtherapeutin, es bezeichnet, eine Abkürzung für „Selektieren, Optimieren, Kompensieren“.

Man wählt aus, „was geht“, optimiert es und kompensiert das, was nicht geht, durch das, was geht. So einfach ist das. Das Ergebnis ist nicht Sexualität wie im Porno, sondern sexuelle Zufriedenheit. Sie ist das eigentliche – wesentliche – Ziel.

Kapitel 6
Coming-out – Ich steh zu mir und meiner Sexualität

Dieses Kapitel handelt von stigmatisierter Sexualität ganz allgemein, unter anderem von Homosexualität. Homosexualität kommt bei Männern und Frauen gleich häufig vor, sie wird aber von den beiden Geschlechtern völlig unterschiedlich gelebt und daher in der Gesellschaft mit unterschiedlicher Vehemenz wahrgenommen. Dies hat natürlich seinen Grund: Männliche (Homo-)Sexualität ist lustbezogen und sehr viel öffentlicher als die der Frauen, – vom Christopher Street Day bis zur Regenbogenparade wird die Gesellschaft mit nackten Tatsachen konfrontiert, eben mit der Sexualität der Männer. Wenn Männer unter sich sind, kommt es zu einer Potenzierung typisch männlicher Eigenschaften. Das Aggressive, das oberflächlich Animalische wird aufs Podest gehoben, der Peniskult, die neurotische Körperlichkeit werden förmlich zelebriert, all das wird nimmt die Öffentlichkeit als befremdlich wahr.

Wenn Frauen unter sich sind, läuft Sexualität ganz anders – eben weiblich: Die Bedeutung dessen, was man sieht, die Visualität spielt eine wesentlich geringere Rolle. Weibliche Homosexualität verläuft daher sehr viel leiser, fast schon im Verborgenen, man nimmt sie kaum wahr. So wie die Sexualität jeder Frau eher reproduktionsbezogen ist und die Schaffung eines positiven Umfeldes, einer Beziehung im

Vordergrund steht – anders als bei den Männern kommt bei Frauen zuerst die Beziehung, dann der Sex – kümmert sich auch die lesbische Frau sehr engagiert um die Rahmenbedingungen, verlagert auf die Politik ist sie der Motor des Feminismus. Die großen Protagonistinnen des Feminismus sind bekennend lesbisch (gewesen), und das ist kein Zufall. Auch wenn der männlichen Homosexualität in diesem Kapitel mehr Zeilen gewidmet sein sollten als der weiblichen, ist dieses Kapitel auch für Frauen von größtem Interesse, weil Sie, liebe Leserinnen – wenn auch nicht selbst lesbisch –, Mütter (potenziell) homosexueller Söhne sein könnten und auch die Gattinnen (potenziell) homosexueller Männer.

Den sexuellen Vorlieben wurde in diesem Buch bereits große Beachtung geschenkt. Es ist Ihnen, werte Leser, werte Leserinnen, bereits geläufig, dass jeder Mensch über sexuelle Präferenzen verfügt, die er auch „bedienen" muss – wenigstens in Fantasien –, um die Sexualfunktionen „richtig in Betrieb zu nehmen". Dabei geht es um die ausreichende Befeuchtung der Scheide bei den Frauen (Lubrifikation), um die (ausreichende) Verhärtung des Penis bei den Männern (Erektion) oder auch um das lustvolle Erleben eines Orgasmus. Wenn man dabei an das Finanzamt denkt oder an die Schwiegermutter, würde das alles nicht funktionieren. Sie haben also keine Wahl! Sie müssen diese Präferenzen „bedienen", um – lustvoll – sexuell aktiv werden zu können.

Um dazu fähig zu sein, sollte man sich seiner sexuellen Präferenzen bewusst sein, das wäre eigentlich nicht so schwierig, denn schließlich drängen sie sich förmlich auf. Man kann ihnen kaum entkommen, normalerweise ist das auch nicht erforderlich, außer man schämt sich für sie oder sie machen Angst. Dann nämlich neigt der Mensch zur Verleugnung. Gedanken, von denen hier die Rede ist, kommen immer wieder ganz von selbst, diese Bilder vor den Augen, die sich einem in den Weg stellen, ohne dass man sie gerufen hätte, die da sind, trotz aller Versuche, sie auszublenden, sie werden dann ganz einfach ignoriert. Weil nicht sein kann, was nicht sein darf, tut man so, als gäbe es sie nicht.

Zur Erinnerung: Paraphilien sind Verhaltensweisen, die von dem abweichen, was eine bestimmte Gesellschaft im Hinblick auf sexuelle Beziehungen oder Betätigungen als normal betrachtet. Es ist jedoch so, dass die Hälfte aller Männer solche sexuelle Fantasien rund um Themen haben, die eben von der Gesellschaft nicht akzeptiert sind oder von denen dies befürchtet wird. Solche paraphilen Erregungsmuster kommen bei Frauen kaum vor, jedenfalls sehr viel seltener. Ganz anders ist dies bei der Homosexualität (die mit Pharaphilien nichts gemein hat, außer dem Umstand stigmatisiert zu sein): Da wissen wir, dass sie bei Männern und Frauen etwa im selben Ausmaß vorkommt.

„Nicht akzeptiert zu sein" kann vieles heißen, es ist naturgemäß ein sehr weit gefasster Begriff, der vor dem Hintergrund einer sich wandelnden Gesellschaft permanenter Veränderung unterliegt. Der gesellschaftliche Konsens hängt von vielen Faktoren ab, vom Einfluss der Religionen, von der Bildung der Bevölkerung, schließlich von der Geschichte eines Volkes. Fest steht, dass manches zu Recht als deviant (abweichend) verboten ist, für viele sexuelle Präferenzen gibt es aber keinen objektiven Grund für deren Ächtung.

Das Normale definiert sich am Urteil des „recht und billig" denkenden Menschen. Das ist jene Mehrheit, die in Demokratien die Wahlen entscheidet – so funktioniert Demokratie nun mal. In der Betrachtung der Demokratie als Staatsform wollen wir beim weisen Ausspruch Winston Churchills bleiben, nach dem die Demokratie zwar eine schlechte Staatsform wäre, es aber keine bessere gebe. Im Fall der Sexualität aber führt das recht und billige Denken häufig zu einer Beschädigung der Persönlichkeitsstruktur eines Menschen, und das kann keineswegs gebilligt werden.

Wenn ein Mensch nicht so sein darf, wie er ist, wird er krank. Dies betrifft ganz grundsätzlich alle Eigenschaften eines Menschen, nicht nur die Sexualität. Die fehlende Akzeptanz, das dauernde Bemühen, den ungeliebten Teil der eigenen Persönlichkeit zu verändern, zu verdrängen (Freud) oder auszublenden, führt zu Neurosen, die sich verschieden äußern können – in unbegründeten Angstzuständen (Phobien) oder „hysterischen Symptomen" (Freud). Ein weit verbreiteter Mechanismus, das Ungewünschte an der eigenen Person zu verarbeiten, ist die Sublimierung, ein Prozess, der darin besteht, dass das (vermeintliche) Defizit auf ein anderes Ziel geworfen wird, zum Beispiel auf Wissbegierde und Forscherdrang.

Für all diese Verhaltensmuster gibt es eindrucksvolle Beweise aus der homosexuellen Subkultur. Homosexualität ist übrigens das beste Beispiel für eine jener Spielarten der Sexualität, die – leider immer noch – in weiten Kreisen der Bevölkerung als abweichend (deviant) angesehen wird. Bei näherer Betrachtung lässt sich diese Sichtweise aber nicht halten.

Was ist „normal"?

„Versuchen Sie doch einfach mal, das ‚Normale' aus Ihrer Sicht zu definieren!" Das ist eine Standardfrage, der man in der Sexualtherapie nicht entkommen kann. Eine richtige Antwort zu finden ist nicht einfach, die wenigsten Menschen haben sich damit auseinandergesetzt und übernehmen – wie so oft – was ihnen vorgegeben wird. „Normal ist, was die Mehrheit der Bevölkerung tut oder darstellt", etwa so lautet dann die stereotype Antwort, und die ist leider schlichtweg falsch. Die Mehrheit der Bevölkerung spielt – beispielsweise – nicht Golf, das bedeutet aber doch noch lange nicht, dass alle Golfer „abnormal“ wären, vielleicht außergewöhnlich, das aber ist bereits eine wesentlich verträglichere Diktion, die nicht ab-, sondern eher aufwertet. Jeder möchte doch außergewöhnlich sein, niemand aber abnormal.

In der Sexualmedizin ist „normal, was der Menschenwürde nicht widerspricht“. Das wäre etwa der Versuch einer Definition, die alles sagt, was gesagt werden muss. Anders formuliert bedeutet „normal“ zu sein, sich selbst oder anderen Menschen nicht zu schaden.

Ich erinnere an dieser Stelle an denn Fall jenes 17-jährigen Jungen, der in einer Tanzschule mit seinem gleichgeschlechtlichen Freund tanzen wollte. (Dieser Fall wird detailliert im Buch *Männer – Die ganze Wahrheit* geschildert.) Die Situation stellte sich in aller Kürze folgendermaßen dar: Max besuchte die siebente Schulstufe eines Gymnasiums. Er war ein aufgeweckter Junge. Nach anfänglichen Versuchen, mit Mädchen intim zu werden, erkannte er sehr schnell, dass das nicht seine Welt war. Der Umstand, dass ein anderer süßer Junge – das waren seine eigenen Worte – aus derselben Klasse ein Auge auf ihn geworfen hatte, kam ihm bei seiner Erkenntnis entgegen. „Ich bemerkte sehr schnell, dass ich auf Männer stand“, erklärte er in der Sprechstunde, in die er niemals gekommen wäre, wenn es nicht jenen Vorfall gegeben hätte, der ihn schwer verletzt hatte – eine völlig unnötige Verletzung übrigens, die nicht hätte passieren dürfen. Kurz und gut: Die beiden hatten Glück, sie verliebten sich und wurden ein Paar. Anfangs gab es Versuche, dies vor den anderen Mitschülern geheim zu halten, die aber schnell scheiterten. Am Schluss wussten es alle, und es war kein Problem. Max und Ulrich waren die zwei „Klassenschwulen“, die sich inniglich liebten und in ihrer Liebe ein so positives Bild der Homosexualität zeichneten, dass keiner etwas dagegen sagen konnte. Was könnte es Besseres für zwei junge

Männer geben, als, von ihrem Umfeld akzeptiert, ihre Liebe leben zu dürfen, so als wäre sie „normal“. Die Klasse besuchte geschlossen die Tanzschule. Dort kam es zu jenem Eklat, der das junge Pärchen dann in die Sprechstunde führte: Max und Ulrich hielten es für selbstverständlich, dass sie im Tanzkurs miteinander tanzen durften. „Warum sollte ich mit einem Mädchen tanzen? Tanzen, das hat doch etwas mit Erotik zu tun“, war Ulrichs Meinung, „da ist es doch klar, dass ein Mann, der auf Mädchen steht, mit einem Mädchen tanzt und einer, der auf Jungen steht, mit einem Jungen, zumal es ja kein Geheimnis war, dass wir ein Paar sind.“ Dieser schlüssigen Argumentation konnte (leider) nicht jeder folgen, wie es schien, vor allem nicht die Eltern der Mitschüler. „Was die beiden Jungs zu Hause machen ist deren Privatsache“, argumentierte die Elternvertretung, „ein Tanzkurs ist aber öffentlich, da sollte man sich schon benehmen können.“ Max und Ulrich wurde also unterstellt, sich nicht benehmen zu können, so als wäre die sexuelle Orientierung eine Frage des Anstands. Sie wurden angewiesen, sich eines der „vielen hübschen Mädchen“ als Partnerinnen auszusuchen und von nun an „heterosexuell zu tanzen“. Es spricht für den Charakter der beiden Jungen, dass sie das nicht machten. „Liebe kann man nicht befehlen“, waren sie sich einig, „und Tanzen hat auch mit Liebe zu tun, jedenfalls ist es sehr intim.“

Max und Ulrich waren tief verletzt. Dies wog umso schwerer, als es sich um zwei Jungen handelte, die die Geschichte von der Stigmatisierung Homosexueller in das Reich der Fabel verwiesen hatten und überzeugt gewesen waren, dass „es so etwas heute nicht mehr geben konnte“. Sie kamen mit dieser Situation nicht klar und mussten zum ersten Mal in ihrem Leben erfahren, dass das Leben als Homosexueller nicht so einfach war, auch wenn sie sich nichts hatten zuschulden kommen lassen. Dies war aber genau die

Frage, an der sich die Geister schieden. Auf Anfrage vertrat der Elternvertreter die Meinung, das schwule Paar hätte dem Ansehen des Gymnasiums in der Öffentlichkeit geschadet. Dies war auch die offizielle Version einer Begründung für das Verbot des gleichgeschlechtlichen Tanzens.

Erinnern wir uns an die Definition von „Normalität“: „Normal zu sein bedeutet, sich selbst oder anderen nicht zu schaden.“

Die Frage, die sich aufdrängt ist: Haben diese beiden Jungen der Schule einen Schaden zugefügt (indem sie ihre Homosexualität öffentlich machten), oder nicht? Wie sehen Sie das?

Die politische Meinung ist natürlich: nein! Es gibt ein Antidiskriminierungsgesetz in der Europäischen Union, das die Diskriminierung schwuler Männer und lesbischer Frauen verbietet. Dem Gesetz nach haben nicht die schwulen Jungs der Schule einen Schaden zugefügt, denn homosexuell zu sein kann nicht mehr als Negativattribut verwendet werden. Nicht sie haben Schaden bereitet, sondern das Verbot, gemeinsam zu tanzen, hat ihnen geschadet. Aus der Sicht des Sexualmediziners kann ich dies nur bestätigen: Es bedurfte vieler Sitzungen, um diesen beiden Männern verständlich zu machen, was hier passiert war und das zugefügte Trauma zu relativieren. Wie weit das gelungen ist, überhaupt gelingen kann, wird sich in der Zukunft weisen, es bleibt jedenfalls zu fürchten, dass eine Resttraumatisierung bestehen bleibt.

Der Elternvertreter war ganz anderer Meinung. Er verurteilte die Liebe zwischen Männern ganz allgemein als sittenwidrig. Erneut stellt sich die Frage: „Ist nun die Meinung des recht und billig denkenden Menschen – in diesem Fall die des Elternvertreters – das Maß aller Dinge, oder etwa doch nicht? Wie weit kann man erwarten, dass ein in der Öffentlichkeit stehender Mann über den Stand der Wissenschaft und der Gesetze informiert ist? Man sagt, dass Papier geduldig ist – offenbar auch jenes, auf dem Gesetze geschrieben sind. Gesetze zum Schutz von Minderheiten können nicht helfen, wenn sie nicht gekannt oder einfach ignoriert werden.

Der Fall von Max und Ulrich beherbergt noch eine kleine Pikanterie am Rande: Was für Männer verboten war, war für Mädchen erlaubt. Der „Mädchenüberschuss" in dieser Klasse brachte es mit sich, dass immer drei weibliche Paare das Tanzbein schwangen, und niemand hatte ein Problem damit.

Zurück zum „Normalen", dessen Definition sich nicht daran messen kann, was die Mehrheit tut, sondern lediglich daran, was der Menschenwürde entspricht. Und es entspricht der Menschenwürde, so sein zu dürfen, wie man ist – vorausgesetzt, man fügt damit niemandem einen Schaden zu.

Merken Sie sich diese Definition! Denn die Frage nach dem Normalen wird Sie immer und immer wieder beschäftigen, in den verschiedensten Zusammenhängen, als Partner, als Mutter oder Vater, als Lehrer. Die Frage ist: „Wem schadet das?" Niemandem? Dann gibt es keinen Grund für ein Verbot! Oder doch?

Vom Kunststück, einen Kompromiss zu finden

Das Ziel von Sexualtherapie ist immer die sexuelle Zufriedenheit beider Partner. Der Therapeut ist nicht berufen, einem Paar seine Sicht der Dinge zu erklären – ganz im Gegenteil. Gerade Sexualität ist etwas sehr Persönliches, der Inbegriff von Intimität, so intim, dass es gar nicht erlaubt ist, sich einzumengen. „Wie sehen Sie das?", ist die Frage an den Mann und an die Frau. Das Kunststück ist, den Kompromiss zu finden, eben das, was für beide richtig ist. Sehr häufig kommt man bei verschiedenen Paaren zu unterschiedlichen Antworten auf die immer gleichen Fragen. „Was ist erlaubt in Ihrer Beziehung? Ist Ihre Beziehung monogam, oder ist Sex mit anderen erlaubt? Wie ist Ihre Meinung zu Masturbation? Oder Pornos?"

Erst kürzlich begab sich eine junge Frau in meine Sprechstunde. Sie führt eine glückliche Beziehung mit jenem Mann, der auch der Vater ihrer Tochter ist. „Herr Doktor", begann sie ihre Ausführungen, „eigentlich verstehen wir uns gut, doch immer wieder gibt es Streit um immer wieder dasselbe Thema: das Ansehen von Pornos." Die Sachlage war schnell dargelegt: Die Frau hatte nicht so viel Lust auf Sex wie ihr Partner, wie ja häufig einer der beiden Partner mehr Lust hat als der andere. Offenbar als Frust über die recht häufigen Zurückweisungen begann der Mann zu masturbieren; er machte es auch nicht mehr heimlich, sondern ganz offen. Die Botschaft, die allerdings bei der Frau nicht ankam, war: „Ich brauche dich nicht, ich kann auch allein!" „Das finde ich nicht weiter schlimm", erklärte die junge Frau, „was ich aber keinesfalls tolerieren kann, ist, dass er dabei Pornos sieht. Das macht mich eifersüchtig und richtig wütend." Der Mann aber dachte gar nicht daran, auf Pornos zu verzichten, ganz im Gegenteil. Er benützte die Pornos, um seine Freundin unter Druck zu setzen: „Wenn du das nicht willst, musst du eben mit mir schlafen!" Die Reaktion dieses Mannes ist aus seiner Sicht verständlich und dennoch kontraproduktiv, denn Sexualität lässt sich nicht erzwingen. Jeder Versuch in diese Richtung schlägt fehl und bewirkt das Gegenteil. Wie immer in solchen Fällen war auch hier die Idee, einen Therapeuten aufzusuchen, die beste Lösung. Nur der unbeteiligte, emotionslose Dritte hat die Chance, Wogen zu glätten und zu versuchen, gemeinsam den richtigen Weg zu finden.

Eine Sexualtherapie versucht, einen für beide Partner

gangbaren Weg zu finden. Genau dies ist bei diesem Pärchen nun der Fall. Die ersten Sitzungen verliefen höchst erfolgreich. Es wurden Grundlagen erklärt: „Was ist Sexualität, wozu dient sie überhaupt? Warum macht man denn Sex?" All das führt zu einer Veränderung der Denkweise und zu jenem Sachverständnis, aus dem heraus das Pärchen solche Fragen in Zukunft selbst beantworten kann. „Wem oder wie schaden Pornos Ihrer Beziehung?" Das ist hier die ganz konkrete Frage, deren Antwort nicht vorgegeben ist, sondern höchst individuell erarbeitet werden muss. Immer muss sie so ausfallen, dass beide damit zufrieden sind: Die sexuelle Zufriedenheit ist das Ziel einer Sexualtherapie, nicht die Durchsetzung gesellschaftlicher Normen.

Spätestens an dieser Stelle muss noch ein weiterer Begriff genauer erläutert werden, der der Schuld! In der Diktion der Gesellschaft schadet man ja jemandem, wenn man ihm gegenüber „schuldig" geworden ist – etwa ein Verbot oder ein Versprechen nicht eingehalten hat. Schuld ist allerdings sehr häufig – nicht immer! – ein Konstrukt der Gesellschaft – und damit für die Betrachtung von „normal" oder „abnormal" nicht relevant.

Ein Beispiel: Die Homosexualität ist laut Altem Testament verboten, weil es einen Passus gibt, der als Verbot interpretiert wird. Für jene Gläubigen, für die das Alte Testament die Heilige Schrift ist, ist der Homosexuelle daher schuldig, weil er gegen dieses Gesetz verstößt – der Ungläubige aber kennt die zitierte Bibelstelle nicht einmal, kann sich daher gar nicht schuldig fühlen. Dies ist gemeint, wenn hier geschrieben wurde, dass das Normale sich vor dem Hintergrund der sich verändernden Gesellschaft und auch der eigenen Persönlichkeit wandelt.

„Wissen Sie, früher hatte ich ganz schlimme Gewissenbisse, wenn ich mit einem Mann im Bett lag", erklärte mir ein

34-Jähriger, „heute aber ist das nicht mehr so." „Weil ...?", wollte ich von ihm wissen. „Oh, das ist ganz einfach, ich habe erkannt, dass viele Vorschriften von Menschenhand gemacht sind und ganz einfach subjektive Meinungen widerspiegeln."

„Schuldig" wird man in der Sexualität sehr häufig außerdem aus zu hoch gesteckten Erwartungen. Auch dieses Argument bedarf einer Erläuterung. Wer ist der Schuldige? Der Enttäuschte oder der, der enttäuscht? Oder etwa ganz wer anderer? Die Antwort auf diese komplizierte Frage ist indessen äußerst einfach: Niemand ist „schuldig", denn in der Liebe gibt es keine Schuld! Auch in der Sexualität „schuldet" niemand jemand anderem etwas. Denn nichts muss so sehr freiwillig und selbstbestimmend sein wie die Sexualität. Dies ist ja die Grundlage für ihre kommunikative Dimension.

Richtig! – Am Altar schwört sich ein Pärchen ewige Treue, „bis dass der Tod euch scheidet"! In der Realität werden aber 50 Prozent der Ehen geschieden. Auch hier drangt sich der Eindruck auf, dass eher die zu hoch gesteckten Ziele die Ursache für die große Anzahl an Enttäuschten sind. Kann man wirklich im Jugendalter Versprechen abgeben für die Dauer eines Lebens? Ich bezweifle das! Selbst das kann man untermauern: Noch im Jahre 1900 dauerte die durchschnittliche Ehe ganze acht Jahre, eine im Vergleich zu heutigen Ehen sehr kurze Ewigkeit. Grundsätzlich gilt: Auch für die Dauer einer Beziehung kann es keine Vorgaben geben, denn selbstverständlich ist die Trennung eine mögliche Option für die Lösung von Beziehungsproblemen, vor allem dann, wenn „alles versucht wurde". „Schuldig" sollte man dadurch aber nicht werden, denn so wie die Liebe beginnt, kann sie auch enden.

Coming-out: Ich akzeptiere mich selbst

Alle diese Betrachtungen sind für das „Coming-out“, um das es hier geht, sehr wichtig.

„Coming-out“ ist ein aus dem Englischen stammender Fachausdruck in der Sexualmedizin. Frei übersetzt heißt es, „mit etwas herauszukommen“, und somit ist das Coming-out einmal mehr ein Beispiel dafür, dass wörtliche Übersetzungen sehr häufig an der realen Bedeutung vorbeigehen oder gar das Gegenteil bezeichnen. „Herauskommen“ steht hier für „sich eingestehen“, hat also ganz und gar nichts zu tun mit dem Öffentlichmachen einer sexuellen Präferenz. Dafür gibt es nämlich ein eigenes Wort, das „Outing“.

Diese beiden Begriffe werden sehr häufig verwechselt. Die Unterscheidung in Coming-out und Outing hat aber einen tieferen Sinn: Während nämlich das Coming-out für die positive Entwicklung der Persönlichkeit ein sehr wichtiger Schritt ist, ist das Outing meist verzichtbar oder sogar kontraproduktiv.

Wenn ein Mensch gezwungen ist, ein Coming-out „zu durchleben“, so hat er ein Problem. Manchmal ein kleineres, manchmal auch ein größeres – jedenfalls aber wird es ihn in den Jahren der erwachenden Sexualität so viel Energie kosten, dass andere Bereiche auf der Strecke bleiben. Der plötzlich abfallende Notendurchschnitt mit sechzehn oder siebzehn Jahren, der Rückzug aus dem gesellschaftlichen Leben, eine immer größer werdende Kluft zu den Eltern, das alles mögen Zeichen für eine heftige Zerreißprobe im Inneren eines jungen Mannes sein, denn die Frage „Soll ich oder soll ich nicht?“ beherrscht in dieser Zeit das Denken. Dabei ist es noch ein großer Schritt bis dorthin, wo der Kampf gewonnen ist, noch wird überlegt, welcher Weg der bessere wäre, der der Verleugnung? – Oder der des Selbsteingeständnisses?

Nicht nur Pubertierende können ein Coming-out durchmachen, das ist ja auf eine gewisse Weise sogar ein Idealfall, denn für die ungestörte Entwicklung der Sexualität sollten die Grenzen möglichst bald abgesteckt werden. Je früher, desto besser lautet hier die Devise. Jeder Mensch sollte genau jene Sexualität leben, die ihm eigen ist, und nicht die, die die Gesellschaft vorgibt, es sein denn, sie würde anderen schaden. (Pädophile dürfen ihre Sexualität nicht ausleben, denn sie fügen Kindern Schaden zu, das wäre ein sehr plausibles Beispiel für eine Ausnahme von der Regel der sexuellen Selbstbestimmung.) Ansonsten ist es sogar umgekehrt: Lässt man junge Männer nicht „schwul" sein, zwingt man sie in eine Ehe, werden sie – wie so häufig – erst als reife Menschen ihr Coming-out erleben. Dasselbe gilt natürlich für lesbische Frauen, auch ihnen sollte man möglichst bald ihr Coming-out ermöglichen. Es ist allemal besser, von Anfang an zu wissen, worauf man steht, als sich dann leidvoll aus einer Beziehung lösen zu müssen.

Das nicht durchgemachte „Coming-out" würde im Falle der gleichgeschlechtlichen Liebe bedeuten, dass Männer oder Frauen heiraten und eine Familie gründen, obwohl sie homosexuell sind. So etwas kommt nicht selten vor. Es gibt gute Gründe anzunehmen, dass die Mehrheit der schwulen Männer heiratet, so wie auch die Mehrheit der lesbischen Frauen. Meist tun sie das aus einer Unsicherheit über sich selbst oder auch aus gesellschaftlichen Zwängen. Erst später, wenn die Orientierung auf das gleiche Geschlecht immer fordernder wird, durchleben sie ihr Coming-out. Leider folgt dann meist ein Drama, denn es geht mit der Enttäuschung des Partners und – meist – mit der Zerstörung einer Familie einher.

Geheimer Verdacht: Ist er schwul oder „bi"?

Manche Frauen hegen den Verdacht, dass ihre Männer (auch) auf Männer „stehen" könnten. Sie finden entsprechende E-Mails auf dem gemeinsamen PC oder entdecken Links zu schwulen Pornoportalen. Vorher mögen sie auch schon bemerkt haben, dass der Sex in der Ehe nicht so läuft, wie „frau" sich ihn gerne vorstellen würde, er ist geprägt von Desinteresse und ohne jede Erotik. In solchen Fällen ist der Verdacht durchaus berechtigt – heterosexuelle Männer sehen keine schwulen Pornos (!). Doch die Wahrheit herauszufinden ist nicht immer leicht. Wie geht man also mit diesem Verdacht um, ohne die Beziehung zu belasten?

Zur Klarstellung: Sexuelle Orientierung richtet sich auf das andere oder das eigene Geschlecht. Ein Mann, eine Frau „steht" also auf Männer oder auf Frauen, nur äußerst selten auf beide Geschlechter, das sind Promille im Kollektiv der Homosexuellen. „Bisexualität" bedeutet nicht, dass jemand auf beide Geschlechter gleichermaßen orientiert ist, mit so etwas ließe sich ja durchaus leben (!?), sie bedeutet lediglich, dass jemand mit beiderlei Geschlecht sexuell aktiv ist (oder war), *begehrt* wird aber nur *eines*, nicht beide. Lebt ein schwuler Mann mit einer Frau, so kann er diese Frau sehr wohl auch lieben, „Liebe" ist ja wahrlich ein weitgefasster Begriff, er wird sie aber weniger *begehren* als manchen Mann. Und das ist das Drama rund um diese Frau, die es sich verdient hätte, begehrt zu sein, so wie gesunde Frauen begehrt werden wollen. Viele Frauen beklagen sich über das Desinteresse ihrer Männer an ihrer eigenen Person, fühlen sich „als Frau" vernachlässigt; in nicht wenigen Fällen wird dieses Desinteresse durch die Homosexualität des Mannes bedingt sein. „Was bin ich eigentlich in dieser Beziehung, Haushälterin, Kindermädchen oder sonst was?", beschwerte sich erst kürzlich eine Frau über ihren Mann, der – im Geheimen – homosexuell war und „gar nicht konnte, wie *sie* wollte“. Die Gesellschaft müsste ein Interesse daran haben, homosexuellen Männern und Frauen ein möglichst frühes Coming-out zu ermöglichen, denn dann würden Beziehungsdramen dieser Art vermieden. Und noch etwas: Wenn eine Beziehung klappt und sexuelle Zufriedenheit gegeben ist, stellen sich all diese Fragen gar nicht. Sie werden erst brisant, wenn Defizite zu Tage treten, nach deren Lösung gesucht wird.

Diese Thematik ist hochaktuell. Ich zitiere eine E-Mail der letzten Tage:

„Sehr geehrter Herr Doktor! Ich hätte da eine Frage meinen Freund betreffend. Er hat sich vor einigen Tagen geoutet, dass er ‚bi‘ wäre. Vorher hatte ich schon durch längere Zeit einen E-Mail-Verkehr mit einem anderen Mann mitverfolgt – natürlich heimlich! Seit ungefähr drei Jahren – sagt er – hätte er immer wieder Gedanken an Männer, vor allem beim Sex und bei der Masturbation. Einmal hatte er sogar schon sexuelle Erfahrungen mit einem Mann, das hat ihm sehr gut gefallen, doch im Nachhinein hätte er sich schlecht gefühlt, weil man so was ganz einfach nicht tut, und auch mir gegenüber, weil er mich ja betrogen hat. Er versucht, mir nun zu erklären, dass er mich über alles liebt und ohne mich auch nicht leben kann, und doch merkt er, dass er auf Männer steht und auch auf diese Erfahrungen nicht mehr verzichten kann. Wir fragen uns nun, was da dahinter stehen kann, vielleicht die Erziehung, die Kindheit oder schlechte Erfahrungen? Vielleicht – so ist meine Hoffnung – vergeht das ja wieder ganz von selbst. Für uns ist das alles sehr wichtig, denn wir planen, eine Familie zu gründen, zu heiraten und auch Kinder zu haben. Was raten Sie mir?“

„Sehr geehrte Frau XY! Vielen Dank für Ihre E-Mail. Ich verstehe Ihre Sorge um die Beziehung zu einem Mann, der Sie zwar durchaus lieben mag, dessen sexuelle Präferenz aber auf Männer orientiert ist, und das mit Sicherheit nicht erst seit drei Jahren. Die sexuelle Orientierung auf ein Geschlecht ist spätestens mit dem Ende der Pubertät fest geprägt, sie verändert sich weder in die eine noch in die andere Richtung. Deshalb gibt es auch keine Therapie. Natürlich können homosexuelle Männer auch Frauen lieben – das steht fest! Ob sie sie aber auch begehren, so wie Sie das verdienen, wage ich zu bezweifeln. Mit Ihrem Problem sind Sie nicht allein, es gibt viele ähnlich gelagerte Fälle, und niemals ist das Begehren des gleichen Geschlechtes eine vorübergehende Verirrung, die sich von selbst wieder gibt. Mancher Mann kommt zwar reumütig zu seiner Frau zurück, weil er bei seinen schwulen Gehversuchen enttäuscht wurde, heterosexuell wird er deshalb aber nicht. Ganz im Gegenteil, er wird es bald wieder versuchen, spätestens wenn das letzte Trauma vergessen ist, und irgendwann – das kommt mit einiger Sicherheit – wird er sich in einen Mann verlieben. Dann allerdings haben Sie als Frau keine Chancen mehr. Leider ist es mir nicht möglich, auf alle Facetten Ihres Problems per E-Mail einzugehen. Bitte suchen Sie einen Therapeuten in Ihrer Nähe auf. Solche Probleme müssen erörtert, das Für und Wider muss abgewogen werden."

Das „Für und Wider" beinhaltet verschiedene Aspekte. Jede Frau reagiert auf ihre Art und Weise, wenn sie zur Kenntnis nehmen muss, dass ihr Mann (auch) auf Männer orientiert ist. Die Frage ist: Hat es denn Sinn, eine solche Beziehung weiterzuführen? Oder nicht?

Da war zunächst mal Agnes. Sie war locker drauf und vertrat eine weit verbreitete Meinung. „Mir ist es lieber, mein Mann betrügt mich mit Männern als mit Frauen, da muss ich nicht eifersüchtig sein!", posaunte sie hinaus. Es ist selbstredend, dass eine solche Einstellung das Problem zunächst relativiert. „Zunächst" deshalb, weil es sich hierbei um eine falsche Einschätzung der Sachlage handelt, der mit großer Sicherheit die Ernüchterung folgen wird. Agnes pokert hoch, glaubt – in völliger Verkennung der Realität –, ein Mann könne ihr nicht gefährlich werden, weil sie doch eine Frau ist. Das ist schon richtig – wenn, ja wenn ihr Mann nicht schwul wäre. Das ist der springende Punkt, in Wirklichkeit ist das Gegenteil der Fall. „Sie haben die schlechteren Karten", versuchte der Therapeut sie aufzuklären, „denn Ihr Mann steht auf Männer und nicht auf Frauen. Es dauerte keine sechs Monate und diese Ehe wurde geschieden. Agnes konnte es bis zuletzt nicht glauben und verstand die Welt nicht mehr.

Dann war da noch Simone. Simone war eine clevere Frau. Ihr Mann, Rolf, verbrachte seit ein paar Wochen gehörig viel Zeit vor dem Notebook. Offiziell spielte er eines dieser Online-Spiele. Im Hintergrund aber lief ein Datingportal für schwule Männer. Ganz nebenbei gab es einen neuen Freund im Umfeld ihres Mannes, einen Sportfreund, wie er sagte. Doch ein Sportfreund war das nicht. Simone schöpfte sofort Verdacht: Die Art, wie die beiden miteinander umgingen, wie sie sich ansahen, wie viel Zeit sie miteinander verbrachten und wie oft sie außerdem noch telefonierten ... Das alles deutete darauf hin, dass da mehr war als nur der gemeinsame Sport. Simone „schleppte" ihren Mann in meine Praxis. Es stellte sich heraus, dass Rolf „außer Rand und Band" vor Liebe zu diesem Mann war. Alles andere schien ihm egal zu sein. „Entweder du akzeptierst, dass ich neben dir noch einen Freund habe, oder wir werden uns trennen." Simone war nicht bereit, dies zu tolerieren. „Ich bin doch nicht das dritte Rad am Wagen", sagte sie in der Sprechstunde. „Seitensprünge sind in unserer Beziehung nicht erlaubt, da ist es einerlei, ob mit Mann oder mit Frau", erklärte sie mit dem Unterton der Überzeugung, „Außenbeziehungen schon gar nicht." Und damit hatte sie wohl recht.

Auch wenn der Wunsch besteht, die Familie nicht zerstören zu wollen und den Sex mit Männern nur sporadisch zu verfolgen, verlieben sich schwule Männer irgendwann in ihre „Affären". Entstehen nicht sehr viel Lieben aus Affären? – Ganz abgesehen davon, dass ja auch Seitensprünge in den meisten Beziehungen nicht gestattet sind. Das Verlieben ist schon deswegen unausweichlich, als der mit Männern untreue schwule Mann in seiner heterosexuellen Beziehung sexuell unzufrieden sein muss. Seine psychosozialen Bedürfnisse, um die es immer wieder geht, können in einer Beziehung zu einer Frau nicht in allen Belangen erfüllt werden. Treue, Geborgenheit, Vertrauen, all das finden auch schwule Männer eher bei den Frauen, prickelnde Erotik aber nicht.

Mal ganz ehrlich, liebe Leserin: Stellen Sie sich vor, Sie stehen auf Männer und sollten sich in eine Frau verlieben! Man kann eine Freundin „lieben", man kann mit ihr Spaß haben, gemeinsam „Pferde stehlen", sogar die schönste Zeit des Lebens miteinander verbringen, kaum aber bietet sich eine männliche Alternative, werden Sie wissen, wie Sie sich zu entscheiden haben. Es ist das Wesen der Sexualität, sich selbst zum Durchbruch zu verhelfen, jeder Versuch, sich dagegen zu wehren, führt zu Depression und Neurosen. Wollen Sie, liebe Leserinnen, einen neurotisch-depressiven Mann? Ich glaube nicht!? Drum prüfe, wer sich „ewig" bindet, dies gilt auch – oder ganz besonders – für den Bereich der Sexualität.

Ist mein Sohn schwul?

Das Coming-out resultiert aus der Erkenntnis „anders zu sein" ... noch ganz unentschlossen, es bedeutet nicht, dass diese Erkenntnis auch akzeptiert wird, weder von sich selbst, noch von den „anderen". Bezüglich der „anderen" wird heftig taxiert, man versucht, sie dahingehend einzuschätzen, wie sie wohl reagieren würden auf jene Neuigkeit, die einen selbst so sehr beschäftigt. Immer wieder dieselbe Frage: „Soll ich oder soll ich nicht"!? Und immer wieder jene kleinen Anspielungen, die Bezug nehmen auf dieses eine große Geheimnis, für das noch nicht entschieden wurde, ob es überhaupt gelüftet werden würde.

„Hast du denn nun schon eine Freundin", fragte die Großmutter scheinheilig ihren im Ausland studierenden Enkel. „Brauch ich nicht, hab ja den Martin", sagte der. Dies war nun eine klare Anspielung auf seine Liebe zu Martin, deutlicher geht ja wohl kaum. „Ich habe keine Freundin, habe Martin!" sagte er, doch niemand griff den Faden auf und fragte nach – auch diese Chance war vergeben. Der junge homosexuelle Mann entwickelt riesige Antennen. Damit sondiert er das Terrain auf eine – möglicherweise doch – wohlwollende Resonanz auf dieses Thema oder vielleicht auf Abweisung?

Jetzt ist soziale Kompetenz gefragt und vielleicht ein wenig Fachwissen. Nun kommt es darauf an, wie der Vater den „Quotenschwulen" im Fernsehen kommentiert oder der Biologielehrer sich dieses Themas annimmt. Leider versagen – meistens – beide. Der Vater merkte, dass da was „nicht stimmt" und schoss sich auf Schwule ein. „Finde ich gut, dass die Russen da rigoros vorgehen", polterte der Vater eines Pubertierenden, als er bemerkte, dass sich sein Sohn sonderbar – eben nicht wie die anderen Jungen – benahm. Dieser Vater machte alles kaputt. In der falschen Annahme, die sexuelle Orientierung wäre frei wählbar, und in der falschen Erwartung, man könne es sich aussuchen, schwul zu werden oder nicht, entzog er seinem Sohn die Akzeptanz und stürzte ihn in eine persönliche Krise.

Väter! Es wäre doch so einfach! Sie nehmen Ihren Sohn

bei der Hand und geleiten ihn ins Nebenzimmer, zu einem „Vieraugengespräch unter Männern“. Sie sagen ihm etwa Folgendes: „Es ist mir bewusst, dass etwa zehn Prozent der Männer auf Männer stehen. Das ist mir ganz egal, denn der Wert eines Menschen sollte nicht an seiner sexuellen Orientierung gemessen werden, sondern an dem, was er tut und denkt. Du bist nun alt genug, um zu erkennen, in welche Richtung sich deine Sexualität entwickelt. Es ist mir wichtig, dir zu sagen, dass ich meine Haltung zu dir als meinem Sohn nicht verändern werde, wenn du homosexuell sein solltest. Du bist mein Sohn und bleibst es für immer.“ Dann drücken Sie Ihrem Sohn die Hand und das Gespräch ist beendet.

Geben Sie Ihrem Sprössling die Chance, über das Gesagte nachzudenken, voreilige Statements gehen nämlich in die falsche Richtung. Denn der Junge glaubt, Ihr Wohlwollen gleichermaßen mit Entgegenkommen honorieren zu müssen, er sagt: „Ich bin ja gar nicht schwul“ oder – etwas abgeschwächt: „Ich bin mir noch gar nicht sicher!“, obwohl er es sehr wohl ist – und es auch weiß. Diese paradoxe Reaktion gibt es tatsächlich. Der Vater streckt die Hand aus, der Sohn weist sie zurück; doch warum nur tut er das? Die Antwort ist ganz einfach: Er ist selbst noch nicht bereit dazu, hat das Coming-out noch nicht abgeschlossen.

Mit Ihrem Statement, werter Vater, haben Sie Ihrem Jungen sehr geholfen, sein Leben wieder in den Griff zu bekommen. Je schneller dieses Thema abgehandelt ist, desto schneller wird er wieder auf beiden Beinen stehen, desto schneller werden seine Schulnoten wieder besser sein und desto besser wird sich das Verhältnis zu Ihnen entwickeln. Und das alles will doch jeder Vater, oder?!

Die meisten Väter haben eine sehr konkrete Vorstellung, wie sich ihr Sohn zu entwickeln habe. Zugegeben, das alles ist schon deutlich besser geworden, es ist nicht mehr so schwierig für die Jungen, „ihr“ Leben zu leben, doch bei gewissen Themen hört sich offenbar der Spaß auf. Dazu gehört ganz zweifelsfrei die Homosexualität.

Wahrscheinlich glauben nicht nur Mütter, sondern auch Väter, in der Homosexualität ihrer Söhne das eigene Versagen erkennen zu müssen. Doch seien Sie beruhigt! Man wird nicht zum Schwulen *gemacht*, man wird schon schwul geboren. Diese Erkenntnis ist gesichert, aber nicht sehr weit bekannt. Sie, liebe Väter, wissen es nun: Sie können „nichts dafür", es ist nicht Ihre „Schuld", genauso wenig wie jene der Mutter!

Die Mütter spielen in dieser Frage eine ganz andere Rolle. Sie sind die Ersten, die wissen, ahnen oder gar befürchten, dass ihr Sohn schwul ist. Sie wissen es schon, bevor es ein Junge selbst weiß – und sie machen sich Vorwürfe, weil sie glauben, daran „Schuld zu haben". Das ist wenigstens „meistens" so, nur Mütter, die sich für ihre Söhne nicht interessieren, merken nicht, was mit ihnen los ist, und solche, die der Meinung sind, Männer werden nur dann schwul, wenn sie die „Richtige" noch nicht gefunden haben. Die meisten Mütter aber wissen Bescheid, zuallererst, und sie leiden darunter ganz gewaltig. Es ist die „andere Art" sich zu bewegen, zu gestikulieren, sich auszudrücken im Vergleich zu all den anderen Jungs, es sind die anderen Interessen.

„Mein Sohn war immer der Brave", prahlte die Mutter noch Jahre nach dem Coming-out, „er ging jeder Prügelei aus dem Weg, war stets korrekt zu den Mädchen und interessierte sich schon im Kindesalter mehr für Blumen als für Fußball." Ob diese Mutter damals schon geahnt hatte, dass sie genau jene Attribute an ihrem Sohn lobte, die seine Homosexualität ausmachten? Während der Vater seine diesbezüglichen Beobachtungen der fehlgeleiteten Erziehung durch die Mutter anlastete („Du erziehst unseren Sohn zu einer Lusche!"), wusste *sie* schon ganz genau Bescheid. Manchmal lag sie nächtens wach und grübelte darüber nach: Wird er wohl glücklich werden können? Wie soll ich damit umgehen, soll ich mit *ihm* reden oder mit seinem Vater, oder gibt sich das ganz von selbst? Meistens geht es dabei gar nicht um die Homosexualität des Jungen, es geht um die Befindlichkeit – des Vaters. Wie wird *er* es verkraften?

Liebe Mütter! Machen Sie sich keine Sorgen. Wie der Herr Gemahl die sexuelle Entwicklung des gemeinsamen Sohnes verkraftet, ist allein seine Angelegenheit. Man muss schon zugeben, dass auch Sie davon betroffen sind, denn das Familienglück könnte ja ganz schön ins Wanken geraten, doch da müssen Sie durch. Schützen Sie Ihren Sohn um dessen psychischer Gesundheit willen, es geht ja um sein Lebensglück. Lassen Sie nicht zu, dass er durch ungerechtfertigte Verbalinjurien des Vaters traumatisiert wird. Denn so etwas steht niemandem zu, auch nicht dem Vater eines Kindes. Das ist ein nicht zulässiger Übergriff auf die Sexualität Ihres Jungen, und da hört sich der Spaß im sprichwörtlichen Sinne auf. Die bloße Billigung solcher Vorgänge macht Sie mitschuldig. Ihr Sohn braucht Sie umso mehr, je mehr der Vater Augen und Ohren verschließt und so tut, als ginge ihn das nichts an. Geben Sie Ihrem Sohn zu verstehen, dass er sich auf Sie verlassen kann! Vertreten Sie seine Homosexualität auch in der Öffentlichkeit ohne jede Peinlichkeit.

„Hat er denn schon eine Beziehung?", fragte die Nachbarin. „Ja", antwortete sie. Daraufhin die Nachbarin (die übrigens schon längst „davon" gehört hatte, lügen war daher zwecklos!): „Und? Wie heißt sie denn?" Darauf sie: „*Er* heißt Martin und ist ein süßer Junge!" Wenn Sie so auftreten, liebe Mütter, garantiere ich Ihnen keine weiteren peinlichen Befragungen. Ehrenwort!

Ich bin schwul, und das ist gut so

Auch mit der Akzeptanz der Eltern ist die Sache keineswegs ausgestanden, immer noch nicht! Der Betroffene selbst muss sich sagen können: „Jawohl, ich bin schwul, und das ist gut so; – und ich möchte auch dieses Leben führen!" Die Akzeptanz des Umfelds kann Positives bewirken, doch tatsächlich gibt es Männer, die nicht schwul sein wollen, obwohl ihre Eltern in glaubwürdiger Weise versichern, keinerlei Probleme damit zu haben. Solche Jungs sind schwer gefährdet.

Die fehlende Selbstakzeptanz der (eigenen) Homosexualität (ich-dystone Homosexualität) geht mit schweren inneren Zerwürfnissen einher, die den Betroffenen in eine Krise stürzen. Studien beweisen, dass mehr als 50% der jungen Schwulen ihr eigenes Coming-out als negatives Erlebnis empfinden.

Das Gefühl, anders zu sein – vielleicht sogar weniger wert zu sein –, führt auch zu sozialer Isolation. Vielleicht gäbe es ja Gesprächspartner, doch gerade nahestehende Personen eignen sich gar nicht dazu. Die Angst, in Ungnade zu fallen, einen Freund oder gar die Familie zu verlieren, verbietet jedes Gespräch, jede Andeutung. Vor allem die Eltern erfüllen – meist – leider nicht die Rolle, die sie spielen sollten (siehe oben). Die Angst vor negativen (homophoben) Reaktionen vonseiten der Eltern hat einen ganz wesentlichen Part in diesem Prozess. Für Personen, die nicht Familienmitglieder sind, gilt das weniger.

Liebe Lehrer! Wer auch immer von Ihnen in Ihrer Schule mit der Sexualaufklärung betraut ist, Religionslehrer, Biologielehrer oder sonst wer: Es ist Ihre Pflicht, das Thema Homosexualität anzusprechen. Und zwar nicht Ihren persönlichen Befindlichkeiten entsprechend, sondern dem neuesten Stand der Wissenschaft folgend. Bei Ihnen, liebe Lehrer, kann man fehlendes Fachwissen nicht entschuldigen. Dafür sind Sie nun mal Lehrer. Auf Grund Ihrer sozialen Stellung wiegen Ihre Worte besonders schwer, umso ernüchternder ist es, wenn diese Worte subjektiven Meinungen entsprechen und eben nicht der Wahrheit. Die Wahrheit findet sich in wissenschaftlichen Lehrbüchern – sonst nirgends!

Die Realität ist leider ganz anders. Junge Männer berichten, in der Schule über dieses Thema nicht informiert worden zu sein. Und wenn, dann in nicht wertfreier Art und Weise. Dumme Sprüche, Schwulenwitze, beiläufige Bemerkungen dominieren die Wortmeldungen zu diesem Thema. Das alles mag gar nicht böse gemeint sein, es entspricht dem eigenen „Gefühl“, doch damit, lieber Lehrer, disqualifizieren Sie nicht Homosexuelle, sondern sich selbst. Es ist eine Kunst, die zu beherrschen man von Ihnen erwarten kann: Wahrheiten zu vermitteln, die einem selbst nicht „in den Kram“ passen. Doch wie gesagt, dafür sind Sie ja Lehrer – Ihnen kann man das zutrauen. Manche Lehrer verfügen über dermaßen viel selbstkritisches Potenzial, dass Sie das Thema lieber dem Insider überlassen. Der Fachmann ist hier nicht der in einem Wochenendkurs angelernte Jugendliche (der der Gleichaltrigkeit wegen angeblich den besseren Draht zu den Mitschülern hat), sondern der Sexualmediziner. Ganz im Gegenteil zu dem, was behauptet wird, ist der Gleichaltrige der schlechteste Ansprechpartner für Jugendliche, denn da können Sie am wenigsten mit jenen Attributen rechnen, die für einen Sexualberater unumgänglich sind: mit Erfahrung, Objektivität und Diskretion. Beim Austausch mit Gleichaltrigen werden eher Mythen geschaffen, als die Wahrheit vermittelt. Je heikler ein Thema, desto mehr zählt die Erfahrung abgeklärter Persönlichkeiten, auch Sigmund Freud hatte nicht trotz, sondern wegen seines Alters jene Aura, die eine Vertrauensperson braucht. Der richtige Ansprechpartner in Sachen Sexualwissenschaft ist also der Sexualmediziner, er ist auf dem neuesten Stand und verfügt über jene Erfahrungen aus der Praxis, die unverzichtbar sind.

Sollten Sie sich dennoch entschließen, das Thema Homosexualität anzusprechen, seien Sie sich dessen bewusst, dass Sie kritisch geprüft werden: Denn auch in Ihrer Klasse sitzen schwule Männer und lesbische Frauen. Etwa zehn Prozent. Apropos: Wissen Sie eigentlich, wie viele homosexuelle Mitschüler in Ihrer eigenen Abiturientenklasse waren, so etwa mit achtzehn oder neunzehn Jahren? Bei Klassengrößen von zwanzig bis dreißig Schülern sind das gewöhnlich zwei oder drei, deren Outing meist Jahrzehnte später bei einem Maturatreffen erfolgt – oder auch nie. In meiner Klasse – wir waren sechsundzwanzig – stimmt die Rechnung mit der Aufrundung sehr gut: Es sind drei! Von zweien allerdings weiß es niemand ... außer deren Arzt, eben ich!

Coming-out bei Frauen

Das Coming-out von Frauen verlauft weniger dramatisch, weil weibliche Sexualität viel eher im Verborgenen verläuft und weil die Gesellschaft ganz anders damit umgeht. Das mag mit dem Fehlen des Phallus zusammenhängen und der Unmöglichkeit zu penetrieren, außer mit einem Dildo, wie das lesbische Frauen häufig machen, aber auch dies ist kaum bekannt und nicht mal Gegenstand von Spekulationen. Während männliche Homosexualität mit Analverkehr gleichgesetzt wird, gibt es zur lesbischen Sexualität kaum konkrete Vorstellungen. „Was wollen denn zwei Frauen im Bett überhaupt machen?“, fragte mich ein Mittelschüler bei einem meiner Vorträge mit dem Unterton der Verachtung.

Und doch gibt es auch da beim Entdecken der weiblichen Homosexualität Verunsicherung, persönliche Krisen – und auch Enttäuschung vonseiten der Anverwandten. Auch lesbische Paare werden stigmatisiert, wenngleich auf andere

Art und Weise. Während männliche Homosexuelle nicht selten Hass und offene, aggressive Ablehnung erfahren müssen, stoßen Frauen eher auf Unverständnis und Peinlichkeit. „Wir müssen damit leben, von den Mitmenschen nicht ganz für ‚voll' genommen zu werden. Wenn man das mal akzeptiert hat, kann man meist in Frieden leben."

Weibliche Homosexualität gibt es etwa im selben Umfang wie männliche, sie spielt aber seit jeher eine geringere Rolle in der Gesellschaft als die der Männer. Nicht, dass sie nicht praktiziert würde, nein, nein, man interessierte sich ganz einfach nicht dafür, jedenfalls nicht in demselben Umfang wie für die der Männer. In mancher Beziehung mag dies ein Vorteil sein, weil etwa der Focus der Judikatur nicht darauf gerichtet ist – wegen homosexueller Unzucht wurden Frauen jedenfalls noch nie verhaftet; es mag aber auch ein Zeichen für die Missachtung der weiblichen Sexualität in der Gesellschaft sein, und das wäre dann ein nicht so gutes Zeichen für die Frauen! Im Sittenkodex der christlichen Welt ist weibliche Sexualität nicht mal erwähnt, auch später – ab dem Zeitalter der staatlichen Judikatur – gibt es keinen verbietenden Gesetzespassus. Lesbische Frauen wurden vom Gesetzgeber nicht mal wahrgenommen, deshalb wurden sie auch nicht verurteilt.

Der Grund hierfür liegt in der grundsätzlichen Meinung über Sexualität. Der männliche Part – die Penetration durch den erigierten Phallus – ist im althergebrachten Sinn der Inbegriff für Sexualität und auch der Männlichkeit. Diese Betrachtungsweise ist auch heute noch aktuell. In der traditionalistischen Beurteilung der Sexualität ist nur *der* Mann homosexuell, der penetriert *wird*, denn die passive Rolle ist das eigentlich unmännliche, der Akt der Penetration nicht.

Die lesbische Szene ist unterdessen stark im Aufwind. Dies verdankt sie dem Zeitalter des Feminismus, der, auch ganz im Geheimen, durch lesbische Frauen maßgeblich mitgeprägt, vielleicht sogar hauptsächlich getragen wird. Lesbische Frauen fallen weniger auf, ein lesbisches Pärchen darf sogar öffentlich Händchenhalten, ohne „verdächtigt" zu werden. Das geht bei Männern (leider) gar nicht. Lesbische Frauen waren früher allesamt verheiratet. Ganz früher, bis vor hundert Jahren etwa, konnte es sich eine Frau gar nicht erlauben, ledig zu bleiben, das war unschicklich und zudem war sie materiell nicht versorgt. Bei den Männern war das anders, der „edle Ritter" Prinz Eugen – es ist das Schicksal Österreichs, dass sein größter Feldherr ein Franzose war – war homosexuell und blieb allein. Später, als es schon so etwas wie Selbstbestimmung gab, mag die Entscheidung lesbischer Frauen zu heiraten an ihrem Wunsch zur Fortpflanzung gelegen sein. Die Leitdimension weiblicher Sexualität ist auch bei Lesbierinnen die Reproduktion, daran kann sich gar nichts ändern. Heute allerdings wissen lesbische Frauen sehr gut, wie sie trotz gleichgeschlechtlicher Sexualität zu einem Samenspender kommen können: Sie bedienen sich eines homosexuellen Mannes – oder vielmehr dessen Spermas, denn Sex zwischen Mann und Frau gibt es selbst in solchen Fällen üblicherweise nicht. Das Positive daran ist, dass auf diese Weise auch die schwulen Männer Väter werden können. Die „schwule" Samenspende für das Kind einer lesbischen Frau ist tatsächlich weit verbreitet, obwohl – wenigstens in Österreich – der juridische Aspekt nicht ganz eindeutig geklärt ist. Deutsche Gesetze sind im Bezug auf gleichgeschlechtliche Pärchen deutlich weniger rigide: Sie dürfen sogar adoptieren, was in Österreich (noch) nicht möglich ist.

Lesbischen Frauen wird sehr häufig unterstellt, den richtigen Mann noch nicht gefunden zu haben. Dies ist eine arrogante Auslegung weiblicher Homosexualität durch Männer, die für sich in Anspruch nehmen, selbst die „Richtigen" zu sein. Dies gibt es sehr wohl auch umgekehrt. Auch schwule

Männer berichten sehr häufig von Frauen, die sich Hoffnungen machen, nur deshalb, „weil man sich mal nett mit ihnen unterhalten hat“. In beiden Fällen ist dies vergebliche Liebesmüh. Eine noch so hübsche Frau kann einen schwulen Mann nicht „umdrehen“, genauso wie ein noch so toller Mann eine lesbische Frau nicht „bekehren“ kann. So wie alle sexuellen Präferenzen ist auch die sexuelle Orientierung spätestens ab der Pubertät unveränderbar. Punktum.

Selbstbejahende Sexualität – Grundstein für Lebensglück

Hat ein Mann für sich entschieden, schwul zu sein und auch ein schwules Leben zu führen, hat er sein Coming-out vollendet. Seine Homosexualität ist „ich-synton“ also „selbstbejahend“. Dies ist die beste Version für die Erfüllung des Lebensglücks, das umso größer sein kann, je mehr das soziale Umfeld, die Familie, daran in positiver Weise teilnimmt.

„Sehr geehrter Herr Doktor“, schrieb mir unlängst ein schwuler Mann per E-Mail, „ich stamme vom breiten bayerischen Land und lebe seit Jahren als Student in München in einer schwulen Beziehung. Mein Leben ist bestens geordnet, ich bin glücklich und es gibt keinerlei Probleme, außer jenem mit meinen Eltern. Sie verschließen sich dieser Thematik, obwohl ich schon mehrmals versuchte, es vorsichtig anklingen zu lassen. Doch kaum lenke ich das Gespräch in diese Richtung, wird es sofort abgeblockt. Mein Vater steht auf und geht, oder er wechselt das Thema. Ich habe das Gefühl, meine Eltern wissen sehr genau Bescheid, doch irgendwie leben sie in der Hoffung, das wäre eine zeitlich begrenzte Verirrung ihres Sohnes, oder in der Annahme, das würde sich mit dem Älterwerden schon noch geben. Für beide Szenarien gibt es allerdings in meiner Wahrnehmung nicht die geringste Hoffnung – ‚Hoffnung' nun gemeint aus der Sicht der Eltern. Denn mir geht es gut, ich liebe mein schwules Leben, abseits traditionalistischer Rollenbilder, abseits althergebrachter Partnerschaftsstrukturen, ich würde niemals wieder tauschen wollen mit der Rolle gleichaltriger Heterosexueller, ganz abgesehen davon, dass das gar nicht funktionieren würde.

Nun zu meiner Frage: Wie, glauben Sie, könnte ich denn meine Eltern überzeugen, dass das ganz normal ist und es keinen Grund für Ressentiments gibt? Was soll ich tun? Wie ist die beste Vorgangsweise?

PS: Mein Vater wird demnächst sechzig! Da steht ein großes Geburtstagsfest an, ich würde Sebastian, meinen Partner, gerne dorthin mitbringen."

„Tja", antwortete der Arzt, „ganz einfach wird das nicht werden. Eltern, die sich so lange vor der Wahrheit verschließen, sind nicht so einfach zu überzeugen, dass ‚alles gut' ist. Ich rate Ihnen daher, ehestbaldig das Gespräch zu suchen, wenn möglich mit der Hilfe eines Therapeuten."

Das Gespräch fand dann auch mit der Hilfe eines Arztes statt. Der Arzt begleitete den Jungen zu den Eltern. Das Résumé des Gesprächs war genauso wie erwartet: Die Eltern ahnten schon seit Langem die sexuelle Orientierung ihres Sohnes, gaben aber die Hoffnung, dass er eines Tages mit einem Mädchen vor der Türe stehen würde, niemals auf. Die Mutter fürchtete offenbar eher den Vater als die Homosexualität des Sohnes, sie war sehr froh, dass da jemand „Fremder" mit dabei war. Eine Eskalation des Outings konnte auf diese Weise unterbunden werden. Der Geburtstag des Vaters wurde aber bereits mit Sebastian gefeiert, das war ein richtiger Erfolg, und es sah so aus, dass der Vater das Unausweichliche akzeptieren würde, vielleicht auch nur tolerieren?! Mehr aber war gar nicht erforderlich.

„Primär ging es mir um meine Mutter", sagte der junge Mann, „mein Vater ist mir da gar nicht so wichtig."

Das Öffentlichmachen der eigenen Homosexualität erfolgt immer nach dem Coming-out, welches eine Grundvoraussetzung dafür ist. Besser: Es *kann* erfolgen, muss aber nicht! Schwule Männer ohne durchgemachtes Coming-out gibt es zuhauf, das ist mit Sicherheit die Mehrheit unter den Homosexuellen. Diese Männer werden wohl kaum über ihre Homosexualität in der Öffentlichkeit berichten, das wäre ja ein Paradoxon in sich.

Fest steht, dass ein homosexueller Mann oder eine lesbische Frau am ehesten das Lebensglück erreichen kann, umso früher sie das Coming-out erleben durfte, wenn möglich in wohlwollender, affirmativer Atmosphäre. Alle Eltern, Mütter wie Väter, sollten darüber informiert sein, dass auch ihr Sohn schwul sein könnte und ihre Tochter lesbisch, so etwas kann man im Vorfeld niemals sagen. Und sie sollten wissen, dass sie für diese andere Art der sexuellen Orientierung nicht „Schuld haben".

Ob auf das Coming-out ein Outing erfolgen soll, muss jeder Mann und jede Frau für sich entscheiden. Ich rate immer, es anfangs möglichst beschränkt zu gestalten, aus mehreren Gründen. Sicher ist es erforderlich, sich vor dem näheren sozialen Umfeld zu outen. Verwandte (nicht alle!), Freunde (nur die engen) und alle anderen Personen, denen man am eigenen Privatleben Anteil gewähren will, müssen es wissen, die anderen aber nicht. Sexualität ist Privatsache und als solche sollte man sie auch behandeln: Kein Heterosexueller käme auf die Idee, auf seine Sexualität Bezug zu nehmen. „Guten Tag, mein Name ist XY, ich bin heterosexuell!" – niemand hält ein solches Statement für erforderlich, dasselbe gilt für gleichgeschlechtlich Liebende. Und außerdem: Homosexualität wird erst dann als akzeptiert gelten, wenn man *nicht* mehr darüber reden muss. Dies ist ein weiteres Argument gegen allzu öffentliches Outing. „Es geht ganz einfach niemanden etwas an, ob man schwul ist oder nicht!“, so könnte man die Sache auf den Punkt bringen. „Nur jene Menschen sollen es wissen, die mir wichtig sind!“

Schwul zu sein ist niemandes Schuld, es ist nicht eine Frage schlechten Benehmens oder des eigenen Willens. Die schuldlose Aneignung einer auf das gleiche Geschlecht orientierten sexuellen Präferenz verbietet daher jede Schuldzuweisung an Betroffene, Eltern oder Lehrer. Sie verbietet natürlich auch jede Bestrafung, denn Homosexualität ist eine gleichberechtigte Spielart menschlicher Sexualität, die lediglich in der Minderheit ist. Doch das ist für die Beurteilung nicht relevant.

„Coming-out“ ist ein Begriff, der für das „Sich-Eingestehen“ der sexuellen Orientierung auf das eigene Geschlecht steht, wohlgemerkt: *in einer positiven, selbstbejahenden Weise.* Es umfasst die Selbstakzeptanz („jawohl, ich bin schwul“, „jawohl ich bin lesbisch“) gepaart mit einer inneren Zufriedenheit („das ist gut so!“) und dem Wunsch, auch ein schwules oder lesbisches Leben führen zu wollen. Es hat nichts damit zu tun, ob man „es“ ist oder nicht. Denn während die „Veranlagung“ biologisch determiniert zu sein scheint, höchstwahrscheinlich sogar angeboren ist, hängt die Bereitschaft zum Coming-out maßgeblich vom sozialen Umfeld ab.

Der Begriff „Coming-out“ kann *nicht* für die Selbstakzeptanz anderer sexueller Präferenzen herangezogen werden. Es beinhaltet den Nachsatz „Und das ist gut so!“, der für abweichende Verhaltensmuster nicht gelten kann. Für die Therapie abweichender Verhaltungsmuster ist die „Selbstakzeptanz“ unverzichtbar, sie führt aber nicht zu einer positiven Erkenntnis derselben, sondern zum Eingeständnis eines Therapieerfordernisses. Dies ist der wesentliche Unterschied zwischen dem Coming-out eines Homosexuellen und der Selbstakzeptanz eines Pädophilen.

Streng verboten ...

Zwei Themen, die zwar absolut nichts miteinander zu tun haben, aber dennoch immer wieder in Zusammenhang gebracht werden, sind Homosexualität und Pädophilie, ganz früher sogar noch Homosexualität und die Sodomie.

Sodomie bedeutet Sexualität mit Tieren. Weil Tiere sich nicht wehren können, verläuft sie üblicherweise im Verborgenen und gelangt nicht zur Anzeige, dennoch gilt sie verständlicherweise als abartig und strafbar. Sodomie gibt es bei Männern und bei Frauen. Bei den Frauen fehlt wie immer der Akt der Penetration, weswegen die Handlung selbst sehr häufig – wahrscheinlich in selbstverleugnerischer Weise – gar nicht als Sexualität wahrgenommen wird. Aus der Tradition heraus, dass durch Jahrhunderte die Sexualität der Fortpflanzung vorbehalten war, beginnt auch heute noch für viele Sexualität beim Eindringen des Penis in die Scheide einer Frau. Dies benützen Frauen sehr gerne zur Verleugnung von Sexualität („Das ist doch gar kein Sex!").

So war das auch bei einem der wenigen Fälle von Sodomie, die ich in meiner Praxis behandelt habe. Ein Mann beklagte sich über seine Frau: Sie würde es „genießen", dass der Hund ihr über die äußeren Genitalien leckt und sie dabei ganz offensichtlich stimuliert, manchmal sogar bis zum Höhepunkt. Leider ist diese Frau meiner Einladung zu einer Sexualtherapie nicht gefolgt, es war mir daher nicht möglich ,den Wahrheitsgehalt dieser Geschichte zu überprüfen, und so lange dies nicht erfolgt, sollte man sich hüten zu verurteilen. Vorausgesetzt die Geschichte entspricht der Wahrheit, handelte es sich dabei sehr wohl um Sodomie – Sexualität mit Tieren. Auch wenn es nicht zu einer Penetration gekommen ist. Dies wäre nämlich – laut dem Gatten – die Argumentation der Frau gewesen, mit der sie alles leugnete. Eine Therapie wäre hier sicher angebracht gewesen, zumal an dem Problem die Ehe scheiterte. Der allererste Schritt zur Therapie hätte wohl die Erlangung des Stadiums der Selbstakzeptanz sein müssen. Auch hier muss, wie bei jeder Therapie, zuerst die Einsicht für das, was man tut, gefördert werden. Erst dann kann eine Therapie folgen, die wiederum nur dann erfolgreich sein kann, wenn sie auch gewünscht ist.

Auch vertrauliche Gespräche mit Männern haben in einzelnen Fällen sodomitisches Verhalten zu Tage gebracht, vor allem dann, wenn die sexuelle Entwicklung seit der Jugend aufgearbeitet wurde. Mancher Junge vom Land gab zu, sich in der Pubertät an dem einen oder anderen Tier vergriffen zu haben, in allen Fällen beschränkten sich diese Handlungen aber auf die Pubertät. Immer kam es auch zur Penetration, somit handelte es sich um Sex, auch in der Diktion jener Männer, für die Sexualität erst bei der Penetration beginnt – übrigens in der Sexualmedizin ein nicht zulässiges Denkmuster. Der Schluss, es handelte sich dabei um jugendliche Verirrungen, ist daher naheliegend.

Noch sehr viel heikler als die Sodomie ist Pädophilie, die immer wieder in nicht zulässiger Weise mit Homosexualität in Zusammenhang gebracht wird. Einen ganz üblen „Verdienst“ in diese Richtung hatte jener Skandal der römisch-katholischen Kirche, der in den letzten Jahren den gesamten Globus, im besonderen Maß aber auch Deutschland und Österreich erschütterte. Einige Priester vergingen sich an ihren gleichgeschlechtlichen Zöglingen, die noch im Knabenalter waren. Das ist natürlich verboten und ein strafbares Delikt. Daraus aber einen Zusammenhang zwischen Homosexualität und Pädophilie zu konstruieren ist nicht zulässig. Dazu folgende Klarstellung: Selbstverständlich sind diese Priester homosexuell, ansonsten hätten sie sich nicht an Männern vergangen. Die Homosexualität der Priester sollte heute kein Problem mehr sein. Dass die römisch-katholische Kirche sich damit so schwertut, ist traditionalistisch bedingt, dies soll hier aber nicht näher erläutert werden, ich überlasse das sehr gerne den bischöflichen Ordinariaten. Das eigentliche Delikt bestand aus dem sexuellen Übergriff auf Zöglinge, der nicht entschuldigt werden darf und kann.

Selbstverständlich können Übergriffe auf Kinder auch nicht entschuldigt werden, wenn sie sich im „Heterobereich" abspielen. (Mit diesem Thema habe ich mich ausführlich im Buch *Männer – Die ganze Wahrheit* beschäftigt.)

Selbsterkenntnis ist der Anfang

Die Selbsterkenntnis anderer sexueller Präferenzen läuft meist ohne große Dramaturgie ab, selbst dann, wenn sie sich außerhalb des gesellschaftlichen Spannungsbogens befinden (der wieder durch die Meinung des „recht und billig" denkenden Menschen repräsentiert wird). Der Grund hierfür ist wohl, dass die jeweilige Praktik auf die „eigenen vier Wände" beschränkt bleibt, also kaum in die Öffentlichkeit getragen werden muss.

Eines „meiner" S/M-Pärchen („S/M" steht für Sadomasochismus) brachte die Sache auf den Punkt. „Wissen Sie", erklärte die Frau dem Arzt, „da tun wir uns leicht, denn wir sind in der Öffentlichkeit ein ganz unauffälliges Paar, niemand würde ahnen, dass wir zu Hause eine Folterkammer eingerichtet haben." Und damit hat sie natürlich recht. Während die Entscheidung zu einer gleichgeschlechtlichen

Beziehung vor der Öffentlichkeit kaum verborgen bleibt, auch meist gar nicht verborgen bleiben soll, geht Sadomasochismus niemanden etwas an. „Unsere Gespielen, so wir welche wollen", ergänzte die Frau, „finden wir über entsprechende Foren im Internet. Das ist wirklich kein Problem!"

Auch dieses Pärchen hatte sich über das Internet gefunden, sie sahen sich und verliebten sich. Die Beziehung, eine 7/24-S/M-Beziehung (eine sadomasochistische Beziehung über 24 Stunden an sieben Tagen) funktioniert sehr gut, das Problem, das eine Sexualtherapie erforderlich machte, war der Wunsch des Gatten, auch Männer in die Sexualität hineinzunehmen. Das war dieser Frau suspekt. „Warum", wollte sie wissen, „möchte mein Mann andere Männer dabeihaben und nicht andere Frauen?" Und ganz grundsätzlich: „Der Mann ist ja der devote Part, der hat gar nichts zu wünschen, *ich* bin die Domina, *ich* sage, was passiert!"

Die Sexualtherapie dieses Paares ist noch lange nicht am Ende: Wie sie ausgeht, steht derzeit in den Sternen.

7 Regeln für das Gelingen einer Beziehung

„Die Reise ist zu Ende, wenn zwei Liebende sich finden!"

Dieser Spruch von William Shakespeare sagt wohl mehr als tausend Worte, und da macht es auch gar nichts, dass Liebe blind macht, angeblich!? Übrigens, für die rosarote Brille der Liebenden, die das Gegenüber, den potenziellen Sexualpartner, in einem besseren Licht erscheinen lässt – eben in rosarotem Licht –, gibt es inzwischen sogar eine biologische Erklärung: Das Kuschelhormon Oxytocin schaltet das Kritikzentrum im Frontalhirn aus, schlagartig verwandelt sich Kritik in Wohlwollen. Auch dies ist ein genialer Schachzug der Evolution, um zwei Menschen die Entscheidung zur „Paarung" leichter zu machen. Die Reproduktion ist unser Auftrag, das sollte man niemals vergessen, nicht, um Sie dazu zu ermahnen, sondern weil das Wissen darum so vieles erklärt.

„Money makes the world go round?" ... Mitnichten! Geld mag zwar wichtig sein, der wahre Motor menschlicher Energie ist aber die Liebe. Für sie wird gemordet – Eifersucht ist das häufigste Motive für Gewaltdelikte, Geld erst das zweithäufigste. Für die Liebe sind sogar Kriege geführt worden, Legenden wie Troja berichten davon!

Der Mensch ist ein Beziehungswesen. Er sehnt sich nach einer Beziehung zu einem anderen Menschen, findet in ihr sein höchstes Glück, oder besser gesagt: Er hat in einer Beziehung die besseren Chancen, glücklich zu werden.

Es gibt keine Patentrezepte, um Beziehungen glücklich zu gestalten, denn jede Beziehung verläuft anders, jede hat ihre eigenen Gesetze. Die jahrelange Erfahrung lehrt aber, dass immer wieder – fast schon stereotyp – dieselben Fehler gemacht werden. Nehmen Sie dieses Kapitel als eine Auflistung von Kardinalfehlern, denn wenn man schon keine Ratschläge für das Gelingen einer Beziehung geben kann, kann man wenigstens Ratschläge für das, was Sie lieber unterlassen sollten, erteilen.

1. Beziehungen verlaufen glücklich, wenn sie der Liebe wegen geschlossen werden!

Auf diese Weisheit wurde in diesem Buch schon immer wieder Bezug genommen. Die Zeiten, in denen eine Ehe Versorgungscharakter hatte und der Festigung der Macht diente, sind vorbei. Damals hat man junge Menschen einander schon im Kindesalter versprochen, in der Hoffung, ihnen eine sorgenfreie Zukunft zu ermöglichen – die Liebe würde sich dann schon noch einstellen. Leider ist diese Rechung nicht immer aufgegangen. Welch schlimmes Schicksal, mit einem ungeliebten Menschen das Bett teilen zu müssen! In unsicheren Zeiten waren materielle Werte sehr viel wichtiger als emotionale, das ist verständlich, heute aber ist das anders.

Rein materielle Motive für die Begründung einer Beziehung scheinen ausgedient zu haben. Mehr denn je zählen Sympathie und – im besten Falle – Liebe. Sie ist die beste Voraussetzung für eine glückliche und dauerhafte Beziehung – und genau das ist es, was wir alle suchen.

Nur wenn Sie Ihren Partner oder Ihre Partnerin lieben,

wird es Ihnen gelingen, durch die Jahre hindurch über jene Fehler hinwegzusehen, die andernfalls sehr schnell die Begründung für das Ende der Beziehung sein werden. Ohne Liebe haben Beziehungen keine Chance.

2. Eine Beziehung geht dann gut, wenn Ausgeglichenheit in Recht und Würde herrscht

„Ausgeglichenheit in Recht und Würde" bedeutet, gleich stark zu sein. Das ist eine weitere Voraussetzung für langfristig glückliche Beziehungen, denn immer dann, wenn einer in der Partnerschaft in die Defensive gerät – unterlegen ist –, kommt es zu Spannungen und zur Destabilisierung. Die Unterlegenheit eines Partners provoziert den Verlust der Freiwilligkeit, auf der Beziehung und auch Sexualität beruhen. Man darf sich nicht ausgeliefert sein, das ist das Gegenteil von Liebe.

Jede Form von Unterlegenheit führt zu Abhängigkeit. Der Überlegene kann sich nicht mehr sicher sein, seiner Person wegen geliebt zu werden, die Gefühle des Schwächeren geraten in den Verdacht, opportunistisch motiviert zu sein. „Ausgeglichenheit in Recht und Würde" heißt nicht, dass beide Partner über dieselbe Persönlichkeit verfügen müssen, es heißt lediglich, sich ebenbürtig zu sein und sich auch so zu fühlen.

„Meine Frau ist zwar um 23 Jahre jünger", sagte erst unlängst ein Mann nach 13-jähriger glücklicher Beziehung, „sie schenkt mir ihre Jugend, ich ihr meine soziale Stellung." Klar – das ist ein zulässiger „Deal", solange beide profitieren und zufrieden sind.

3. Eine Beziehung geht dann gut, wenn keiner versucht, den anderen zu erziehen

Hier geht es, wie schon in einem der vorhergehenden Kapitel beschrieben, um das psychosoziale Grundbedürfnis der Akzeptanz. „Liebe" ist nur dann wertvoll, wenn sie den gesamten Menschen umfasst, die guten wie die schlechten Seiten. „Nobody is perfect" sagt man, das Kunststück besteht nun darin, den richtigen Partner zu finden, für die guten und die schlechten Seiten.

Eine Frau von 45 Jahren hatte nach langer Suche wieder einen Partner. Strahlend kam sie in die Praxis ihres Arztes, um ein paar Kleinigkeiten zu erfragen und auch die freudige Botschaft zu überbringen. „Und noch etwas, Herr Doktor", erzählte sie, „ich bin seit zwei Wochen nicht mehr Single." Die Berichterstattung hatte einen tieferen Grund. Nach dem Scheitern der letzten Partnerschaft war diese Frau allein geblieben, und damit konnte sie sich gar nicht abfinden. Es ging ihr nicht gut. Immer wieder betonte sie, wie sehr sie sich eine Beziehung wünschte und wie schwierig eine solche heutzutage zu finden wäre. Sie legte ihre ganze Energie hinein, vielleicht war auch das ihr Fehler, denn wohl das Suchen einer Beziehung lässt sich steuern, nicht aber das Finden. Kurz und gut, nun hatte sie wieder eine Beziehung, zu einem fast zwanzig Jahre jüngeren Mann. Der Altersunterschied steht hier gar nicht zur Debatte, das kann gut gehen oder auch nicht, sehr wohl aber die Chancen, die sie in der Jugend ihres Lovers zu erkennen glaubte: „Wissen Sie, ich finde es gut, dass er so jung ist, da kann ich ihn noch so richtig formen!" „Formen?", fragte der Arzt mit dem Unterton der Ungläubigkeit. „Ja, erziehen halt, dass er für mich passt!", präzisierte die Frau ihr Vorhaben.

Liebe Leserinnen und Leser, man „erzieht" nicht seine Beziehung, man liebt sie. Liebe ist bedingungslos, umfasst den ganzen Menschen, inklusive seiner weniger geschätzten Seiten.

Die Akzeptanz umfasst selbst jene Gewohnheiten, die ihm selbst schaden könnten. Zum Beispiel Zigarettenrauchen oder Motorradfahren. Ewiges Ermahnen belastet die Beziehung eher, als Erfolg zu haben. Und dafür sollte Ihnen Ihre Beziehung zu schade sein.

4. Eine Beziehung geht dann gut, wenn die Loslösung von der Sippe gelingt

Die „Sippe“ ist die Herkunftsfamilie, Vater, Mutter und Geschwister, in deren Verband ein Kind geprägt wird. Es ist verständlich, dass man alte, liebgewonnene Gewohnheiten nicht gerne aufgibt und daher versucht, diese so weit als möglich in die neue, eigene Beziehung einzubauen. Beziehung ist aber eine Verbindung zu einem fremden Menschen, der seine eigenen Vorstellungen hat, und schon gibt es Streit und Animositäten.

Natürlich ist nichts dagegen einzuwenden, liebgewonnene Rituale beizubehalten, vorausgesetzt sie passen in das neue System. Gibt es Meinungsverschiedenheiten und heikle Entscheidungen, ist nicht der Vater das Zünglein an der Waage, sondern der Partner. Alles andere wäre kontraproduktiv.

In diese Spalte passt auch das alte Problem der Schwiegermutter, die es nicht lassen kann, „gute Ratschläge“ zu geben. Die kluge Mutter – auch der gute Vater – kennt die Grenzen. Sie werden sich heraushalten und sich aus dem Leben des eigenen Kindes so weit zurückziehen, wie es erforderlich ist. Ganz freiwillig und ganz von selbst. Gebeten zu werden ist allemal besser, als zurückgewiesen zu werden.

5. Eine Beziehung geht dann gut, wenn ein Ausgleich im Geben und Nehmen besteht

Der Ausgleich im Geben und Nehmen bedeutet, dass beide das Gefühl haben, in ihre Beziehung nicht mehr Energie stecken zu müssen als der Partner. Das ist weniger eine Frage des Geldes, vielmehr eine Frage des Selbstwerts. „Mein Partner liebt mich, ich spüre das an seiner Bereitschaft, mir das Leben so angenehm wie möglich zu machen." Es ist übrigens eines der Hauptziele einer Beziehung, sich das Leben so angenehm wie möglich zu machen. Am Schluss sind beide Partner zufrieden und keiner fühlt sich übervorteilt. Beziehungszufriedenheit bleibt ja der einzige wirkliche Garant für das Gelingen einer Beziehung. Was allerdings gegeben wird – rein qualitativ –, kann sehr stark variieren.

„Liebe ist, einen Menschen gefunden zu haben, der das hat, was man selbst nicht hat." Dieser Spruch ist natürlich richtig – auf seine Weise –, wir wissen, dass sich in der Liebe die „Gegensätze anziehen".

Die beiden Geschlechter sind geschaffen worden, um sich gegenseitig zu ergänzen. Dafür wurden sie mit unterschiedlichen Eigenschaften ausgestattet, die – gemeinsam – ein unschlagbares Team ergeben. Erfolgreiche Paare tragen keine Konkurrenzkämpfe aus, sie duellieren sich nicht darum, wer der Bessere ist, sie ergänzen sich, je nach den eigenen Fähigkeiten und Passionen. Niemand wird besser wissen, woran es Ihrem Partner mangelt und wonach er sich sehnt, als Sie! Geben Sie es ihm, es wird Ihre Beziehung festigen und Sie beide glücklich machen. Und noch etwas: Möchte man empfangen, muss man geben!

6. Eine Beziehung geht dann gut, wenn die Paarbeziehung vor der Elternschaft steht

Sich einstellender Nachwuchs ist die größte Freude für ein Pärchen, sozusagen das Produkt ihrer Liebe. Wie schön für einen Menschen, zu wissen, aus einem Akt der Liebe hervorgegangen zu sein, so soll es sein und nicht anders.

Häufig verändert der Familienzuwachs aber auch das Beziehungsleben in nachhaltiger Weise. Probleme treten auf, wo es früher keine gegeben hat, und somit erweist sich die Vergrößerung der Familie nicht selten als Herausforderung für die Paarbeziehung und nicht als deren Stabilisator (was sehr häufig angenommen wird!).

Dabei ist alles noch ganz einfach, solange die Kinder „klein" sind, mit ihrem Heranwachsen wird manches leichter, vieles aber komplizierter. „Kleine Kinder – kleine Sorgen, große Kinder – große Sorgen", auch dieses Sprichwort hat seine Richtigkeit, davon wissen viele Eltern ein Lied zu singen.

Kinder bedürfen klarer Vorgaben und gefestigter Familienverhältnisse. Dann werden sie in der Familie jenen Rückhalt erkennen, der für eine gedeihliche Entwicklung von Körper und Seele erforderlich ist. Gefestigte Familienverhältnisse bedeuten den Zusammenhalt der Eltern, die gegenüber ihren Kindern immer in vereinigter Entschlossenheit auftreten müssen. Uneinigkeit führt zu Zweifel an der Autorität der Eltern, beschädigt den Respekt der Kinder vor den Eltern und auch die Stabilität der Beziehung. Lassen Sie sich nicht benützen, widersetzen Sie sich den Versuchen, Vater und Mutter gegenseitig auszuspielen, setzen Sie auf die Geschlossenheit mit Ihrem Partner, das hilft den Kindern und auch der Partnerschaft.

7. Eine Beziehung geht dann gut, wenn die Autonomie beider Partner respektiert wird

„Autonom zu sein heißt, eigenständig zu bleiben." Interessanterweise besteht der weit verbreitete Irrglaube, dass beim Eingehen einer Beziehung ein Teil dieser Autonomie verlorengeht. Das wäre dann so, als unterwerfe man sich einer Fremdbestimmung – eine Vorstellung, die gar nicht funktionieren kann und dem Grundsatz der Konsensualität von Sexualität und Beziehung widerspricht.

„Wird einer in der Beziehung aktiv, darf der andere ihn nicht verletzen!" Wünsche, Ängste, Aktivitäten eines der beiden Partner müssen vom anderen respektiert werden, gegebenenfalls diskutiert werden. Respektieren Sie Ihren Partner oder Ihre Partnerin. „Unverstanden" zu sein tut weh, und Beziehungsschmerz ist ein Beziehungskiller.

Autonomie ist eines jener Grundbedürfnisse, das Männern und Frauen gleich wichtig ist und dennoch sehr häufig mit Füßen getreten wird. Offenbar neigen Menschen dazu, die eigenen Bedürfnisse dem Partner nicht zugestehen zu wollen.

Man „gehört" sich nicht in einer Beziehung, man braucht sich auch nicht, man liebt sich, und das ist alles. Nur die Liebe ist der Garant für Ihre Beziehung, und wenn Sie lieben – aufrichtig lieben – wird es Ihnen auch nicht schwerfallen, die Eigenständigkeit des anderen zu akzeptieren.

„Wenn dir das wichtig ist, so sollst du es tun!" Dies ist der einzig erlaubte Grundsatz in gesunden Beziehungen. Er gilt immer im festen Vertrauen, dass der Partner die gewährte Freiheit niemals gegen das Wohl der Beziehung benützen würde.

Die häufig gestellten Fragen in der Beziehungsmedizin beginnen mit: „Darf ich das, oder darf ich jenes?" „Ja", ist die Antwort, „Sie dürfen, denn Sie sind ein autonomer Mensch!" Solange Sie nicht der Beziehung schaden oder den

Partner in seinen Rechten beschneiden. Sollte es so sein, bedarf es eines Kompromisses, auch dieser gehört zu einer Beziehung.

„Beziehung ist, sich jeden Tag aufs Neue frei zu entscheiden, auch den heutigen Tag gemeinsam verbringen zu wollen." Das ist Autonomie – und wie schön, wenn es so ist!

Literaturverzeichnis

Brinkschröder, Michael: Sodom als Symptom. Gleichgeschlechtliche Sexualität im christlichen Imaginären – eine religionsgeschichtliche Anamnese. De Gruyter. 2006.

Brisch, Karl H./Hellbrügge, Theodor (Hrsg.): Die Anfänge der Eltern-Kind-Bindung. Schwangerschaft, Geburt und Psychotherapie. Klett-Cotta. 2. Auflage. 2008.

Brooks, David: Das soziale Tier. Ein neues Menschenbild zeigt, wie Beziehungen, Gefühle und Intuitionen unser Leben formen. DVA. 2012.

Colapinto, John: Der Junge, der als Mädchen aufwuchs. Goldmann. 2002.

Eibl-Eibesfeldt, Irenäus: Die Biologie des menschlichen Verhaltens. Grundriss der Humanethologie. Buchvertrieb Blank. 5. Auflage. 2004.

Freud, Sigmund: Hemmung, Symptom und Angst. Drei Abhandlungen zur Sexualtheorie. Fischer Taschenbuch. 6. Auflage. 2006.

Gößling, Andreas: Die Männlichkeitslücke. Warum wir uns um die Jungs kümmern müssen. Zabert Sandmann. 2008.

Hirsch, Mathias (Hrsg.): Das Kindesopfer. Eine Grundlage unserer Kultur. Psychosozial-Verlag. 2006.

King, Vera/Flaake, Karin (Hrsg.): Männliche Adoleszenz. Sozialisation und Bildungsprozesse zwischen Kindheit und Erwachsensein. Campus. 2005.

Klinenberg, Eric: Going Solo. Overseas Editions. 2012.

Lautenbacher, Stefan/Güntürkün, Onur/Hausmann, Markus: Gehirn und Geschlecht. Neurowissenschaft des kleinen Unterschieds zwischen Frau und Mann. Springer Berlin. 2007.

Pfau, Georg/Hartl, Thomas: Männer. Die ganze Wahrheit. Goldegg Verlag. 2011.

Rohde, Anke/Maneros, Andreas: Geschlechtsspezifische Psychiatrie und Psychotherapie. Ein Handbuch. Kohlhammer. 2011.

Wäis, Kiani: Stirb, Susi! Der Softie macht den Abgang. Goldmann. 2006.